中药
分离技术及实例分析

贾　安　丁　辉　黄小强◎著

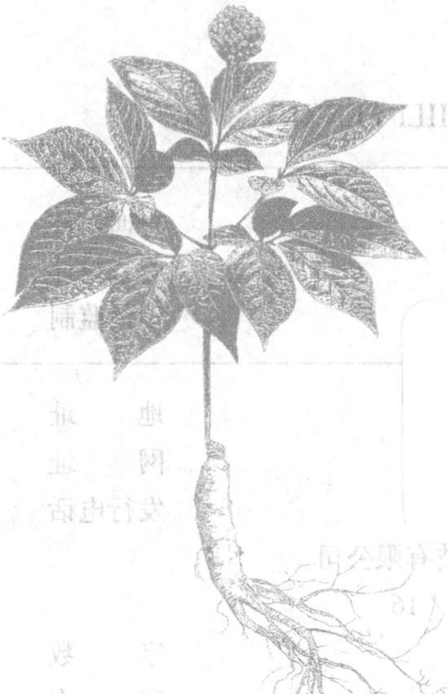

郑州大学出版社

图书在版编目(CIP)数据

中药分离技术及实例分析 / 贾安，丁辉，黄小强著. — 郑州 ：郑州大学出版社，2021.1(2024.6 重印)

ISBN 978-7-5645-7650-9

Ⅰ. ①中… Ⅱ. ①贾…②丁…③黄… Ⅲ. ①中药化学成分 - 分离 Ⅳ. ①R284.2

中国版本图书馆 CIP 数据核字(2020)第 257937 号

中药分离技术及实例分析

ZHONGYAO FENLI JISHU JI SHILI FENXI

策划编辑	李龙传	封面设计	曾耀东
责任编辑	陈文静	版式设计	曾耀东
责任校对	薛 晗	责任监制	李瑞卿

出版发行	郑州大学出版社	地　　址	郑州市大学路 40 号(450052)
出 版 人	孙保营	网　　址	http://www.zzup.cn
经　　销	全国新华书店	发行电话	0371-66966070
印　　刷	廊坊市印艺阁数字科技有限公司		
开　　本	787 mm×1 092 mm 1 / 16		
印　　张	17.25	字　　数	398 千字
版　　次	2021 年 1 月第 1 版	印　　次	2024 年 6 月第 2 次印刷

书　　号	ISBN 978-7-5645-7650-9	定　　价	78.00 元

本书如有印装质量问题，请与本社联系调换。

前言

中医药是中华民族的伟大创造，为中华民族的繁衍生息做出了巨大贡献，对世界文明进步产生了积极影响。2016 年 12 月 25 日《中华人民共和国中医药法》正式颁布，这是中医药发展史上具有里程碑意义的大事，第一次从法律层面明确了中医药的重要地位、发展方针和扶持措施，为中医药事业的发展提供了法律保障。以习近平总书记为核心的党中央明确指出"着力推动中医药振兴发展"，从国家战略的高度对中医药发展进行全面谋划和系统部署，明确了新形势下发展中医药事业的指导思想和目标任务，为推动中医药振兴发展指明了方向、提供了遵循。我们要以高度文化自信推动中医药振兴发展，推进健康中国建设，助力中华民族伟大复兴中国梦的实现。

近几十年来，尽管对中药的有效成分分析技术得到了快速发展，技术不断完善，但是至今尚未有一本系统性、理论联系实例的关于中药分离技术与实例的相关著作。因此本书试图在总结过去研究工作的基础上，通过理论和实例的结合，阐述现代中药的分离技术理论、方法以及应用实践，为中药的深入研发提供现代分离技术基础。全书共分为十七章。第一章是对中药分离新技术的进展概述，第二至五章是溶剂分离法、两相溶剂萃取法、沉淀法和结晶与重结晶的介绍；第六至十一章是对透析法、溶剂分离法、色谱技术、大孔吸附树脂技术、离子交换树脂技术和膜技术的介绍；第十二至十七章节是对逆流色谱法、超临界流体色谱法、亲和色谱技术、生物色谱技术、分子蒸馏技术和双水相萃取技术的介绍。

特别感谢黄河科技学院为药物学的研究提供便利条件，为本书的出版提供支持。

由于新技术的发展，著者追求的目标是总结和介绍现代较新的理论和方法，这给撰写本书增添了一定难度。再加上作者水平所限，虽几经改稿，书中不足之处在所难免，欢迎广大读者不吝赐教。

贾　安　丁　辉　黄小强

2020 年 11 月 16 日

目 录

第一章
中药分离新技术的进展

分离纯化已成为天然产物研究的“瓶颈”，特别是近年来人们环保意识的迅速提高和国家可持续发展战略的施行，更使得开发新的天然产物分离技术成为大势所趋。近年来，科学技术的不断发展，使得天然产物有效成分的分离纯化技术取得了很大的进展。

一、色谱分离技术

色谱法(chromatography)是中药有效成分的分离纯化技术之一，应用范围很广，也是目前为止发展最完备的分离技术之一。中药成分多而结构复杂，有效成分的分离、纯化很困难，色谱分离技术无疑是这类物质精细分离的有效手段。以下对色谱一些新技术分类进行叙述。

1. 新型吸附剂电泳　新型吸附剂电泳(electrophoresis)是指由如聚丙酰胺、十二烷基硫酸钠两性电解质、大孔树脂等为固定相或载体，选用新的溶剂体系进行分离的一类新兴色谱技术，如毛细管电泳(capillary electrophoresis，CE)、毛细管区带电泳(capillary zone electrophoresis，CZE)、凝胶电泳(gel electrophoresis，GE)、等电聚焦电泳(isoelectrofocusing，IEE)、等速电泳(isotachophoresis，ITP)以及胶束电动毛细管色谱(micellar electrokinetic capillary chromatography，MECC)、快速蛋白液相技术等。现已逐步在中药成分的分离、分析及鉴定中得到普遍应用。

2. 超高效液相色谱-高分离度快速液相色谱和超快速液相色谱　Waters 公司在 2004 年率先推出了超高效液相色谱(ultra performance liquid chromatography，UPLC)，它采用 1.7 μm颗粒度的色谱柱填料。紧接着，Agilent 公司和岛津公司分别推出了自己的新产品高分离度快速液相色谱(rapid resolution liquid chromatography，RRLC)和超快速液相色谱(ultra fast liquid chromatography，UFLC)，它们分别采用 1.8 μm 和 2.2 μm 颗粒度的色谱柱填料。

UPLC/RRLC/UFLC 技术与传统的 HPLC 技术相比，提供了更高的效率，因而具有更强的分离能力，利用创新技术进行整体设计，大幅度地改善了液相色谱的分离度、样品通量和灵敏度。UPLC/RRLC/UFLC 的商品化，是分离科学和技术的巨大进步，液相色谱亦由此进入了全新的时代。基于小颗粒技术的 UPLC/RRLC/UFLC 技术，与人们熟知的 HPLC 技术具有相同的分离原理。不同的是：不仅比传统 HPLC 具有更高的分离能力，而且结束了人们多年不得不在速度和分离度之间取舍的历史。使用 UPLC/RRLC/UFLC 可以在很宽的线速度、流速和反压下进行高效的分离工作，并获得优异的结果。

刘梅[1]等用UPLC建立了丹参药材的指纹图谱。与传统HPLC方法相比，超高效液相色谱法显示了诸多优点，包括节约时间、节省溶剂、峰容量增加等，该方法为复杂中药材的多组分检测提供了可行可靠的方法保证。我们建立了超快速液相色谱(UFLC)法测定由14味中药组成的康视明合剂中柚皮苷的含量，并与HPLC法比较，结果显示UFLC法在系统精密度、理论塔板数、拖尾因子、分离度等均优于HPLC法。与MS/MS联用，还可用于中药复方血清化学成分、药代动力学和代谢物等复杂生物样本的分离分析的研究。

3. 高速逆流色谱　高速逆流色谱(high-speed countercurrent chromatography，HSCCC)用离心力固定液态固定相的逆流色谱，改变了以往逆流色谱耗时这一缺点。该仪器属于流体动力学平衡体系。固定相不需要载体，因而消除了气液色谱中由于使用载体而带来的吸附现象，特别适用于制备性分离，进样量可从毫克级到克级，进样体积可从几毫升到几十毫升；不但适用于非极性化合物，而且适用于极性化合物的分离；它用于天然产物粗提物的去除杂质，也可用于最后产物的精制，甚至直接从粗提物一步纯化到达纯品。当加快仪器转速如1 800 r/min，其分离速度可与HPLC媲美，被广泛地应用于植物化学成分的分离制备研究，主用于黄酮、苯丙素、生物碱、萜类、多酚及甾体等化合物的分离。

从Angelica dahurica (Fisch. ex Hoffm) Benth. et Hook. 中分离香豆素mperatorin、oxypeucedanine、isoimperatorin[2]，从朝鲜红参中分离皂苷Rg 5、Rk 1、Rg 3、F4，从龙胆中分离环烯醚萜龙胆苦苷Gentiopicri，从Schisandra chinensis (Turcz.) Baill中分离木脂素deoxyschisandrin、2，Y-schisandrin，从甘草中分离黄酮甘草黄酮醇、甘草素、芒柄花素、甘草异黄酮甲，从丹参中分离苯丙素类丹参酚酸B，从喜树中分离生物碱喜树碱(camptothecin)，从Polygonum cuspidatum Sieb. et Zucc中分离多酚类Resveratrol、蒽醌类Emodin和Physcion。

1994年HSCCC创始人Ito又发展了pH-zone-refining CCC，使HSCCC的进样量又大大地前进了一步，能方便地分离克级的样品，使其更加有利于天然植物的分离制备。因此，我们可以说，HSCCC已为天然植物的分离制备开辟了一个十分广阔的新天地。

4. 超临界流体色谱　超临界流体色谱(supercritical fluid chromatography，SFC)是采用在临界温度及临界压力以上的流体做流动相的色谱方法。近年来，对SFC与红外、质谱、核磁以及其他色谱，如离子对色谱等联用方面的研究较多[3]。

Daimon等设计了一种SFE与cSFC的联用体系，对含有长链烃类、脂肪类和醇类的样品有较好的分离检测结果；IPC(离子对色谱)-SFC则将离子对原理运用于超临界流体色谱，兼备IPC和SFC两种技术的优点，使其在化合物分析方面，成为一种具有独到优势的分离分析手段[4]。超临界流体色谱和质谱联用是近年来才发展起来的一种高效分离检测手段，超临界流体色谱常和EI/CI质谱联用。随着接口技术的发展，出现了与大气压化学电离(APCI)质谱的联用技术。近年来随着商用SFC-NMR和SFE-NMR仪器的出现以及NMR探头和高灵敏度等多项技术提高之后，SFC-NMR和SFE-NMR联用技术得以迅速发展，在分析复杂混合物中(如中药复方体系化学成分和结构研究)有着广阔的应用前景。SFC和FTIR的联用技术尚处于发展阶段，但是已经显示出优越性，使分离和鉴定难挥发、易热分解复杂有机物的有效手段。郭亚东等用SFC法对龙牙草的甲醇提取物进行小白菊内酯的分析,获得了较好的重现性和线性关系。

5. 亲和色谱 亲和色谱(affinity chromatography,AC)是利用或模拟生物分子之间的可逆的特异性相互作用,从复杂的样品基质中选择性提取、分离和(或)分析特定物质的一种色谱方法。

Su 等将 DNA 固定于硅胶表面,制成高效亲和色谱,用于制作中药提取物的生物活性指纹图谱。一维与二维的色谱分析结果表明,化合物的保留时间和其与 DNA 的亲和力大小有关。该方法还可用于从复杂的样品基质中,同时筛选并分析出多个与 DNA 具有作用力的化合物。

(1)分子烙印亲和色谱 分子烙印技术(molecular imprinting technology,MIT)是 20 世纪末出现的一种新技术,它属于超分子化学中主客体化学范畴,它是利用具有分子识别能力的聚合物材料——分子烙印聚合物(molecularly imprinted polymer,MIP)来分离、筛选、纯化目标分子的技术。近年来,MIT 发展非常迅速,MIP 在有机溶剂中更能表现出其分子识别能力,它不仅对模板分子具有很高的亲和性,而且对与模板分子结构类似的化合物也表现出较高的结合能力,因而得到了越来越广泛应用。以分子烙印聚合物作为亲和色谱固定相,即分子烙印色谱(molecular imprinting affinity chromatography,MIC)。

以骆驼蓬种籽中抗肿瘤活性化合物哈尔明及哈马灵的结构类似物哈尔满作为模板,用非共价键法制备了对哈尔明及哈马灵具有强亲和性的分子烙印聚合物。此分子烙印聚合物作为液相色谱固定相与大气压电离飞行时间质谱联用,直接分离鉴定了草药骆驼蓬种籽甲醇粗提取物中所含的哈尔明及哈马灵两种抗肿瘤活性成分。实验结果证明了通过分子烙印亲和色谱与质谱联用方法,快速有效地对中草药活性成分分离鉴定是可能的。

(2)免疫亲和色谱 免疫亲和色谱(immunoaffinity chromatography,IAC)是利用抗原和抗体间可逆的结合作用,高效选择性分离和纯化复杂体系中微量成分的方法。将抗体固定到固相载体上,可用于从复杂的样品中分离得到所需的目标化合物或研究抗体与小分子间作用力的大小。作为四逆散的主要成分,柴胡皂苷 a、芍药苷、柚皮苷(naringin)和甘草酸受到了关注,采用 IAC 探讨这些成分在四逆散中的作用。

福田等通过将抗人参皂苷 Rb1 单克隆抗体固相化于亲和凝胶上,制备的亲和色谱柱,可将人参皂苷 Rb1 从皂苷混合物(包括人参皂苷 Rb1、Rg1、Re、Rd 和 Rc,以及竹节人参皂苷Ⅳ)中,一步分离而得到纯净的人参皂苷 Rb1,操作简便,分离效率高。Putalun 等用抗 solamargine 单克隆抗体从 Solanum khasianum 果实中分离澳洲茄碱苷类,也获得了成功。

6. 生物色谱法 生物色谱法(biochromatography)是生命科学与色谱分离技术交叉形成的一种极具发展潜力的新兴色谱技术。基于分子识别原理,它利用药物产生效应(或产生毒性作用)一般是通过药物与靶点(受体、通道、酶等)结合的原理,采用生物靶点选择性地固化效应物质,从而分析、分离效应物质,是一种效应-化学分析-成分分离联动的技术,尤其适合于天然药物效应物质基础的研究。

(1)分子生物色谱法 毛希琴等将 RP-HPLC,固定化脂质体色谱,固定化载体蛋白色谱 3 种色谱模式联用模拟生理状态下中药活性成分在体内的吸收与输运过程,并应用于中药川芎中活性成分的初步筛选,从川芎的甲醇提取液中筛选出几种既有细胞膜的穿透能力又有与载体蛋白的结合能力的成分,并对其中两种主要的组分进行了初步的结构鉴定。

(2)细胞膜色谱法　细胞膜色谱法(cell membrane chromatography, CMC)是将活性组织细胞膜固定在特定载体表面，制备成细胞膜固定相(CMSP)，用液相色谱的方法研究药物或化合物与固定相上细胞膜及膜受体的相互作用。

采用兔血管CMC模型筛选，液-固柱层色谱法分离，并结合离体药理实验确定红毛七中的有效成分，结果红毛七正丁醇部位(HMQ-4)是红毛七中对血管有舒张作用的有效部位，而由红毛七正丁醇部位中分离得到的成分(HMQ-44)则是其有效成分。采用细胞膜色谱还筛选太白花的有效成分。

7. 多维组合色谱　多维组合色谱(multidimensional combinatorial chromatography, MCC)是在通用型色谱基础上发展起来的，是指通过双柱或多柱的串联切换技术，使柱子的选择性和操作方式成为可变，并组合不同性能检测器，使不同柱子分离后的组分分别进入不同检测器进行检测；也可将同一柱子分离后的组分分别送入不同检测器进行选择性检测等多种形式，以提高对复杂样品的分离和检测能力。多维色谱法具有对样品进行预处理、分离富集等功能，因此获得了迅速的发展。

(1)多维色谱　包括多种分离方式组合，主要有：GC-GC、HPLC-GC、GC-PGC(裂解气相色谱)、HPLC-SFC(超临界流体色谱)、LC-LC、正相色谱-反相色谱联用(NBPC-RPLC)、LC-TLC、LC-CE(毛细管电泳)、SFC-SFC、LC-GC、SFC-GC、分子排阻色谱-离子交换色谱联用(SEC-IEC)、SEC-RPLC、非手性柱色谱-手性柱色谱(achiral-chiral)、多维毛细管电泳、二维薄层色谱(2D-TLC)等多种联用方法。

(2)色谱联用技术　还包括色谱仪器和一些有定性、定结构功能的分析仪器——质谱仪(MS)、傅立叶红外光谱仪(FTIR)、傅立叶变换核磁共振波谱仪(FT-NMR)、原子吸收光谱仪(AAS)、等离子发射光谱仪(ICP-AES)等仪器的直接、在线联用，这类色谱联用的目的在于增强色谱分析的定性能力。

中药的特征是复方，讲究配伍，因此其化学成分十分复杂，要阐明药效物质基础，建立多维组合色谱的技术平台十分必要。

莪术挥发油，过去主要采用GC-MS分析，鉴定的组分在100种之内。而采用GC-GC/TOF-MS方法，得到匹配度大于800的组分有249种，因此可以说，GC-GC/TOF-MS在中药挥发油成分分析领域已显示出巨大的优势[5]。

陈卫东等建立了离线裂解-气相色谱-质谱联用法(P-GC/MS)研究中药材指纹图谱的测定方法。通过对18种中药材裂解指纹图谱分析对比，认为这些药材裂解指纹图谱可以区分不同种类及不同产地的中药材。

8. 萃取技术与色谱技术联机耦合

(1)固体样品　采用超临界流体萃取、加压液相萃取(pressurised liquid extraction, PLE)、亚临界水萃取(pressurised hot water extraction, PHWE)、微波辅助液相萃取(microwave-assisted liquid extraction, MAE)、超声波辅助液相萃取(sonication-assisted liquid extraction, SAE)。

(2)液体样品　采用固相萃取(solid-phase extraction, SPE)以及使用膜为基质几种萃取，如透析(dialysis)和电渗析(electrodialysis)的液膜萃取(supported liquid membrane extraction，SLM）、微孔膜液液萃取（microporous membrane liquid－liquid extraction，MMLLE）。

这些萃取方法与色谱联机耦合，如 SFE-LC、SFE-GC、PLE-LC、PLE-GC、PHWE-LC、MAE-LC、MAE－GC、SAE－LC、SAE－GC、SPE－LC、SPE－GC、SLM－LC、MMLLE－GC、Dialysis-LC、LLE-GC 等。它们还可以和一些有定性、定结构功能的分析仪器联用，用于中药复杂样品有效成分分析，显示出了无比的优势。

二、大孔树脂吸附分离技术

大孔树脂吸附分离技术（macro absorption resin，MAR）与传统工艺相比，具有缩小剂量，提高中药内在质量和制剂水平，减少产品的吸潮性及有效地去除重金属等优点。目前，大孔树脂吸附分离技术在日本已被应用于“汉方药”的生产中。

树脂吸附法在中药有效成分分离中的应用，已成为中药现代化的最有效的方法之一。该项方法灵活，设备简单，运行成本低。因此，我国大规模生产的天然产物甜菊苷（年产千吨规模）和银杏叶提取物（年产百吨规模）均采用了树脂吸附分离法。与这两种提取物的生产有关的树脂有五六种，涉及的方法有物理吸附、氢键吸附、络合吸附、脱色、脱盐、组分分离等方面。史作清根据吸附树脂的结构特点，从理论上和实验上修正了国内外长期使用的吸附动力学方程，并从此项研究中发现了分子筛吸附树脂。孙江晓和欧来良进行了非极性 ADS-5 大孔吸附树脂的表面化学结构修饰对沙棘黄酮产品质量的影响研究，说明：含酯基和酰胺基两种基团的树脂，其酰胺基和羰基可能分别以“给体”和“受体”的形式与黄酮分子形成一个以上的氢键，用于提取沙棘黄酮苷显示出良好的吸附选择性，可大幅度地提高沙棘黄酮的纯度，提取物中黄酮苷的含量达到 43.5%。目前，该技术已在国内广泛用于纯化苷类、黄酮类、生物碱类等成分。

三、膜分离技术

膜分离技术（membrane separation technipue，MST）是一项新兴的高效分离技术，已被国际公认为是 20 世纪末到 21 世纪中期最有发展前途的一项重大高新生产技术。膜分离技术是指通过特定膜的渗透作用，借助于外界能量或化学位差的推动，实现对两组分或多组分的气体或液体进行分离、分级、提纯和富集的技术，是现代分离技术领域最先进的技术之一。使用膜技术可以在原生态体系环境下实现物质分离，可高效浓缩富集产物，有效除去杂质。膜技术种类多，包括反渗透、纳滤、超滤、微滤、透析、电渗析、渗透蒸发、液膜、膜萃取、膜蒸馏等，为满足各种中药生产的需求，提供了广阔的选择空间。目前国内的超滤膜（ultrafiltration，UF）和反渗透膜（reverse osmosis，RO）技术已经比较成熟，这为中药生产的提取、分离、浓缩、纯化一体化工程技术的解决提供了保证。除菌、除热原效果好，它适用于制备中药注射剂和制备中药口服液。

Takeo 等用超滤和纳滤技术（nanofiltration，NF）联合从菊苣根中精制和浓缩低聚糖，经纳滤后，单糖和二糖含量从原来的 9.0% 降到 2.6%，且得到的是 20% 的浓缩产物。结果表明这种膜技术联合工艺用于精制和浓缩低聚糖这类附加值好的产品具有很好的前景。复方中药银黄口服液采用膜分离技术，有效成分绿原酸和黄芩苷膜分离的转移率分别为96.82%和92.37%。肖文军等采用0.2 μm微滤膜(micro filtration,MF)经粗滤后的七叶参浸提液,选用截留分子量为10 000 Da的超滤膜能有效去除色素等大分子物质,利用截留分子量为3 500 Da纳滤膜分离七叶参皂苷,可制得纯度为42%以上的七叶参皂苷产品。此外,曾有报道将超滤技术用于黄芩苷、甜菊糖苷、绿原酸、天然麻黄素等的提取,均取得比较理想的结果。

膜蒸馏是20世纪80年代新发展的一种是以疏水性的微孔膜两侧温差而引起的水蒸气压力差为传质推动力的膜浓缩过程。膜蒸馏用于浓缩益母草提取液是可行的,益母草提取液从3%浓缩到10%的过程中,透过液中没有发现益母草的有效成分。

四、分子蒸馏技术

分子蒸馏技术(molecular distillation,MD)又叫短程蒸馏(short-path distillation),是在高真空度下(0.1~100 Pa)进行分离精制的连续蒸馏过程,是一种特殊的液-液分离技术,能解决大量常规蒸馏技术所不能解决的问题。

分子蒸馏特别适用于高沸点、热敏性及易氧化物系的分离。胡海燕等[61]采用分子蒸馏技术对广藿香油进行分离纯化,结果广藿香醇和广藿香酮两种有效成分的含量与广藿香原油相比提高了27%~47%。韩亚明等采用分子蒸馏技术纯化广西、云南肉桂油,结果确定了广西、云南肉桂油分别含28种与21种化学成分,说明分子蒸馏技术可使肉桂油中反式肉桂醛成分得到有效富集。分子蒸馏和超临界CO_2萃取联用还可用于挥发油等非极性物质提取分离有效成分。

五、双水相萃取技术

双水相萃取技术(aqueous twophase extraction,ATPE)为一种较新的固-液分离方法,具有较高的选择性和专一性,利用被提取物质在不同的两相系统间分配行为的差异进行分离,可获得较高收率,这对于含有众多成分的中药来说无疑为其有效成分的提取提供了一种新的方法。

近几年有关双水相提取天然药物中有效成分的报道也逐年增多,谢涛等研究了以聚乙二醇(poly ethylene glycol,PEG)和$(NH_4)_2SO_4$构成的双水相体系用于甘草浸提液中有效成分甘草酸的提取分离。薛珺等采用PEG 800与吐温80(Tween 80)组合表面活性剂、$(NH_4)_2SO_4$、H_2O形成双水相体系,从银杏叶浸出液中提取分离银杏黄酮,具有萃取温度低、萃取时间短且分相速度快的优点,萃取效率可达98.2%,高于溶剂萃取的萃取率,为黄酮类化合物的提取分离提供了一种有效的方法。

六、前景与展望

随着科学技术的高速发展,越来越多的新技术、新方法将会运用到中药有效成分的提取分离研究上,将会大大加快先导化合物的发现,推动创新中药发展。这些新技术具有传统方法无法比拟的优点,对提高中药制剂质量、减少服用剂量、提高生产效率、降低环境污染等方面起到积极的推动作用。可以预见,新技术在中药有效成分提取分离领域的广泛运用必将极大地推动中药产业的发展和中药现代化进程。

第二章
溶剂分离法

我们知道物质“相似相溶”的溶解特性。同样,物质也存在着“不相似而不相溶”的特性。根据这些规律,采用适当的溶剂溶解所需要的物质或者去除不需要的物质就可以有效简化分离步骤。事实上,溶剂法在中药的工业生产中发挥重要的作用,如芦丁、雷公藤苷以及黄芪甲苷的生产。采用溶剂法可有效地降低成本和简化生产路线。在工业生产中尽量使用溶剂法,可大大降低生产成本,缩短生产周期,因此在很多中药有效成分制备的专利中可以看到溶剂分离方法的应用。在实验室中采用溶剂法去除杂质也可有效简化分离步骤,缩短分离时间,减少工作量。一个好的生产(分离)路线应当是简单、有效和低成本的。因此,无论是工业生产还是实验室分离单体化合物,我们都应当充分重视溶剂分离法的应用。

常用的溶剂分离法是将被提取物的物质,选用不同极性的溶剂,由低极性到高极性分步进行提取分离。但是水浸膏或乙醇浸膏常常为胶状物,难以均匀分散在低极性溶剂中,故不能提取完全,通常拌入适量惰性填充剂,如硅藻土或纤维素等,然后低温或自然干燥,粉碎后,再选用溶剂依次提取,使总提取物中各组分,依其在不同极性溶剂中溶解度的差异而得到分离。例如:粉防己乙醇浸膏,碱化后可利用乙醚溶出脂溶性生物碱,再以冷苯处理溶出粉防己碱,与其结构类似的防己诺林碱比前者少一甲基而有一酚羟基,不溶于冷苯而得以分离。利用中草药化学成分,在不同极性溶剂中的溶解度进行分离纯化,结合重结晶方法而得到相应单体,是工业生产中最常用的方法。

在中草药提取溶液中加入另一种溶剂,析出其中某种或某些成分,或析出其杂质,也是一种溶剂分离的方法。中草药的水提液中常含有树胶、黏液质、蛋白质、淀粉等,可以加入一定量的乙醇,使这些不溶于乙醇的成分自溶液中沉淀析出,而达到与其他成分分离的目的。

实例 1 白及胶的提取与分离[6]

白及胶系从兰科植物白及中经水提醇沉得到的一种多糖的干粉,是传统中药白及的主要成分,其制备工艺:白及粗粉加80%乙醇回流提取5 h,回收乙醇,药渣干燥后用沸水提取3次,提取液减压浓缩后,加乙醇使其含醇量为80%,放置过夜,沉淀物离心过滤,挥干溶媒,再溶于水,按0.1%加活性炭脱色,滤过,溶液再加乙醇至含醇量为80%,静置12 h,滤过,沉淀相继用无水乙醇、丙酮依次洗涤8次,置60 ℃烘干得白及胶干粉,收率为80%。测定白及胶的平均含量为98.58%。

应用溶剂法去除多糖、蛋白等杂质再与树脂结合可降低生产制备的成本。

实例2 黄芪甲苷的制备(图2-1)[7-8]

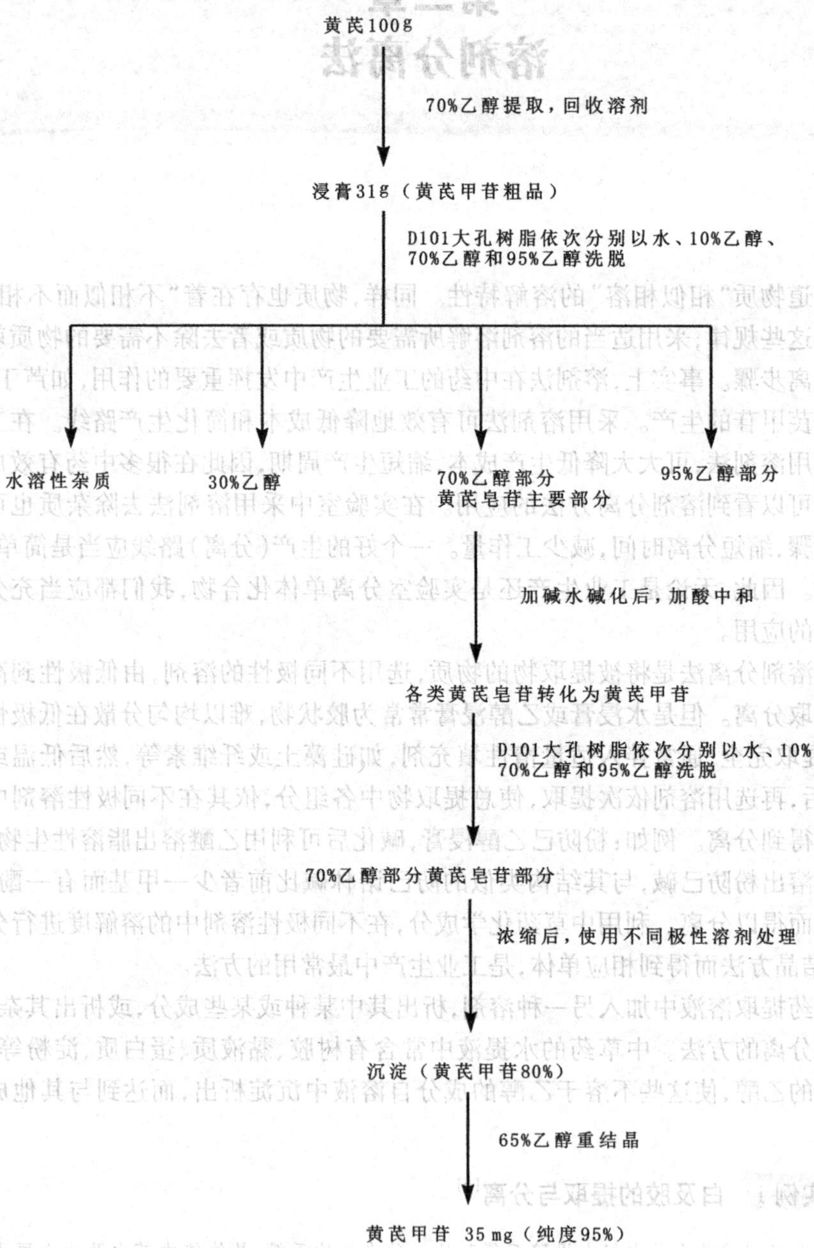

图2-1 黄芪甲苷的制备流程

溶剂分离法在黄酮类有效成分的提取分离中也被广泛使用。

实例3 银杏总黄酮的制备[9]

银杏叶阴干粉碎，用90%乙醇在80 ℃回流提取3次，每次1.5 h，提取液合并后在60 ℃减压浓缩成浸膏。浸膏加水沉淀除杂,前2次加水量分别为银杏浸膏体积的3倍和2倍,以后每次加水量均为1倍。合并水沉液,加盐酸调pH值成3~4的吸附液,上大孔吸附脂柱,待液流完结后,先加水洗柱,再用30%乙醇洗净后用70%乙醇溶液洗脱,洗脱液经60 ℃减压浓缩,再在喷雾干燥条件下制成银杏总黄酮,其含量为27%。

溶剂法在生物碱的提取、分离纯化中发挥重要作用。生物碱常为无色固体、味苦,只有少数生物碱如烟碱、毒芹碱在常温下为液体。游离状态的生物碱根据溶解性能分为亲脂性生物碱和水溶性生物碱两大类。亲脂性生物碱数目较多,绝大多数叔胺碱和仲胺碱都属于这一类。它们易溶于苯、乙醚、氯仿、卤代烷烃等极性较低的有机溶剂。在丙酮、乙醇等亲水性有机溶剂中也有较好的溶解度,而在水中溶解度较小或几乎不溶。水溶性生物碱主要有季铵型生物碱,数目较少,它们易溶于水、酸水和碱水,在甲醇和正丁醇等极性大的有机溶剂中可溶解,但不溶于无极性或极性低的有机溶剂。碱性的生物碱能和酸结合生成盐。生物碱盐易溶于水,难溶或不溶于亲脂性有机溶剂,但可以溶于甲醇或乙醇。生物碱一般不溶于水,遇酸生成生物碱盐而溶于水,再加碱碱化,又重新生成游离生物碱。我们可以利用这些化合物与水不相混溶的有机溶剂进行萃取分离。因此,对于生物碱的水或酸水提取液,用碱液(氨水、石灰水或石灰乳)将其碱化,使其中的生物碱盐转变成为游离生物碱,再用有机溶剂(如乙醇、乙醚、氯仿等)把游离的生物碱萃取出来。对于有机溶剂萃取液,首先减压回收溶剂,用稀酸水溶解,将不溶性杂质除去,再将溶液碱化,使用有机溶剂进行萃取。

实例4 蝙蝠葛碱的制备[10]

将蝙蝠葛根茎粗粉用硫酸浸取或渗漉,提取液用碱碱化、抽滤,沉淀加苯溶解、过滤,滤液用5%氢氧化钠萃取,加酸或氯化铵调至pH值为9,抽滤得脂溶性酚性总碱,将其加入氯仿中,以2%氢氧化钠反复萃取,水洗至中性,浓缩至干得蝙蝠葛碱浸膏,其特征在于浸膏加苯溶解,静置析晶,如此结晶2次,得蝙蝠葛碱苯加成物结晶,将结晶加稀盐酸溶解,用弱碱碱化至pH值为9,过滤,取沉淀,用去离子水或蒸馏水洗至中性,低温真空干燥,得白色粉末状蝙蝠葛碱。

石杉科植物千层塔中所含石杉碱是我国自主研制具有治疗老年痴呆疾病的药物。石杉碱甲工业制备采用溶剂法得到,并在进一步的改进之中。

实例5 千层塔中石杉碱甲的提取分离方法(图2-2)

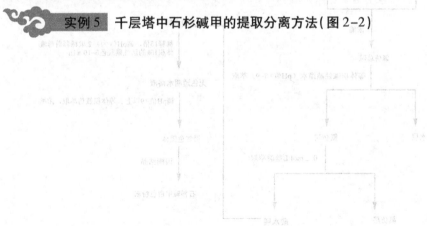

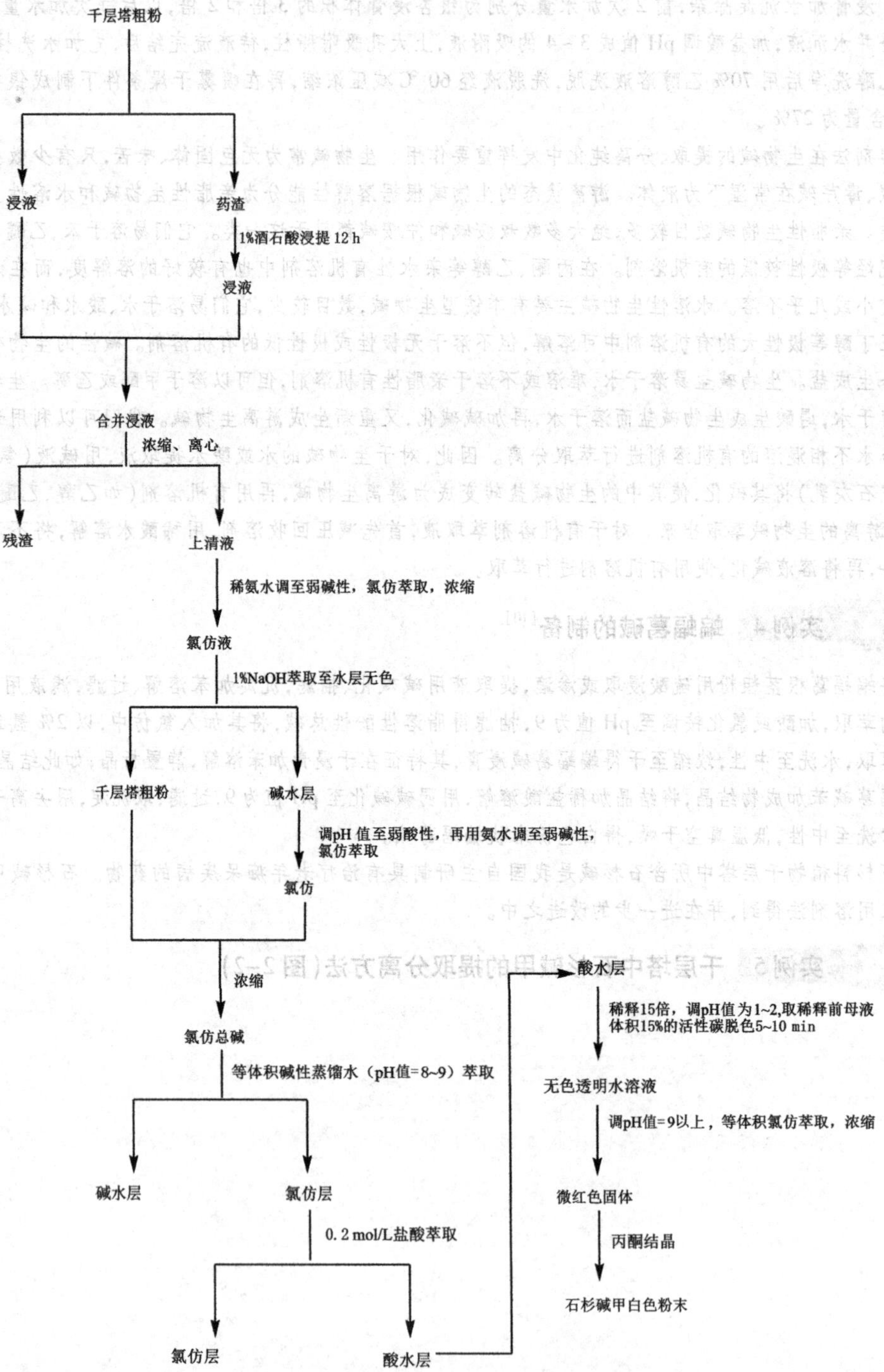

图2-2 千层塔中石杉碱甲的提取分离流程

茄科植物颠茄 Atropa belladonna L. 的干燥全草所含的生物碱阿托品为抗胆碱药物，具有多种活性。

实例 6　颠茄中阿托品的分离方法[11]（图 2-3）

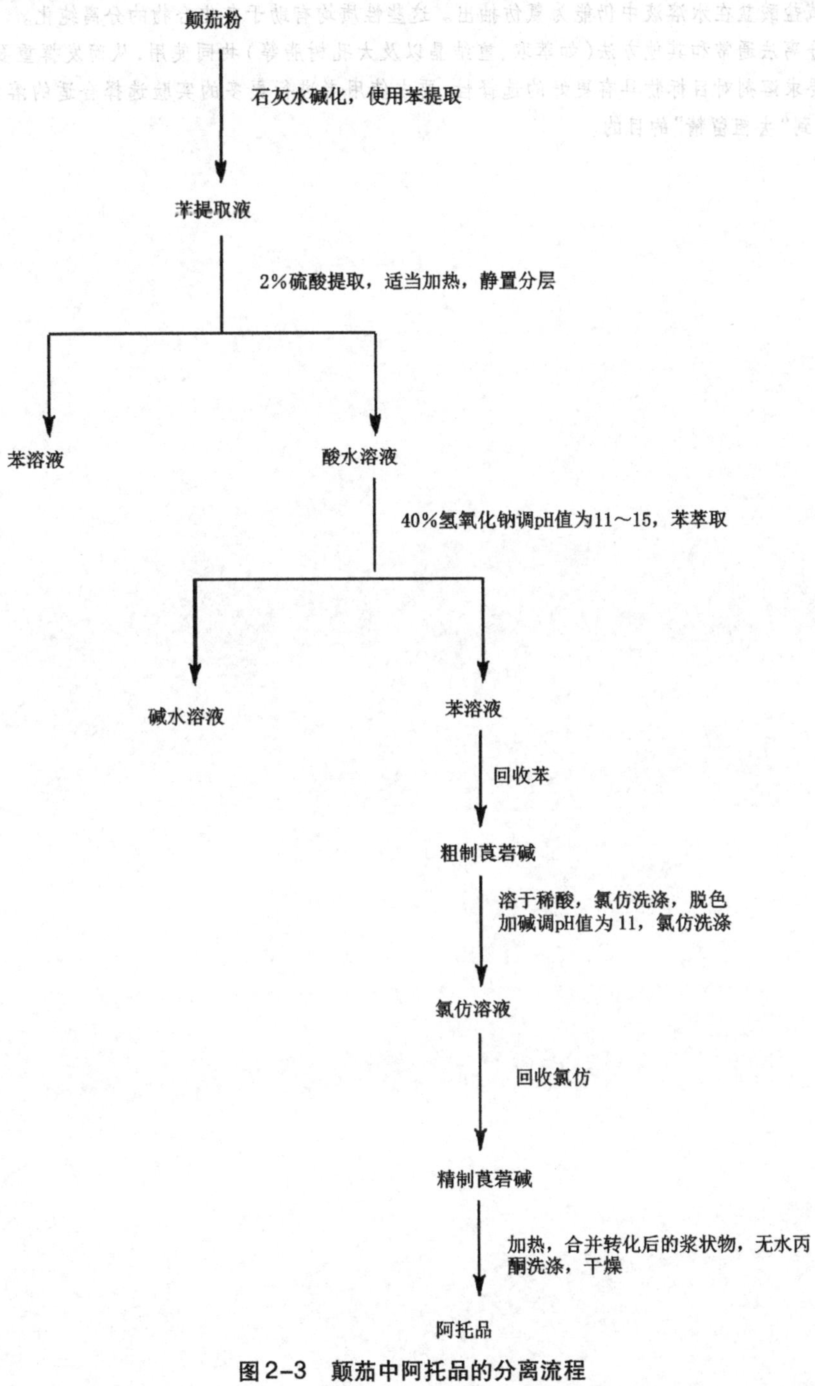

图 2-3　颠茄中阿托品的分离流程

该路线是利用生物碱阿托品的碱性和极性的特性，使用适当的 pH 值条件和溶剂达到分离化合物的效果。可用于工业生产。

此外还有一些总生物碱，如长春花生物碱、石蒜生物碱，可利用不同 pH 值进行分离。但有些特殊情况，如酚性生物碱紫堇定碱（corydine）在氢氧化钠溶液中仍能为乙醚抽出，有些生物碱的盐类，如四氢掌叶防己碱盐酸盐在水溶液中仍能为氯仿抽出。这些性质均有助于各化合物的分离纯化。

溶剂分离法通常和其他方法（如萃取、重结晶以及大孔树脂等）共同使用，从而发挥重要作用。溶剂分离法要求溶剂对目标物具有更好的选择性，要求使用者进行更多的实验选择合适的溶剂（包括混合溶剂）达到“去粗留精”的目的。

第三章
两相溶剂萃取法

第一节　萃取法的原理

萃取(extraction)是利用液体或超临界流体为溶剂提取原料中目标产物的分离纯化操作,所以,萃取操作中至少有一相为流体,一般称该流体为萃取剂(extractant)。萃取操作的实质是用欲分离组分在溶剂中与原料液中溶解度的差异来实现的。在溶剂萃取中,欲提取的物质称为溶质,溶质转移到萃取剂中得到的溶液称为萃取液,剩余的料液称为萃余液。溶剂萃取是以分配定律为基础的。不同溶质在两相中分配平衡的差异是实现萃取分离的主要因素。因此,了解分配定律是理解并设计萃取操作的基础。分配定律可用文字叙述如下:在恒温恒压条件下,溶质在互不相溶的两相中达到分配平衡时,如果其在两相中的相对分子质量相等,则其在两相中的平衡浓度之比为常数,即 $A=c_2/c_1$ 为常数,A 称为分配常数,上式是分配常数的定义。下面用热力学理论分析分配定律。

如果溶质在互不相溶的两相中达到分配平衡,根据热力学理论,在恒温恒压下溶质在两相中的化学位(μ)必须相等,即 $\mu_1=\mu_2$。

式中下标1和2分别表示相1(下相)和相2(上相)(下同)。化学位是溶质活度的函数,与溶质活度的关系为:

$$\mu_1=\mu_1{}^{\Theta}+RT\ln a_1$$

$$\mu_2=\mu_2{}^{\Theta}+RT\ln a_2$$

而 $a=g\ c$

$$\mu_1{}^{\Theta}+RT\ln a_1=\mu_2{}^{\Theta}+RT\ln a_2$$

$$A^{\circ}=\frac{a_2}{a_1}=\frac{\gamma_2 c_2}{\gamma_1 c_1}=\exp\left(\frac{\mu_1{}^{\Theta}-\mu_2{}^{\Theta}}{RT}\right)$$

溶质在相1和相2中活度系数的比与分配常数相关。活度系数是溶质浓度的函数,只有当溶质浓度非常低时才有 $g=1$,即活度系数的比=浓度比,所以,分配定律只有在较低浓度范围内成立。当溶质浓度较高时,如果 $g1/g2\neq1$,分配常数将随浓度改变,随浓度的增大或者升高,或者降低。分配常数是以相同分子形态(相对分子质量相同)存在于两相中的溶质浓度之比,但在多数情况,溶质在各相中并非以同一种分子形态存在,因此,萃取过程中常用溶质在两相中的总浓度之比表示溶质的分配平衡,该比值称为分配系数，很明显，分配常数是分配系数的一种特殊情况。即将两种相互之间不能任意混容的溶剂（例如乙酸乙酯和水）置分液漏斗中充分振摇，放置后即可分为两相。而混合物中各成分在两相溶剂中的分配比（K）在一定的温度和压力下为一常数，可以用下式表示：

$$K=C_2/C_1 \tag{1}$$

K表示溶质在两相溶剂中的分配系数；C_2表示溶质在上相溶剂中的浓度；C_1表示溶质在下相溶剂中的浓度。

现在假设有两种溶质A、B用乙酸乙酯及水进行分配，如A、B的重量均为1.0 g，$K_A=10$，$K_B=0.1$，两相溶剂体积比$V_{ETOAC}/V_{H_2O}=1$，则用分液漏斗做一次振摇分配平衡后，约90%的溶质A将分配在上相溶剂（乙酸乙酯）中，约10%的溶质A则分配在下相溶剂（水）中。同理，$K_B=1/10$，在振摇平衡后，则溶质B的分配将与A相反。留在乙酸乙酯中的约为10%，约90%分配在水中。这说明，在上述条件下，A、B两种溶质在乙酸乙酯及水中仅做一次分配就可实现90%的分离。

总之，两相溶剂萃取法就是利用混合物中各成分在两种互不相溶的溶剂中分配系数的不同而达到分离的方法。如果混合物中各成分在两相溶剂中分配系数相差越大，则分离效率越高，分离效果就越好。

第二节　液-液萃取法

液-液萃取，亦称溶剂萃取，简称萃取或抽提。这是实验室常用的一种分离技术，只需普通分液漏斗即可完成，操作时将一定量萃取剂加入原料液中，然后加以搅拌使原料液与萃取剂充分混合，溶质通过相界面由原料液向萃取剂中扩散，所以液-液萃取与精馏、吸收等过程一样，也属于两相间的传质过程。搅拌停止后，两液相因密度不同而分层。混合物各成分由于在两相间分配系数的不同而达到分离的目的。液-液萃取技术在药物研究中经常被用到，如早在四十多年前既已用于青霉素的提取纯化过程，如今液-液萃取不但广泛应用于天然药物的研究，而且在抗生素研究中也得到广泛应用，如用于大环内酯类抗生素、四环类抗生素、多烯类抗生素、蒽环类抗生素、氨基糖苷类抗生素、头孢菌素C以及蛋白质类药物的提取纯化过程中。

具体到天然药物化学方面，实验室操作时多将药材水提取浓缩液或提取物浸膏加少量水稀释后，在分液漏斗中用与水不相混容的有机溶剂进行萃取。实验室萃取常用的有机溶剂有石油醚、氯仿、乙醚、乙酸乙酯、正丁醇和异戊醇等。如果水提取液中的欲分离的成分是亲脂性的物质，一般多用亲脂性有机溶剂，如石油醚、苯、氯仿或乙醚与水相之间进行两相萃取；例如提取萜类、生物碱类、香豆素类和木质素类时，多用石油醚、氯仿、苯等和水做两相溶剂萃取。如果有效成分是亲脂性弱的物质，即在亲脂性溶剂中难溶解，就需要改用亲脂性弱的有机溶剂，例如乙酸乙酯、正丁醇等与水相之间进行两相萃取。例如提取黄酮类成分时多采用乙酸乙酯和水的两相萃取；提取皂苷类、氨基酸类等亲水性强的成分时则多采用正丁醇或异戊醇和水作两相进行萃取操作。如田君等在研究从土茯苓水浸取液萃取黄酮时，考察了萃取剂种类、混合时间等对土茯苓水浸取液萃

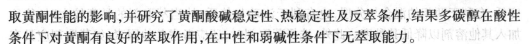

取黄酮性能的影响，并研究了黄酮酸碱稳定性、热稳定性及反萃条件，结果多碳醇在酸性条件下对黄酮有良好的萃取作用，在中性和弱碱性条件下无萃取能力。

一、萃取剂的选择

选择合适的有机溶剂作为萃取剂是保证萃取操作能够正常进行且经济合理的关键。萃取剂的选择主要考虑以下因素。

1. 萃取剂的选择性及选择性系数　萃取剂的选择性是指萃取剂对原料液中两个组分溶解能力的差异。若萃取剂对溶质 A 的溶解能力比对溶质 B 的溶解能力大得多，即萃取液中 C_A 比 C_B 大得多，萃余液中 C_B 比 C_A 大得多，那么这种萃取剂的选择性就好。萃取剂的选择性可用选择性系数 β 表示，其定义式为：

$$\beta = \frac{\text{萃取相中 A 的质量分数}}{\text{萃取相中 B 的质量分数}} \Big/ \frac{\text{萃余相中 A 的质量分数}}{\text{萃余相中 B 的质量分数}} \quad (2)$$

即

$$\beta = K_A/K_B$$

由 β 的定义可知，选择性系数 β 为组分 A、B 的分配系数之比，其物理意义颇似蒸馏中的相对挥发度。若 $\beta>1$，说明组分 A 在萃取相中的相对含量比萃余相中的高，即组分 A、B 得到了一定程度的分离，显然 K_A 值越大，K_B 值越小，选择性系数 β 就越大，组分 A、B 的分离也就越容易，相应的萃取剂的选择性也就越高；若 $\beta=1$，则萃取相和萃余相在脱除溶剂后将具有相同的组成，并且等于原料液的组成，说明 A、B 两组分不能用此萃取剂分离，换言之所选择的萃取剂是不适宜的。萃取剂的选择性越高，则完成一定的分离任务，所需的萃取剂用量也就越少[1]。上例中，$\beta=K_A/K_B=10/0.1=100$。就一般情况而言，$\beta \geqslant 100$ 时，仅做一次简单萃取就可实现 A、B 基本分离；当 $100>\beta \geqslant 10$ 时，则需萃取 10～12 次；$\beta \leqslant 2$ 时，要想实现成分 A、B 的基本分离，须作 100 次以上萃取才能完成；$\beta \cong 1$ 时，即二者分配系数几乎相同，则意味着二者性质极其相近，即使做任意次萃取操作也无法实现分离。故选择合适的萃取剂至关重要。

2. 原溶剂与萃取剂的互溶度　乳化现象是两相互不相混溶的液体（极性不同的液体），在搅拌或活化剂等条件的影响下，其中一种液体以极细微液滴分散到另一相中去，形成一种相对稳定的悬浊液。天然药物中有的一些成分如蛋白质、皂苷、树脂等都有一定的表面活性，是天然的乳化剂，因此乳化现象是萃取中遇到的比较突出的问题，当然如果原溶剂与萃取剂的互溶度较大也易引起乳化现象，使萃取效率大大降低。

3. 萃取剂回收的难易与经济性　萃取后的两相溶剂，通常以浓缩的方法进行回收。萃取剂回收的难易直接影响萃取操作的费用，从而在很大程度上决定萃取过程的经济性。

4. 萃取剂的其他物性　为使两相在漏斗中能较快的分层，要求萃取剂与被分离混合物有较大的密度差，较大的密度差可加速分层。两液相间的界面张力对萃取操作具有重要影响。萃取物系的界面张力较大时，分散相液滴易聚结，有利于分层，但界面张力过大，则液体不易分散，难以使两相充分混合，反而使萃取效果降低。界面张力过小，虽然液体容易分散，但易产生乳化现象，使两相较难分离，因此，界面张力要适中。常用物系的界面张力数值可从有关文献查取。溶剂的黏度对分离效果也有重要影响。溶剂的黏度低，有利于两相的混合与分层，也有利于流动与传质，故当萃取剂的黏度较大时，往往加入其他溶剂以降低其黏度。此外，选择萃取剂时，还应考虑其他因素，如萃取剂应具有化学稳定性和热稳定性，毒性低，使用安全，不与目标产物发生反应。

通常，很难找到能同时满足上述所有要求的萃取剂，这就需要根据实际情况加以权衡，以保证满足主要要求。

二、影响液-液萃取效果的因素

1. 溶剂 pH 值的影响 用液-液萃取有效成分时，也可利用有效成分或共存杂质的性质差异进行分离。用某种方法使某种或某一类成分的分配系数发生改变，然后用萃取法分离。如 pH 梯度萃取法就是利用不同成分的酸碱度的差异。pH 梯度萃取法是分离酸性或碱性成分的常用方法，这是由于对酸性、碱性及两性有机化合物来说，其分配系数还受溶剂系统 pH 值的影响。因为 pH 值变化可以改变它们的存在状态（游离型或解离型），从而影响在溶剂系统中的分配比。以酸性物质（HA）为例，其在水中的离解平衡及离解常数 K 可用下式表示：

$$HA+H_2O \leftrightharpoons A^-+H_3O^+ \quad (3)$$

$$Ka=[A^-][H_3O^+]/[HA]$$

两边取负对数得：

$$pH=pKa+Lg[A^-]/[HA] \quad (4)$$

Ka 及 pKa 均可用来表示酸性物质 HA 的酸性强弱。酸性越强，Ka 越大，pKa 值越小。若使该酸性物质完全解离，即使 HA 完全转变为 A^- 则：

$$pH=pKa+Lg[A^-]/[HA] \leftrightharpoons pKa+Lg[100/1] \quad (5)$$

即：

$$pH=pKa+2$$

若使该酸性物质 HA 完全游离，即使 A^- 为 HA，则：

$$pH=pKa-2 \quad (6)$$

具体到天然药物化学方面，由于各类成分酸碱活性不一，如酚类化合物的 pKa 值一般为 9.2～10.8，羧酸类化合物的 pKa 值约为 5.0，故当 pH 值<3 时，大部分酚酸性物质将以非离解形式（HA）存在，易分配于有机溶剂中；而 pH 值>12 时，则将以离解形式（A^-）存在，易分配于水中。

同理，碱性化合物也存在相同的机制。一般来说 pH 值<3 时，酸性物质多呈游离状态、碱性物质则呈离解状态；当 pH 值>12 时，则酸性物质呈离解状态、碱性化合物多呈游离状态存在。因此改变 pH 值条件，则不同酸碱性的化学成分依次被萃取出来从而达到分离的目的，例如利用黄酮类苷元酚羟基数目和位置不同其酸性也不同的性质，可以将混合物溶于有机溶剂（如乙醚）后，依次用 5% $NaHCO_3$、5% Na_2CO_3、0.2% NaOH 及 4% NaOH 溶液萃取，一般规律大致如下：

酸性：7、4′-OH ＞ 7-或 4′- OH ＞ 一般酚 OH ＞ 5-OH

↓ ↓ ↓

溶于 5% $NaHCO_3$ 溶于 5% Na_2CO_3 溶于不同浓度的 NaOH 溶液中

同理蒽醌类、生物碱类等成分也可以利用 pH 梯度萃取法进行纯化分离。如大黄中蒽醌类化合物的提取分离，具体操作为大黄粉末用苯-20%硫酸溶液回流，提取液用5% $NaHCO_3$萃取，水层用稀盐酸处理得酸性较强的大黄酸，有机层用5% Na_2CO_3萃取，水层浓缩处理得大黄素，有机层再用5% KOH萃取，得到的水层再经过一系列的pH梯度萃取分别得到酸性较弱的芦荟大黄素、大黄酚及大黄素甲醚。黄江虹在探讨从何首乌中获得高纯度大黄素甲醚的可行性时，先用强酸将蒽醌类成分水解为游离型蒽醌，然后用pH梯度萃取，先将大黄素、大黄酸等除去，再用5% KOH将大黄素甲醚及大黄酚萃取出来，经柱层析、薄层色谱分离、重结晶分离等纯化步骤得到大黄素甲醚，结果得到的大黄素甲醚纯度达98%以上。王朴等在研究毛叶丁公藤化学成分时，用1%的盐酸溶解乙醇提取物，用氯仿萃取，酸水相用氨水调pH值至10，然后盐酸调至中性用正丁醇萃取，甲醇重结晶得东莨菪苷，氯仿相经过处理得到碱性较弱的东莨菪素和包公藤甲素。林凌云等将白花瓜叶乌头中总生物碱通过pH值及溶剂极性梯度萃取分得pH3石油醚部分、pH3乙醚部分、pH3二氯甲烷部分、pH3氯仿部分、pH8乙醚部分、pH8二氯甲烷部分、pH8氯仿部分、pH11二氯甲烷部分，其中pH3二氯甲烷部分经硅胶柱层析和反复离心薄层层析得到四个生物碱类化合物。

2. 温度的影响　一般来说，温度升高则引起互溶的程度增加，当升高至某一温度时，甚至可使两相区消失，这样萃取操作成为不可能。故降低系统的温度可提高萃取效率。同时降低温度对热敏产物的提取有利。但另一方面，降低操作温度会使液体黏度增大，扩散系数减少，并增加整个系统的冷却负荷，所以应对这些因素加以综合考虑，然后选取适合的温度。

3. 无机盐的影响　无机盐的存在可降低成分在水相中的溶解度，有利于化合物向有机相中分配，如萃取维生素B_{12}时加入硫酸铵、萃取青霉素时加入氯化钠等。当盐与水结合越强烈，会导致游离水分子数减少，该盐析剂就越有效。但盐的添加量要适当，以利于目标产物的选择性萃取。盐加入原料液中，使萃余相的密度增大，有利于相分离。

三、萃取的操作

进行萃取操作时最好先用小试管做预试验，观察萃取后二液相分层情况和萃取效果。实验室操作时一般用普通分液漏斗即可完成，有时也可在下口瓶或者萃取罐中进行。药材水提取浓缩液或提取物浸膏加少量水稀释后加入约1/3体积比的有机溶剂，缓缓振摇几分钟，放置使其自然分层。要避免剧烈振摇，以免产生乳化现象，影响萃取效果，当然萃取溶液呈碱性时也常出现乳化现象，有时由于在水溶液中有少量轻质沉淀，且两相密度接近，或者两液相部分互溶也会导致分层不明显或不分层。如果出现乳化，可将乳化层分出，再用新有机溶剂萃取，或放置较长时间并不时旋转，乳浊液常因分散相带电荷而稳定，此时加入适量电解质如氯化钾、氯化钠等可使其电荷中和而聚析。有时由于两相溶剂的比例正好使两相溶剂完全乳化，这时应加入其中一相溶剂以改变原来的溶剂比例，然后进一步破乳。当提取物热稳定性较高时也可稍稍加热使乳浊液黏度降低而被破坏，当乳化不严重时，可采用过滤或离心分离使分散的微细颗粒互相碰撞而聚析。乳化较严重时可加入去乳化剂或者使用逆流连续萃取装置。

操作时还要注意控制水提取液的浓度，使其相对浓度在1.1～1.2，浓度过大容易导致萃取不完全，过小则溶剂消耗太大，影响操作。萃取时溶剂用量应少量多次，萃取效率才高。第一次萃取时有机溶剂为水层体积的1/3左右为宜，以后用量为1/6～1/4即可，一般萃取3～4次就可完成，但亲水性成分不易转入有机层，这时须增加萃取次数，具体萃取次数可以通过薄层色谱法来确定。

第三节 逆流连续萃取法

逆流连续萃取法是一种连续的两相溶剂萃取法，其装置通常有一根、数根或更多根的萃取管，管内用小瓷圈或小的不锈钢圈等填充，以增加两相溶剂萃取时的接触面(图3-1)。将两相溶剂(其中一相是药液)中的相对密度较大一相置于萃取管中，密度较小的一相储存于高位容器中，操作时高位容器中的溶剂在高位压力下由萃取管下部缓缓流入，穿过管中溶剂层进行萃取，然后由管的下部流出。通常药材的提取浓缩液是水相，若使用比水轻的有机溶剂如苯、乙酸乙酯等进行萃取时，可将水提取浓缩液装在萃取管内，而将苯、乙酸乙酯等萃取溶剂储存于高位容器内。若使用比水重的溶剂如氯仿进行萃取时，则应将水提取浓缩液储存于高位容器内，而将氯仿装入萃取管中。例如用氯仿从川楝树皮的水浸液中萃取川楝素。将氯仿装入萃取管内，而密度小于氯仿的水提取浓缩液贮存于高位容器内，开启活塞，在水提取浓缩液在高位压力下从萃取管底部流入萃取管内，遇瓷圈撞击而分散成细小液滴，从而使其与氯仿接触面大大增加，萃取就比较完全，提高了萃取效率。如葛洪等采用挤压膨化和连续逆流萃取技术对银杏叶中有效成分的提取工艺进行了研究。结果表明，对银杏叶的挤压膨化预处理有助于提高萃取速度，增加物料堆积密度，与粉碎预处理相比，提高工效约4倍；采用70%的乙醇连续循环喷淋逆流6级萃取，在m(乙醇)：m(银杏叶)=5：1，总萃取时间240 min，萃取温度50～55 ℃条件下，萃取率(以黄酮计)达99%以上，且物料运行正常，操作简便，生产稳定。

逆流连续萃取法由于实现了溶剂与原料液的逆流接触，浓度梯度大，提取推动力大，原料液与溶剂间存在明显的相对运动，扩散边界层薄且更新快，因而其提取效率和提取时间都优于简单的液-液萃取法。且克服了使用分液漏斗多次萃取的操作麻烦，萃取效率较高。检查萃取是否完全，可取样品用薄层层析、纸层析、显色反应或者沉淀反应进行。

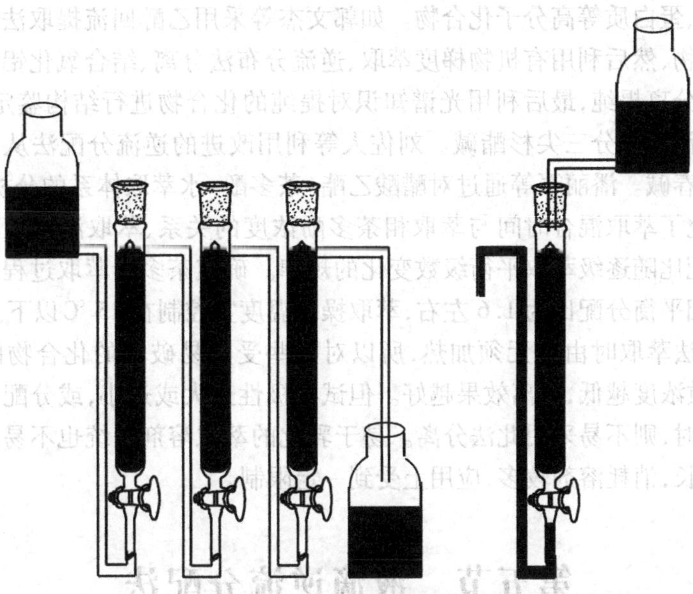

图 3-1 逆流连续萃取装置

第四节 逆流分溶法

逆流分溶法(countercurrent distribution,CCD)又称逆流分配法、逆流分布法或反流分布法。将混合物在一定量的两相溶剂中,经多次移位萃取分配而达到分离的方法。由于是液-液萃取分离时常遇到的情况是分离因子 β 值较小,需要将萃取及转移操作进行几十次甚至上百次才能达到萃取的效果。此时简单的液-液萃取已不能满足需要,而逆流分溶法可以解决操作烦琐的问题。

逆流分溶法是一种多次、连续的液-液萃取分离过程。实验室小量萃取时可用若干分液漏斗进行,操作时须预先选择对混合物分离效果好的两种不相混溶的溶剂,并参考分配层析的行为分析判断和选用溶剂系统,之后自盛有混合物溶液的 No. 0 漏斗中内加入另一种不相混溶的溶剂,振摇放置即分成上、下两层,再将上层萃取液转移到盛有下层新溶液的下一漏斗中,同时加入新的上层溶剂到原管内,振摇放置分层。如此反复操作数次或数十次甚至数百次,萃取效率大大提高,混合物几乎可以完全被分离开。如汪爱国等采用逆流分溶法从金银花中提取绿原酸,通过对相比 n、萃取级数 N、萃取液 pH 值等对萃取效果影响因素的探讨,确定逆流萃取操作的最佳工艺参数为萃取液酸度在 2.0 左右,相比为 1.51,采用三级逆流萃取操作可得到纯度为 83.46%(UV 测定)的绿原酸产品,总绿原酸收率可达 70.31%。分离量较大时使用分液漏斗十分不便,需要采用逆流分布仪(Craig 逆流分溶仪)来进行萃取操作。

逆流分溶法具有很强的分离混合物组分的能力,因操作条件温和、试样易回收,故特别适合于中等极性、不稳定、性质相似成分的分离,甚至可以分离同系物以及一般方法难于分离的多肽、蛋白质等高分子化合物。如郭文杰等采用乙醇回流提取法得到三尖杉药用成分的粗提物,然后利用有机物梯度萃取、逆流分布法分离、结合氧化铝柱和薄层层析对粗提物进行分离提纯,最后利用光谱知识对提纯的化合物进行结构鉴定,确定三尖杉体内含有抗癌活性成分三尖杉酯碱。刘佐人等利用改进的逆流分配法从长春花提取物中分离得到长春碱。潘丽军等通过对醋酸乙酯-茶多酚-水萃取体系的分析,采用逐级萃取的方法,研究了萃取混合时间与萃取相茶多酚浓度的关系、萃取温度对萃取过程的影响、相平衡分配比随逐级萃取平衡级数变化的规律。确定茶多酚萃取过程以扩散传质为主,一级萃取相平衡分配比为 1.6 左右,萃取操作温度宜控制在 15 ℃以下。

逆流分溶法萃取时由于无须加热,所以对一些受热易破坏的化合物的分离尤为适宜。另外,溶质浓度越低,分离效果越好。但试样极性过大或过小,或分配系数受浓度或温度影响过大时,则不易采用此法分离。易于乳化的萃取溶剂系统也不易采用此法。而且其操作时间长,消耗溶剂较多,应用上受到一定限制。

第五节　液滴逆流分配法

液滴逆流分配法(droplet countercurrent chromatography,DCCC)又称液滴逆流层析法,是在逆流分溶法的基础上改进的两相溶剂萃取法,是一种全液分离技术。其利用混合物中各组分在两液相间的分配系数的差别,由流动相以液滴形式通过作为固定相的液柱而达到分离纯化的目的。

液滴逆流分配法是根据对如下现象的观察而产生的。即表面亲和力较小的轻相所形成的分散液滴,在上行经过重相时,有非常活跃的界面运动。在理想的条件下,如果保持较小微滴通过固定相,则每个液滴可视作一个塔板。该方法是由 Tanimura 等成功研制的,其所用设备主要由 200~600 根,长 20~60 cm,内径 1.5~2.0 mm 的聚四氟乙烯毛细管(或玻璃管)依次垂直排列串联而成(图 3-2)。操作时首先用固定相注满整个系统,再把样品注入样品室(样品溶于流动相中),然后把流动相泵入,经过样品室,用输液管引入第一支口径较大的玻璃管底部,这样就产生了稳定流动的上行液滴,液滴与管中充满的固定相有效充分的接触、摩擦,不断形成新的液滴表面,从而促进了样品在两相溶剂中的分配,微滴升至管顶后,又被输液管引到下一个管底,于是再形成液滴,当然在适当的条件下,毛细管仅允许流动相通过。如此反复,混合物样品就在流动相和固定相之间得到分配从而有效的分离。由于是用泵加压输送液体,可能造成分离管和输液管之间的脱落而漏液,所以压力不能过高。

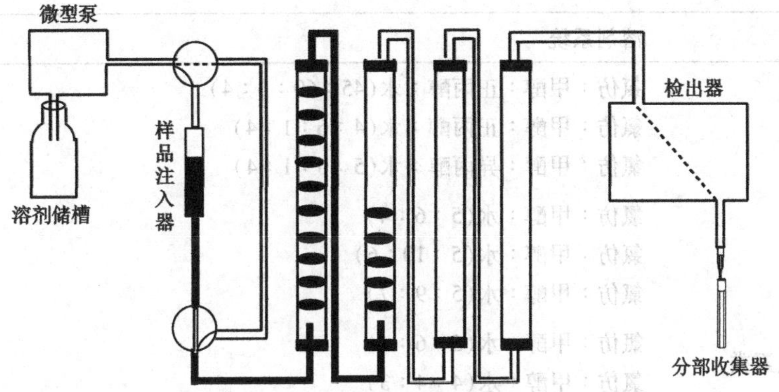

图 3-2　液滴逆流装置

流动相密度既可以比固定相大，也可以比固定相小，随分离要求和样品性质而定。当流动相比较轻时，液滴由柱底引入（上行法）；当流动相较重时，则液滴由柱顶引入（下行法）。

能形成两层不相混溶的溶剂系统，通常都适用于液滴逆流分配法，但是也有一些条件的限制，因为具有适当大小和流动性的液滴的形成受诸如两液相的密度差、黏度、表面张力、流动相的流速、柱的入口和内径大小等因素的影响。一般来说内径小于 1.0 mm 的毛细管柱容易使管内整个内容物移动包括固定相。另一方面，大口径柱分离效率较低。柱内径约 2 mm 是比较合适的。当然溶剂系统的选择对分离效率也是至关重要的，一般来说水常常作为溶剂系统的成分之一，所以选择溶剂系统的快速简便的方法是在硅胶或纤维素板上用被水饱和的有机溶剂展开样品来进行测试，常用的溶剂系统如下表 3-1 所示。一般来说，当化合物 R_f值大于 0.40 时，即极性较小的物质，可使用此系统中极性小的溶剂层作为流动相；R_f值小于 0.40 时，可使用极性大的溶剂层作流动相。如以氯仿∶甲醇∶水（65∶35∶10）的上层溶剂为流动相，以上行法进行液滴逆流分配，结果从通脱木甲醇提取物中分得 4 个化合物，其 R_f值分别为 0.10、0.16、0.21、0.70；以正丁醇∶醋酸∶水（4∶1∶5）系统的下层溶剂为流动相在分离异东方蓼黄素-3′-O-葡萄糖苷、芦丁及异东方蓼黄素时，结果双糖苷先于单糖苷洗出，用氯仿∶甲醇∶水（7∶13∶8）的上层溶剂为流动相，从墨西哥的一种药用黄钟花属植物 Tecomq stans 中分得异槲皮素。

表 3-1　液滴逆流色谱常用的溶剂系统

化合物	溶剂系统
三萜皂苷类	氯仿∶甲醇∶水（7∶13∶8） 氯仿∶甲醇∶水（5∶6∶4） 氯仿∶甲醇∶正丙醇∶水（9∶12∶1∶8） 氯仿∶苯∶乙酸乙酯∶甲醇∶水（45∶2∶3∶60∶40）
甾体皂苷类	氯仿∶甲醇∶水（7∶13∶8）

续表 3-1

化合物	溶剂系统
人参皂苷类	氯仿：甲醇：正丙醇：水(45：60：6：4) 氯仿：甲醇：正丙醇：水(4：6：1：4) 氯仿：甲醇：异丙醇：水(5：6：1：4)
强心苷类	氯仿：甲醇：水(5：6：4) 氯仿：甲醇：水(5：10：6) 氯仿：甲醇：水(5：9：7)
香豆素、木质素类	氯仿：甲醇：水(5：6：4) 氯仿：甲醇：水(4：4：3)
黄酮苷类	氯仿：甲醇：水(7：13：8) 氯仿：甲醇：水(5：6：4) 氯仿：甲醇：水(4：4：3) 氯仿：甲醇：正丙醇：水(5：6：1：4) 氯仿：甲醇：正丙醇：水(10：10：1：6) 正丁醇：醋酸：水(4：1：5)
环烯醚萜苷类	氯仿：甲醇：水(43：37：20)
二萜苷类	氯仿：甲醇：水(7：13：8)
蒽醌苷类	氯仿：甲醇：正丙醇：水(9：12：1：8)
生物碱类	氯仿：甲醇：水(13：7：8) 氯仿：甲醇：水(5：5：3) 氯仿：甲醇：5% 盐酸(5：5：3) 苯：氯仿：甲醇：水(5：5：7：2) 氯仿：甲醇：正丙醇：水(45：60：2：40)
单糖类	氯仿：甲醇：水(7：13：8)
环醇类	氯仿：甲醇：水(50：57：30)
类脂类化合物	庚烷：正丁醇：氯仿：甲醇：60% 醋酸(3：2：2：3：5)
肽类化合物	苯：氯仿：甲醇：水(15：15：23：7) 苯：氯仿：甲酸：0.1N 盐酸(11：5：10：4) 氯仿：甲醇：0.1N 盐酸(19：19：12) 正丁醇：醋酸：水(4：1：5)

影响液滴逆流分配的主要因素有：①被分离成分在两相溶剂间的分配系数要大。②形成大小合适的移动相液滴，这与两相间的界面张力、密度差、输液管口径和萃取管材料等有关，可以采用数根萃取管预试液滴的形成情况而确定。③液滴间的间隔，与泵的送液速度有关，送液速度过快，液滴间几乎无间隔变成线流通过固定相，通常也可经过小样探索而定。

液滴逆流分配法由于不使用可能引起死吸附作用的固体载体，因此样品可以定量回收，这一点在分离具有生物活性的化合物时尤为重要，因为长时间的柱层析过程中，这些化合物的生物活性常会失去。在分离过程中用氮气驱动，使分离样品隔绝空气而不被氧化。液滴逆流分配法的分离效果往往比逆流分溶法好，且不会产生乳化现象。应用该法曾满意地分离纯化多种成分，如皂苷、生物碱、蛋白质、多肽、氨基酸及糖类等。如 Takabe 等采用 DCCC 从通脱木的甲醇提取物中分离到四种新三萜皂苷，Akai 采用同样的方法从柴胡属植物中分得了两种新皂苷。

第四章
沉淀法

沉淀法又称沉淀分离法，是在样品溶液中加入某些溶剂或沉淀剂，通过化学反应或是改变溶液的 pH 值、温度等，使分离物质以固相物质形式沉淀析出的一种方法。通过沉淀法，可使有效成分成为沉淀析出或使杂质成为沉淀除去。物质能否从溶液中析出，取决于分离物质的溶解度或溶度积，并需要选择适当的沉淀剂和沉淀条件。

在应用沉淀法进行分离时，需要考虑所选用的沉淀方法要有一定的选择性，这样才能使目标成分与杂质成分有较好的分离；而对一些诸如酶或蛋白质等活性物质的沉淀分离时，需要考虑所选用沉淀方法对目标成分的活性和化学结构有无破坏；此外，还需考虑沉淀的残留物是否对人体有害。根据沉淀剂和沉淀条件的不同，沉淀法可分为溶剂沉淀法、沉淀剂沉淀法和盐析沉淀法。

第一节　溶剂沉淀法

溶剂沉淀法的基本原理是相似相溶的溶解性规律。根据相似相溶的溶解性规律，不同的化合物在不同溶剂中的溶解度是不同的，据此可以向样品中加入某些试剂，使某些物质的溶解度显著降低而沉淀析出。对于水溶性的多糖、鞣质、酶、蛋白质等，向其水溶液中加入丙酮、乙醇等有机溶剂就可以使其沉淀析出。例如丹参注射液生产中所用的“水提醇沉”工艺是用乙醇作沉淀剂把鞣质、多糖等杂质从水溶液中沉淀出来。当用醇水提取叶类植物有效成分时，往往有大量的叶绿素被提取出来，除叶绿素的一种方法是利用叶绿素不溶于水的特点，把提取液浓缩回收乙醇后的水溶液放置于冰箱中静置使叶绿素沉淀析出。影响溶剂沉淀法的因素包括以下几点。

(一)溶剂的种类

选择合适的有机溶剂是溶剂沉淀法的关键。溶剂必须是能与水相混溶的有机溶剂，如甲醇、乙醇、丙醇、丁醇、丙酮、乙醚、石油醚、四氢呋喃等，其中乙醇最为常用。选择沉淀剂的规则则是相似相溶的溶解性规律和溶度积规则，可以通过小试验来选择合适的沉淀剂。选择沉淀剂时还需要考虑沉淀剂的毒性、价格等因素。

(二)样品的浓度

样品的浓度会影响沉淀的分离效果，样品浓度高，沉淀完全，但样品浓度过高时，虽然能使要沉淀的物质沉淀完全，但同时往往会发生共沉淀或包裹现象，使杂质也有一部分析出，样品浓度过稀时，沉淀剂用量过大，沉淀析出不彻底，同样分离效果不够理想。

（三）温度

一般情况下，物质的溶解度随温度的降低而降低，因此低温往往有利于沉淀析出，有时可以把要沉淀分离的物质放置在冰箱中，使沉淀析出更完全，有时还可以利用不同物质在不同温度条件下溶解度的差别，通过温度的调节达到分离的目的。例如可以利用温度差来进行蛋白质的分级沉淀。

（四）pH 值

某些物质的溶解度受 pH 值影响较大，在选择沉淀条件时也要把 pH 值这个因素考虑进去。例如，蛋白质的沉淀往往需要控制 pH 值。

第二节 沉淀剂沉淀法

添加某种化合物与溶液中待分离物质生成难溶性的复合物，从而从溶液中沉淀析出的方法，称为沉淀剂沉淀法。沉淀剂沉淀法所依据的原理是溶度积规则，沉淀剂沉淀法有金属离子沉淀法（如铅盐沉淀法）、阴离子沉淀法、非离子沉淀法、非离子型聚合物沉淀法和均相沉淀法等。

一、铅盐沉淀法

铅盐沉淀法是分离植物成分的经典方法之一，可以用于除去杂质，也可以用于沉淀有效成分。铅盐沉淀法的原理，是利用中性醋酸铅或碱式醋酸铅在水或稀醇溶液中能与许多物质生成难溶的铅盐或络盐，而用于分离植物成分的。中性醋酸铅可以与酸性或酚性的物质结合成不溶性铅盐，因此可以沉淀有机酸、蛋白质、氨基酸、黏液质、鞣质、酸性皂苷、树脂、部分黄酮苷和花青苷等。碱式醋酸铅沉淀范围更广，除了上述能被中性醋酸铅沉淀的物质外，还可沉淀某些苷类、糖类及一些生物碱等碱性物质。

通常，在中草药的水或醇提取液中先加入醋酸铅浓溶液，静置后滤出沉淀，并将沉淀洗液并入滤液，再向滤液中加入碱式醋酸铅饱和溶液至不发生沉淀为止，这样就可以把原混合物分成醋酸铅沉淀、碱式醋酸铅沉淀和母液三部分，达到部位分离的目的。

操作方法见图 4-1：将所试水或酒精浸出液加过量的饱和醋酸铅溶液至沉淀完全，为了保证沉淀完全，常常加 5% 醋酸铅，过滤，沉淀用水洗，洗液与滤液合并加碱式醋酸铅溶液至沉淀完全，过滤，沉淀用水洗，这样就分成三部分。

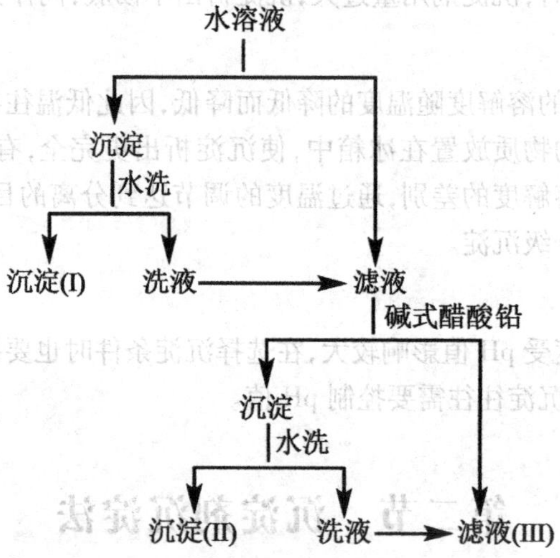

图4-1 铅盐沉淀法流程

对于沉淀(Ⅰ)、沉淀(Ⅱ)还可以用乙醇和10%醋酸进一步划分。将沉淀(Ⅰ)或沉淀(Ⅱ)用90%乙醇加热回流数次，不溶物用10%醋酸处理，这样就可以分成酒精溶解、稀醋酸溶解和稀醋酸不溶解三部分。

将沉淀(Ⅰ)、沉淀(Ⅱ)分别悬浮于水或稀醇中，进行脱铅，即可回收原物。滤液(Ⅲ)也按下法除去过量铅离子，这样三部分可供药理试验或进一步分离。

脱铅方法有以下几种：

(1)通硫化氢气体，使铅变成黑色硫化铅沉淀出来，至滤液再通硫化氢不产生沉淀为止。过滤，沉淀用水洗，洗滤液合并，置蒸发皿内，水浴上加热，驱去过量的硫化氢。或者用吸滤瓶抽去硫化氢。

(2)加硫酸钠或磷酸钠饱和水溶液(这时铅成为硫酸铅或磷酸铅沉淀出来)，至沉淀完全，过滤即可。

(3)加磷酸或稀硫酸，调节pH值到3左右，滤去沉淀即可。

(4)加强酸性阳离子交换树脂氢型(如732树脂)，在烧杯中搅拌，即可脱去铅离子。

(1)、(3)、(4)法脱铅后滤液为酸性，对酸较敏感的化合物不能采用，可直接用新鲜制备的氢氧化铅或改用(2)法。但(2)法的产物中有无机盐。由于硫酸铅和磷酸铅在水中有一定的溶解度，因此除铅不彻底，(1)、(4)法脱铅最完全。但(1)法在除去硫化氢时，常伴有极细的硫黄析出，难于过滤，此时可用二硫化碳溶解除去。在采用(4)法时，要注意溶液中某些物质可能会同时被交换上去。用(1)法脱铅时，生成的硫化铅有吸附性应引起注意。

除了铅盐以外，还有其他物质，如苦味酸、醋酸钾、氢氧化钡、氢氧化铜、氯化钙和石灰等，也能和有机酸、苷类及氨基酸等生成不溶于水的重金属盐沉淀，借以与其他化合物分离。如从番泻叶中分离纯化番泻苷(Senna leaf)时，即利用氯化钙为沉淀剂。

将番泻叶粉末先用乙醇和氯仿混合溶液搅拌后，再加甲醇草酸溶液提取。所得甲醇草酸提取液在低温减压浓缩后，先析出番泻苷甲，于分去番泻苷甲的母液中，加入 10% 氯化钙甲醇溶液，则番泻苷乙成钙盐沉淀析出。将此钙盐在水溶液中加入 10% 草酸甲醇溶液，至刚果试纸变蓝为止。此时草酸钙即沉淀分出，而番泻苷乙仍留在母液中。滤去草酸钙，低温减压浓缩，静放 1 ~2 d 后，番泻苷乙即结晶析出。最后将析出的结晶物在乙醇中重结晶，便成为纯品。这两种番泻苷为立体异构体，可以代表番泻叶的致泻作用。

在中药制剂生产中，石灰沉淀法是其中常用的一种方法。通常是在药材的水提取浓缩液中加入 20% 的石灰乳，调 pH 值至 12 以上，放置，使其充分反应。鞣质可形成不溶性钙盐被除去，同时药材中的有机酸、多元酚、蛋白质、大部分糖类、水溶性色素、酸性树脂、酸性皂苷、一些黄酮苷和蒽醌苷均可被沉淀析出。然后再用 50% 的硫酸调溶液的 pH 值至 5 ~6，充分搅拌，放置，过滤。黄酮类及其苷类形成的螯合物被破坏而重新溶解，一些酚性化合物及生物碱也被解离而重新溶解，而溶液中过量的钙可生成硫酸钙被除去。用该法从槐米中提取芦丁，可以得到满意的结果。

甾体皂苷能与胆固醇或洋地黄皂苷 B(digitonin B)形成难溶的分子化合物，据此可与其他物质分离。所形成的分子化合物能被苯、二甲苯或乙醚分解。也可将皂苷和洋地黄皂苷 B 的复合物在吡啶中煮沸，使之分解，冷却后，加醚，使要提纯的皂苷成为纯品分出来。

二、均相沉淀法

均相沉淀法是通过在溶液中加入能产生沉淀剂的化学试剂，使得通过化学反应均匀产成出沉淀剂，进而均匀地产生沉淀的方法。直接将沉淀剂加入溶液中，容易出现局部浓度过高，产生的沉淀物过于细小或结构疏松，易吸附杂质从而影响纯度，而借助于化学反应使溶液中缓慢而均匀地产生沉淀剂，易获得较纯净的沉淀。例如利用某种试剂的水解反应使溶液的 pH 值发生变化，使 pH 值达到一定值时会产生沉淀。

第三节　盐析沉淀法(盐析法)

盐析法是在中草药的水提溶液加无机盐(常用氯化钠、硫酸钠、硫酸镁、硫酸铵等)至一定浓度或达到饱和时，可使有些物质溶解度降低，甚至成为沉淀析出，达到与水溶性杂质分离的目的，这种性质可用于分离纯化。如从滇三七中分离三七皂苷：三七粉先用戊醇提取，得到三七皂苷甲，药渣再用 98% 乙醇提取，乙醇提取液蒸干后加水溶解，滤去不溶物，加硫酸镁饱和，粗制三七皂苷乙即析出。从羊角拗中分离强心苷也用此法。将羊角拗的乙醇提取物溶于水，水液用铅盐法除去杂质后，加入硫酸铵饱和，即析出粗强心苷。有些成分如麻黄碱、苦参碱等水溶性较大，在提取时，往往在其水提液中加入一定量的食盐，然后再用有机溶剂进行萃取。

第五章
结晶与重结晶

第一节　结　晶

从不是结晶状的物质处理到结晶状物质的方法叫结晶。从比较不纯的结晶用结晶方法精制到纯的结晶为重结晶。在结晶的过程中，由于最初析出的结晶多少总会带一些杂质，因此需要通过反复结晶才能得到纯粹单一的结晶。结晶的目的是进一步分离纯化固体化合物，它适用于产品与杂质性质差别较大，产品中杂质含量小于5%的体系。一般讲，一个固体成分达到了一定的纯度，在一定的条件下，就会成结晶状，这样就可使其和母液分开，以达到进一步分离纯化的目的。能结晶的化合物一般都是比较纯的化合物，但并不一定是单体化合物，有时混合物也能结晶。此外，有一些物质即使达到了很纯粹的程度，仍不能结晶，只呈无定型粉末，例如植物中有些游离生物碱、皂苷、多糖、蛋白质经常不能结晶或不容易结晶。

在实际工作中，由于得到的化合物不是结晶而给以后的结构鉴定工作带来一定的困难。遇到这种情况就往往需要将化合物制备成结晶性的衍生物或盐，或者经过制备衍生物或盐的结晶后再用化学方法处理使恢复得到原来的化合物。这样，即使不呈结晶状态，因通过前一步结晶的分离纯化，可以认为是比较纯的化合物而进行工作，例如粉末状莲心碱是通过过氯酸盐结晶而纯化的，并通过分析确定了正确的分子式。

在从植物中提取分离化合物时，有时找到合适的溶剂进行提取，提取液稍浓缩就有结晶析出。例如用乙醇从橘络中回流提取橙皮苷结晶析出。然而提取所得到的往往是糖浆状物、半固体或固体，因此需要进一步分离纯化。分离纯化的过程常常就是结晶的过程。可以利用要提纯分离的化合物与其他化合物在有机溶剂中的溶解度差异以及与温度的相互依赖关系的不同，将要分离纯化的化合物从粗品混合物中分离出来。结晶法关键在于结晶条件的选择以及结晶溶剂的选择。

一、结晶的条件

1. 有效成分在欲结晶的混合物中的含量　一般而言，含量越高越容易结晶。有的化合物要比较纯时才能得到结晶；有的虽含量不高，但条件选择得当，也可以得到结晶。如长春花中的弱碱部分，其中含长春碱量比较低，可以用在乙醇中通过制备硫酸盐而析出结晶。

2. 合适的溶剂条件　有时，即使有效成分在相关部位中含量很高，但如果溶剂选择不当，还是不能得到结晶。反之，有时有效成分虽然含量不高，但因选择了合适的溶剂，常常能够得到结晶。所以，选择合适的溶剂对于化合物的结晶是至关重要的。

3. 需要结晶的成分在所选择的溶剂中的浓度　一般来讲，浓度高些容易结晶；但浓度过高时，相应杂质的浓度或溶液的黏度也同样增大，这反而影响了结晶的析出。在实际工作中，有时将要析晶的溶液配成较稀的溶液放置，当溶剂自然挥发到适当的浓度和黏度时，就能析出结晶。

4. 合适的温度和时间　一般温度低些较好，有时在室温下不能结晶时，可以放置在冰箱或阴凉处。而且结晶的形成常需要较长时间，因此经常需要较长时间放置，甚至有时需要放置 3 ~ 5 d 或更久才能从溶液中析出结晶。

5. 制备盐类和衍生物　某些化合物即使很纯也不容易结晶，而其盐或乙酰衍生物（如含 OH 等基团化合物）等却易于结晶。如生物碱可做成各种有机酸或无机酸的盐，有机酸可制成钾、钠、钙、铵等盐，以便得到相应的结晶化合物。应当注意的是，由于制备衍生物主要利用有效成分的活性基团，例如羟基化合物可以制成乙酰衍生物或苯甲酰衍生物；内酯可以开环并制成盐。因此，制备何种衍生物应主要考虑它能够比较容易恢复成原来的化合物。

二、结晶溶剂的选择

结晶用溶剂虽不同于植物提取时的用量那么大，但在以后推广生产时，用量还是可观的。所以要考虑所用溶剂对人体的毒害程度、是否易燃、沸点高低、成本大小等问题，尽可能不用或少用混合溶剂。理想的溶剂应该具备以下条件。

1. 不与被提纯的物质反应。

2. 具有良好的选择性。例如被提纯物在溶剂中的溶解度在温度较高的时候比较大，温度较低时则溶解度较小；而其他杂质则在溶剂中的溶解度对温度的依赖性小，溶剂对杂质的溶解度非常大或非常小，这样可以使杂质和要提纯的物质很容易地分离。

3. 溶剂要易于回收。通常用来结晶的溶剂沸点应相对较低，一般要求溶剂的沸点低于结晶的沸点。

4. 溶剂的黏度要小，以利于得到较好的结晶。选择合适的溶剂对结晶是很关键的。合适的溶剂最好能在有效成分热时溶解度大，冷时溶解度小，而对杂质则冷热都不溶解或冷热全能溶解。事实上很少能找到如此理想的溶剂。如何选择还是要通过小量摸索试验而定，或通过查阅有关资料，参考同类型化合物的一般溶解性质和重结晶溶剂条件。预计有效成分极性的大小对选择溶剂也很有用。一般游离生物碱可溶于下列溶剂：苯、乙醚、氯仿、乙酸乙酯和丙酮。而其盐类常不溶于苯、乙醚、乙酸乙酯；大多数能溶于乙醇、甲醇或水。苷类可溶于各种醇（从甲醇到戊醇）、丙酮、乙酸乙酯、氯仿等；难溶于醚、苯。各类型的苷，由于苷元部分不一样，其溶解性能差别较大。氨基酸在水中溶解度很大，可考虑在甲醇或乙醇中结晶。其他大部分中性物质由于基本结构不同，溶解度没有规律，需要通过小量试验。将欲结晶的物质在上述各种常用有机溶剂中试验溶解度，包括冷时和热时的溶解度。一般首先试用乙醇，因为它是一个有脂溶性和水溶性基团的溶剂，比较经济安全。

常选用在加热时能全溶，放冷时能析出的溶剂。如果常用溶剂不能结晶，可考虑其他不常用的有机溶剂，如二氧六环、二甲基亚砜、乙腈、甲酰胺、二甲基甲酰胺及其他酯类，或考虑试用混合溶剂。使用混合溶剂一般是先溶于易溶的溶剂中，在加热的情况下滴加难溶的溶剂直至混浊，再加热溶解或稍加易溶的溶剂使全溶后放冷。例如在制备生物碱的盐类时往往在甲醇或乙醇中加醚而使其结晶。又例如野菊花黄酮苷用吡啶加水结晶。也有直接配好小量各种比例的混合溶剂，再小量试验，看何种比例最为适宜。在选择混合溶剂时，最好能选择在低沸点溶剂中较易溶解，而在高沸点溶剂中较难溶解，两者混合使用。这样在放置过程中自然挥发，低沸点的溶剂较易挥发而比例逐渐减少，慢慢析出结晶。

除选择有机溶剂外，有些植物成分也可用水或酸水结晶。如小檗碱可在水中结晶；石蒜碱可在5%盐酸溶液中成盐酸盐结晶。这是最经济方便的溶剂。

此外，有些含量很杂的糖浆状物只需滴加少量合适溶剂（常用丙酮或甲醇）放置，就能慢慢析出结晶。如一些糖浆状生物碱滴加少量丙酮放置就能析出结晶；又如毛花洋地黄总强心苷抽提物滴加少量甲醇及水成暗绿色胶状，放置过夜，即析出甲、乙、丙混合苷的白色柱状结晶。类似例子在植化工作中是经常遇到的。

三、结晶的操作步骤

1. 配制需要提纯化合物的饱和溶液　配制饱和溶液是结晶操作过程中的关键步骤，目的是用溶剂充分分散要纯化的物质和杂质，以利于分离提纯。溶剂的用量应刚好使样品完全溶解，如果有少量固体不能溶解，可在水浴中加热，使其完全溶解。溶剂的用量不宜太多，否则会造成晶体析出太少或根本不析出。

2. 脱色　结晶得到的粗产品中常有一些有色杂质不能除去，因此常需要用脱色剂来脱色。其中最常用的是活性炭，它是一种多孔物质，可以吸附色素和树脂状杂质，但对样品也同样具有一定的吸附，因此，活性炭在脱色过程中的用量不宜过大，一般为粗品量的1%～5%。用活性炭脱色的具体步骤是：待按上一步配制好的饱和溶液稍冷却后，慢慢加入适量的活性炭，同时摇动容器，使活性炭均匀分布在溶液中，然后加热煮沸5～10 min即可，然后热滤，收集滤液。在这一过程中，需要特别注意的是，不可在近沸或是沸腾的热溶液中加入活性炭，否则会引起暴沸，溶液冲出容器而造成产品的损失。在非极性溶剂如石油醚中，活性炭的脱色效果不好，可用氧化铝或硅胶进行吸附脱色。

3. 热滤　热滤也称热过滤，目的是为了除去不溶性杂质。为尽量减少过滤过程中晶体的损失，操作时应做到：仪器在使用前用烘箱或是气流烘热待用、溶液要乘热过滤、操作的动作要快。热滤有两种方法：常压热滤（重力过滤）和减压热滤（抽滤）。常压热滤常用漏斗和折成菊花状的滤纸；减压热滤的装置则与减压过滤的装置相同，只是操作前需把布氏漏斗和抽滤瓶烘热，并用热溶剂将漏斗中的滤纸润湿。减压热滤的优点是过滤速度快，缺点是当用沸点低的溶剂时，因减压会使热溶剂蒸发或沸腾，导致溶液浓度变大，晶体过早析出。要注意的是，如果晶体过早地在漏斗中析出，可用少量热溶剂洗涤。

如果晶体在漏斗中析出太多，应重新加热溶解再进行热过滤。

4. 冷却结晶　冷却结晶是使产物重新形成晶体的过程。其目的是进一步与溶解在溶剂中的杂质分离。将热的饱和溶液冷却后就可以析出晶体。当冷却条件不同时，晶体析出的情况也不同。为了得到晶型和纯度好的晶体，在结晶的过程中要先在室温下将热饱和溶液慢慢冷却至有固体析出，然后再用冷水或放置于冰箱中继续进行冷却，如果冷却太快，晶体颗粒会较小，并且晶体表面会从液体中吸附更多的杂质，从而影响晶体的纯度。但如果太慢，晶体有时会比较大，这样，溶剂容易夹带在晶体中，给干燥带来一定的麻烦。因此，控制好冷却速度是晶体析出的关键。此外，在冷却结晶过程中，不宜剧烈摇动或搅拌溶液，这样会使晶体颗粒太小。但如果滤液已冷却，但晶体还未析出，此时可用玻璃棒摩擦瓶壁促使晶体形成，或取少量溶液，使溶解挥发得到晶体，将得到的晶体作为晶种加入到原溶液中。但加入晶种的量不能过多，而且加入后不可搅动，这样可使溶液中析出结晶。有时从溶液中析出的是油状物，此时，更深一步的冷却可以使油状物成为晶体析出，但含杂质较多，应重新加热溶解，然后再慢慢冷却，当油状物析出时剧烈搅拌，使油状物均匀分散其中，然后继续冷却。如果不能固化，需要更换溶剂或改变溶解的用量后，再进行结晶。

5. 抽滤-真空过滤　抽滤的目的是将留在溶剂（母液）中的可溶性杂质与晶体彻底分离。抽滤的优点是使过滤和洗涤速度加快，将晶体和溶液分离的比较完全，得到的结晶也容易干燥。抽滤装置为减压过滤装置，操作与减压热滤基本相同，不同的是抽滤用的仪器和液体都是冷的，所收集的是固体而不是液体。

6. 晶体的干燥　最终得到的晶体需要进行干燥，把其中的溶剂彻底除去。当使用的溶剂沸点比较低时，可在室温下使溶剂自然挥发达到干燥目的；当所使用的溶剂沸点较高，而样品不易分解和升华时，可用红外灯进行烘干。如果样品易吸水或吸水后易发生分解时，应用真空干燥器进行干燥。如果干燥后的样品纯度不符合要求，可进行重结晶操作。

7. 结晶的形状　结晶的形状很多，在植物成分中最多见的为针状结晶，其他尚有柱状结晶、棱柱状结晶、板状结晶、片状结晶、方晶、粒状结晶、多边形棱柱状结晶等。结晶的形状往往随结晶的条件不同而不同。

第二节　重结晶

重结晶的操作步骤与结晶的操作过程基本相同。重结晶用的溶剂一般可参照结晶的溶剂，但也经常改变。因成为结晶后和原来在混杂状态下溶解度不同，有时需经过小量试验再确定溶剂。在某些情况下还需用两种不同的溶剂分别重结晶才能达到纯粹的结晶，即用第一种溶剂重结晶以除去某些杂质后，再用第二种溶剂重结晶除去另外的杂质。如石蒜科生物碱之一多花水仙碱（tazettine）先用甲醇重结晶，后在丙酮中复结晶。

在结晶或重结晶时要注意有效成分是否和溶剂结成加成物或含有结晶溶剂。如汉防己乙素能和丙酮形成结晶的加成物；地不容 Stephania epigaca 中的千金藤素

(cepharanthine)能与苯形成加成物结晶。由于重结晶溶剂不同,有时会因为双晶现象使得到的晶体熔点会出现极大的差别。如血根碱(sanguinarine)游离碱在乙醚、氯仿和乙醇3种溶剂中分别析出的结晶熔点不一样,在乙醚中析出的晶体熔点为266 ℃,在氯仿中析出的晶体熔点为242~243 ℃,而在乙醇中析出的晶体熔点为195~197 ℃。

第三节 分步结晶法

有些中草药成分的粗结晶含有两种以上的成分时,就可用分步结晶使之分开。将粗结晶溶于选择好的溶剂中经处理后先析出结晶Ⅰ,滤过。分离结晶Ⅰ后的母液经浓缩后析出结晶Ⅱ,母液再浓缩或可得Ⅲ。结晶Ⅰ再溶于上述溶剂中经处理又析出结晶$Ⅰ_A$,结晶Ⅱ也同样处理可得$Ⅱ_A$。如$Ⅰ_A$与$Ⅱ_A$检查为同一物质就可合并,如不为同一物质就分别处理。如$Ⅰ_A$与$Ⅱ_A$经检查尚不纯,可再用新鲜的溶剂重结晶。似此反复结晶以达到一定纯度为止。总之这样反复结晶,使其中一种含量较多而难溶于所用的溶剂中者先分出来,而其他的成分留在母液中,母液再经处理,往往可逐步分得其他成分结晶。

在结晶、重结晶或分步结晶中,有时没有马上析出结晶,除了放置条件外,还可加晶种或用玻棒刮擦瓶壁,往往能加快析出结晶或促使析出结晶。还须注意,在进行结晶时,溶液不要加热太久;在蒸发母液时,加热温度也不要太高;一般在减压下进行为佳,如此可避免产物分解所造成的结晶困难。低熔点物质,结晶温度最好低于其熔点温度。一般油状物应先设法刮擦成固体后再进行结晶。

第四节 超临界重结晶

超临界重结晶是近十几年来发展的新型重结晶技术,是有超临界流体参与的重结晶过程。其研究起步较晚,目前尚在发展过程中。这项技术可广泛用于化学药物、无机盐、聚合物、炸药等物质的分离提纯或制备超细微粒。

通常,根据超临界流体在重结晶过程中的作用,超临界重结晶过程分为气体抗溶剂(gas anti-solvent,GAS)过程和超临界溶剂快速膨胀(rapid expansion of supercritical fluid solution,RESS)过程两种。

一、气体抗溶剂过程

将超临界流体作为稀释剂的重结晶过程称为GAS过程。在这一过程中,首先要选择一种既能溶解固体物质又能溶解超临界流体的溶剂,并且固体物质不溶于超临界流体中,且此三者之间不发生化学反应。在找到这种溶剂后,先把要重结晶的固体物质溶解在溶剂中,然后将超临界流体通入溶液中,使溶液膨胀,这样,降低了原溶剂对该物质的溶解能力,使溶质结晶析出。GAS过程的特点是通常采用的操作条件比较温和,易于通过操作条件的控制实现对不纯物质的重结晶分离。例如,在易被氧化的热敏性生化药物胆红素的重结晶纯化过程中，超临界流体为二氧化碳，溶剂为二甲基亚砜，结果可获得纯度大于90%的结晶。GAS过程只是通过小温差（通常温差小于20 ℃）的变化来促使溶质在超临界流体中过饱和度的形成，重结晶晶体成核及生长缓慢，结晶速率不高，因此，影响了这一方法的实用性。

二、超临界溶剂快速膨胀过程

用超临界流体为溶剂，在超临界压力下直接溶解待重结晶物质，然后在适当的温度下通过骤然减压造成溶剂快速膨胀，降低超临界流体对溶质的溶解能力，达到高过饱和度重结晶条件而析出结晶的过程称为RESS过程。这一过程的特点是成核结晶比较容易。这是因为该过程中有一个节流膨胀的过程，为防止膨胀后溶剂温度降至临界点以下，膨胀前温度都会较高。但由于从超临界流体压力瞬间迅速泄压至常压，故重结晶分离纯化混合物的效果不够理想，目前，这一方法仅用于重结晶制备超细固体微粒。适宜于此过程的物质为可溶解于超临界流体的不耐高温的有机物或需要避免残留有机溶剂的药物。此类物质重结晶使用的超临界流体一般为二氧化碳。但由于减压膨胀，其膨胀前的温度多在100 ℃以上，操作压力为15～60 MPa。得到的结晶一般为颗粒状，尺寸较小。

第六章
透析法

透析法是利用半透膜(透析袋)能够透过小分子而留下大分子的特性,将大分子有效成分与无机盐、单(双)糖、氨基酸等小分子分离的操作方法。在生物大分子制备过程中除去盐、少量有机溶剂、生物小分子杂质和浓缩样品,透析法最简便。

19 世纪苏格兰人 Thomas 和 Graham 发现涂有鸡蛋清的羊毛纸允许晶体物质通过并弥散到水中,从而提出“透析”的概念:一种溶液通过半透膜与另一种溶液进行溶质交换的过程。透析的动力是扩散压,扩散压是由横跨膜两边的浓度梯度形成的。常用的半透膜有:动物体的生物膜,如猪、牛的膀胱膜;火棉胶膜、羊皮纸膜、玻璃纸膜、蛋白胶膜。但用的最多的还是用纤维素制成的透析膜,目前常用的是美国 Union Carbide(联合碳化物公司)和美国光谱医学公司生产的各种尺寸的透析管。

第一节　影响透析的因素

透析法中所常用的技术指标是截留分子量(MWCO),单位:Diatomas。透析时,小于 MWCO 的分子在透析膜两边溶液浓度差产生的扩散压作用下渗过透析膜,通过一定时间达到平衡状态。

影响透析速度的因素有浓度梯度、膜面积、温度及透析时间。透析的速度反比于膜的厚度,正比于欲透析的小分子溶质在膜内外两边的浓度梯度,还正比于膜的面积和温度。当透析膜两边的浓度差增大,透析速度加快。一般而言除盐透析所用的袋外液以去离子水居多,可以达到较好的浓度差;如果选用直径较小的透析袋以增加膜面积,则可增加透析速度;温度对透析速度也有一定影响。一般常用温度为 4 ℃,升温、更换袋外透析液或用磁力搅拌器,均能提高透析速度。虽然透析时间能在一定程度上影响透析速度,在透析至一定时间后,膜两边浓度达到平衡,速度减缓。根据经验,在透析至 2 h,能提高效率达到 80%,在 4 h 后,即能达到 90%,且增加缓慢。因此在透析除盐时,在透析时间达到 4 h 即可换水。

然而并非所有小于 MWCO 的分子都能透过透析膜。当多糖、蛋白质等大分子物质呈团状或包含支链结构时,虽然分子量小于甚至显著小于 MWCO,其体积却大于该 MWCO 的半透膜的孔径,而难于透过半透膜。当欲透析的溶液中的物质分子呈直链线形结构时,其在较大浓度差压力下容易渗透过比自己分子量小的孔径的半透膜。因此在欲透析物质分子量与半透膜的 MWCO 相差不大的情况下,若两边浓度差达到一定程度,且透析时间加长,其透析效果反而不甚理想。

透析效果同时也受到待透物质本身的影响。透析袋在多次使用后即容易引起物质吸附,从而导致透析效果的下降。韩旻等曾考察过透析袋对药物的吸附效果。在透析袋内以磷酸欲缓冲液代替血浆装入管状透析袋中。透析 48 h 后分取透析内、外液测定,由下式计算透析袋自身对药物的吸附。式中,C_o 代表透析外液初始浓度,$C_{外}$ 代表一定时间后透析外液药物浓度,$V_{内}$ 及 $V_{外}$ 分别代表透析内、外液体积。

$$吸附率=[C_o \times V_{外}-C_{外}(V_{内}+V_{外})]/C_o \times V_{外}$$

根据透析袋内外液中的药物浓度计算可知,透析袋对药物有少量吸附,不会对实验结果产生明显的影响,但若要求获得更精确的数据,应对透析袋的材料及型号进行筛选。在某些蛋白质对透析袋的吸附量为小于 1 μg/g(以透析袋干重计)。在运用不同 MWCO 透析袋以分离不同分子量范围的多糖时,某些多糖在水中的溶解度较低,在透析过程中,多糖分子容易被析出,从而吸附在透析袋内壁形成半透明的"保护层",阻止其余多糖分子透过。

某些化学物质会破坏透析袋微孔且不可逆转,包括烃、卤化烃、醇、酮、酯、胺、丙酮、甲基乙基酮、二氧杂环乙烷、环已烷等。酸(甲酸、乙酸、稀强酸如 5% HCl),10% 苯酚,30% 双氧水等也会损害透析袋而造成漏液。甲醇、乙醇当浓度小于 5% 时,透析功能在,而 MWCO 会发生变化。

第二节 透析技术的操作

1. 前处理 透析袋用蒸馏水煮沸 5 min 后用蒸馏水 60 ℃洗冲 2 min,置 4 ℃蒸馏水中待用。一般而言,常温下做前处理即可达到效果。有的透析袋为即用型,则毋须前处理,使用前用蒸馏水洗净即可。一般 MWCO 在万级以上的高精度膜由于现有技术条件限制,材质较软,因此在反复透析同一种样品时可不进行前处理。

2. 长期保存液 透析袋多用生物膜作材料,因此长期不用时如果不做特殊处理易变质变硬。一般先排空空气,用 0.05% ~0.1% 叠氮钠,1 mmol/L 乙二胺四乙酸(ethylenediaminetetraoletic acid,EDTA)或 50% 甘油浸泡保存,温度 4 ℃,使用前以蒸馏水洗净。注意不可长期暴露在空气中,否则易变干变脆折断导致破损。

3. 使用环境 在 pH 值为 5 ~9 的情况下透析袋可正常重复使用,pH 值为 2 ~12 则为极限使用(一次性使用)。常规而言,透析袋外溶液如为流动水或者经常更换袋外液,使袋内液 pH 值不断接近中性,则透析袋使用寿命可增加。

4. 袋内液浓度 欲透析的袋内液浓度一般以溶解度的 1/10 为佳,过高的浓度则透析时间拉长,且难于透析完全。在实际使用过程中,透析袋内溶液浓度随透析时间增加,浓度降低,则透析效果大大降低,此时可将袋内液浓缩至一定浓度,使袋内外溶液浓度差达到一定水平,则可缩短透析时间,也可增加透析袋的使用寿命。

5. 透析袋装量 不同规格的透析袋有最大装量的要求,一般透析袋的最大装量以

Vol/cm 为指标，即每厘米长透析袋可装的最大容积。使用透析袋装液时应留 1/3～1/2 空间，以防透析过程中，袋外的水和缓冲液过量进入袋内将袋涨破。透析袋第一次使用时装液量应小于1/4。含盐量高的溶液透析过夜时，体积增加 50% 系正常情况。

6. 袋内外液体量　在实际使用中，透析袋内外的液体量有一定合适的比例，一般以袋内液：袋外液=1：20 为佳。

7. 透析时间的选择　常规而言除盐所用的透析间隔时间以 2～12 h/次换水，遇过夜则透析过夜。

8. 透析效果检查　以透析除盐为例，见表 6-1。

表 6-1　透析除盐所用试剂

试剂	欲除的盐
1% 氯化钡	硫酸铵、硫酸钠
1% 硝酸银	氯化钠、氯化钾

第三节　透析应用及实例

透析被广泛用于大分子物质制备过程中的除盐、除小分子杂质及样品浓缩。

在蛋白质提取液中，可用透析法除去除包含所需要的蛋白质（或酶）外的其他蛋白质、多糖、脂类、核酸及肽类等杂质。

在多糖的分离纯化过程中，透析法也被经常用到。

（一）除盐

用阴离子交换树脂来分离不同 pH 值的多糖，其洗脱液为不同浓度的盐溶液。因此用透析法可除去用盐洗脱下来的流分中的盐。王青宁等在沙枣多糖的提取纯化时用 NaCl 为 DEAE-纤维柱的流动相，收集的洗脱液用透析袋对水透析除去 NaCl，最后得到较纯的多糖。

董国霞等也运用了透析法对拓树根多糖纯化中所用的 DEAE-Sephadex 柱的洗脱液-多糖 NaCl 溶液进行了除 NaCl，效果显著。

（二）除蛋白

在粗多糖的精制过程中，常用各种化学方法除蛋白提纯多糖，例如 $PbAc_2$ 法除蛋白中，用 MWCO 为 3 500 的透析袋除去多余的 $PbAc_2$。邓超等曾在茶树菇多糖的初步纯化中，用蒸馏水透析 48 h，每隔 12 h 换水一次用以除去 Sevag 法除蛋白后的残留小分子盐分和蛋白质。

（三）分子量段切割

透析法也被用于分离不同分子量的多糖部位。在我院自己研制的紫芝菌丝体多糖的活性部位筛选中，运用了3种不同分子量的透析袋，其中以总多糖的含量为检测指标，以HPGPC为导向，将紫芝菌丝体孢内多糖分成了4个部分(图6-1～图6-4)。

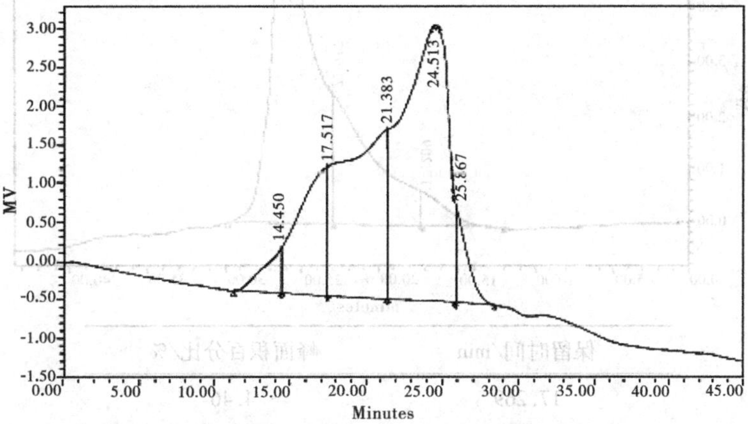

保留时间/min	峰面积百分比/%
14.450	3.31
17.517	14.81
21.343	28.95
24.513	48.91
25.867	4.02

图6-1 紫芝胞内多糖透析前HPGPC图

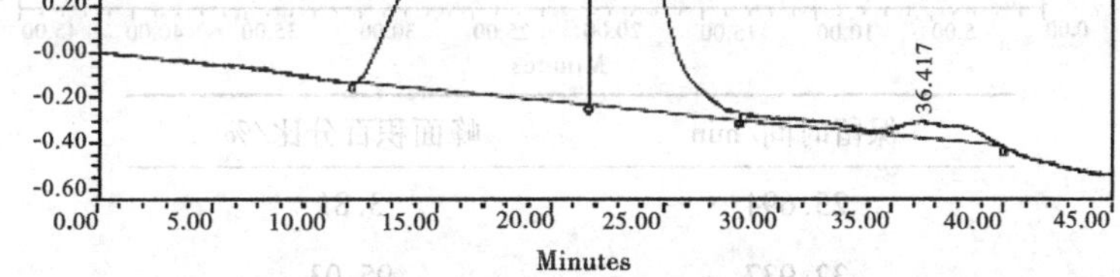

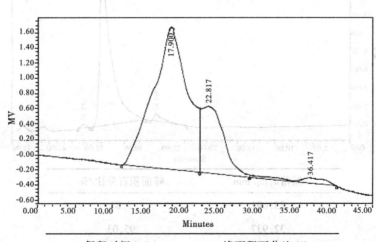

保留时间/min	峰面积百分比/%
17.900	73.94
22.817	22.74
36.417	3.31

图6-2 紫芝胞内多糖透析后大于30万部分HPGPC图

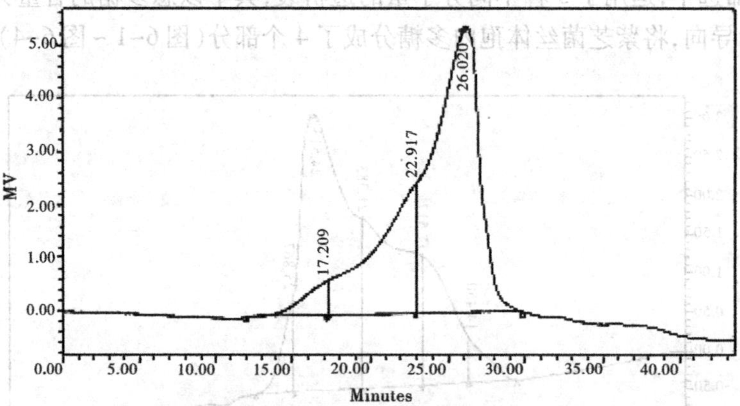

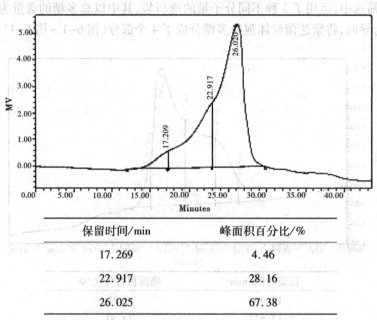

保留时间/min	峰面积百分比/%
17.269	4.46
22.917	28.16
26.025	67.38

图 6-3 紫芝胞内多糖透析后 5 万 ~30 万部分 HPGPC 图

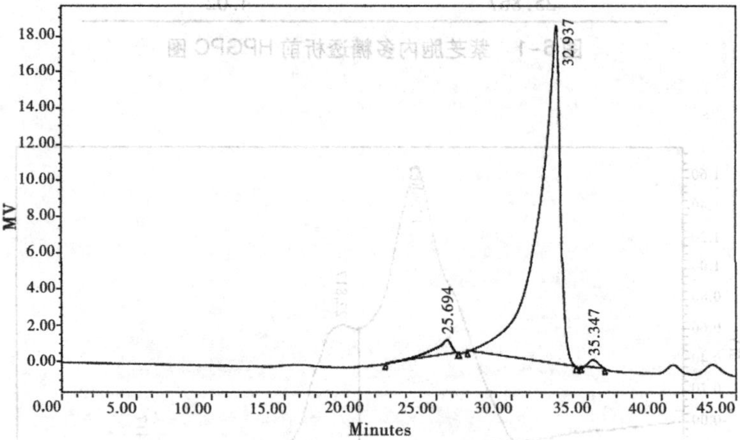

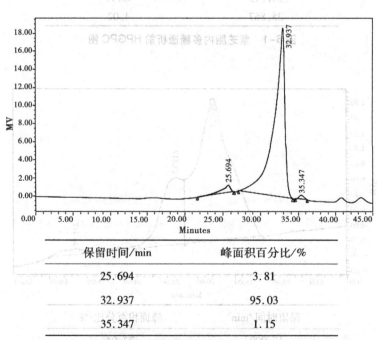

保留时间/min	峰面积百分比/%
25.694	3.81
32.937	95.03
35.347	1.15

图 6-4 紫芝胞内多糖透析后小于 5 万部分 HPGPC 图

从 HPGPC 图可知,大于 30 万以 23 min 以前的峰为主,几乎不见 26 min 及 30 min 分钟峰,5 万 ~30 万部位以 26 min 峰为主,小于 5 万部分以 30 min 峰居多,故证明透析袋透析效果超过 80%。

（四）展望

透析法现在被广泛用于生物分子的分离纯化研究中，也被少量运用于制药工业的生产，但由于透析袋的高耗损率和操作上的缺陷导致尚无法大规模使用。如果能解决透析袋本身材质上的缺陷，使成本降低，预计在以后的中药提取分离中可突破瓶颈，发挥更大的作用。

第七章
高速离心分离技术

第一节　高速离心分离的原理

中药提取液大多数是胶体分散体系。从动力学观点看,胶体粒子的布朗运动及其带电性导致胶体溶液建立沉降平衡的时间较长,平衡后因胶体浓度梯度很小而暂时保持稳定,不易沉降;从热力学观点看,胶体分散体系自身存在着巨大的表面能,胶体粒子自发向自由能减小的方向逐渐聚集而具有沉降趋势[12],但沉降速度很慢。

高速离心是通过离心机的高速运转,使离心加速度超过重力加速度的成百上千倍,从而使沉降速度增加,以加速料液中物质沉淀的一种方法;离心沉降设备增加了作用在颗粒上的惯性离心力,从而将沉降分离扩散到细小颗粒和乳浊液,所以比较适合于分离含难于沉降过滤的细微粒或絮状物的悬浮液。

利用高速离心技术可以使中药粗提液沉降速度加快,并根据不同结构和分子量的沉降系数不同从而使中药粗提液中的不同成分得到分离。

第二节　高速离心分离技术的应用实例

实例1:高速离心分离技术在多糖分离纯化中的应用

多糖属于大分子,在中草药中的多糖部位多是不同分子量的多糖混合物,利用高速离心分离技术在不同离心转速下可以把不同分子量的多糖分开。

1. 知母水溶性多糖的分离纯化[13]　800 g 知母浸泡过夜后,沸水煮提 3 次,浓缩至 1 300 mL,加 3 ~4 倍体积的95%乙醇醇沉过夜,离心,常规干燥得粗多糖。将5%的糖液在-20 ℃冷冻过夜,室温缓慢融化,高速离心(8 000 r/min)重复 4 次,直至没有残渣为止。然后脱蛋白、超滤、SepharoseCL-6B 柱色谱纯化,得到酸性杂多糖级分 AAB1。经HPLC、比旋光度测定等方法,证明 AAB1 为均一组分。用气相色谱分析 AAB1 多糖是由Xyl、Man、Gal、GalA、Glc 组成,其摩尔质量比为 1 : 11 : 1.75 : 7.92 : 1.2,平均相对分子质量为 5.47×10^4。

2. 党参水溶性多糖的分离纯化[14]　党参 200 g 粉碎后,沸水 1 000 mL 煮提 3 次(2,

1,1 h),合并滤液,减压浓缩至200 mL,加3倍体积的85%乙醇醇沉过夜,离心,常规干燥得粗多糖。将5%的糖液在-20 ℃冷冻过夜,室温缓慢融化,高速离心(8 000 r/min)重复3~5次,直至无游离蛋白为止。然后脱蛋白、超滤、Sephadex-G 75柱色谱纯化,得到中性杂多糖级分$GPPS_3$。经HPLC、比旋光度测定、醋酸纤维薄膜电泳等方法,证明$GPPS_3$为均一组分。用气相色谱分析$GPPS_3$多糖是由Gal、Ara、Rha组成,其摩尔质量比为1.13∶1.12∶1,同时含少量的Glc。

实例2:高速离心法替代醇沉法制备流浸膏研究

中药材共384 kg按规定工艺提取,浓缩至1∶1,平均分成16份放凉备用[15]。

1.醇沉法处理　取1份上述浓缩液24 kg,在不断搅拌下将95%乙醇24 kg缓缓加入,静置过夜,吸取上清液,沉淀过滤,滤液与上清液合并减压回收乙醇继续浓缩至相对密度1.30(60 ℃),称重4.2 kg,再分别取7份浓缩液重复以上操作,称重,分别为4.2 kg,4.3 kg,4.3 kg,4.4 kg,4.2 kg,4.3 kg,4.1 kg,共收得流浸膏34 kg。

2.高速离心法处理　取1份浓缩液24 kg,用CRIOC板框过滤器加层帆布过滤,滤液通过GQ76管式分离机分离,收取清液减压浓缩至相对密度1.30(60 ℃),称重4.3 kg;再分别取7份浓缩液,重复以上操作,称重分别为4.4 kg,4.3 kg,4.2 kg,4.3 kg,4.2 kg,4.1 kg,4.2 kg,共收得流浸膏34 kg。经检验,$t=0.1839$,$P=0.4284$,$P>0.05$,二者在除杂收膏上无明显差异。说明高速离心法至少在口服药生产中能替代传统的醇沉法。

采用先进的提取分离技术和设备对促进中药产品质量的提高将起到非常重要的作用。高速离心分离不仅可解决醇沉及浸膏难滤问题,而且能明显改善中药提取液的澄明度,使产品的外观质量得到保证,与醇沉法相比可避免有效成分损失,从而为保证制剂应有的疗效打下基础。使用高速离心法,还可缩短工艺流程,节约大量乙醇,从而降低成本。因此,高速离心分离在中药制剂的生产中是十分重要的技术之一。近年来,出现了一些新的联用技术,如高速离心法-HP系列板框式超滤联用、微孔PE管过滤-高速离心法联用、吸附澄清-高速离心法-微滤法联用等,这些联用技术大大拓宽了高速离心分离技术在中药研究领域的应用前景。

第八章
色谱技术

第一节　色谱技术分类

色谱学是现代分离分析的一个重要方法，也是一门新兴学科。近 50 年来，色谱学各分支，如气相色谱、液相色谱、薄层色谱、凝胶渗透色谱和纸色谱等都得到深入的研究，并广泛地用于许多领域。如石油化工、有机合成、生理生化、医药卫生，乃至空间探索等，无不运用色谱技术以解决各种分析分离难题。1906 年俄国植物学家茨维特（M. Tswett）首次创立色谱法（chromatography），并以碳酸钙作吸附剂装填于试管中，用以分离植物色素。即将植物色素的石油醚提取液倒入柱内，然后从柱顶加入纯的石油醚进行洗脱，结果在柱管内形成颜色不同的色素区域，谓之色带，故而得名色谱分析。然而，随着分析对象的扩大，许多无色物质也能用这种方法进行分离，故又称此为层析法或分离法。色谱法的分离原理主要是利用物质在流动相与固定相两相中的分配系数差异而被分离。当两相相对运动时，样品中的各组分，将在两相多次分配，分配系数大的组分迁移速度慢，反之迁移速度快而被分离。固定相可以是固体或液体，流动相可以是气体、液体或超临界流体。据此可将所有已知类型的色谱技术归纳为五大类，即气固色谱（gas－solid chromatography，GSC）、气液色谱（gas-liquid chromatography，GLC）、液固色谱（liquid-solid chromatography，LSC）、液液色谱（liquid-liquid chromatography，LLC）、超临界流体色谱法（supercritical fluid chromatography，SFC）。也可按照进行色谱实验的色谱床分为柱色谱法（column chromatography）、平面色谱法（plane chromatography）、逆流分配法（countercurrent distribution），或按照色谱分离过程所依据的物理化学原理予以分类，现将各种分类的名称综合列表，见表 8-1。

色谱法是以其高超的分离能力为特点，它的分离效能远远高于其他分离技术如蒸馏、萃取、离心等方法。色谱法不仅可使许多性质相近的混合物分离，还可使同分异构体以及手性分子获得分离。它已成为各种实验室的常规技术，广泛地应用于化学、生物学、生物化学、医学、药学等学科及其各分支领域。

根据目前有关色谱理论的研究，已能对色谱分离过程中的有关分离机制、影响分离的因素、最佳色谱分离条件的选择、色谱区带的分布与扩散、分离效率的评价等问题做出适当的说明，对某些问题还能以数学形式来表达。

表 8-1　色谱法的分类

流动相	液体								气体	
固定相	固体							液体	固体	液体
名称	液固色谱(LSC)							液液色谱(LLC)	气固色谱(GSC)	气液色谱(GLC)
按色谱分析所依据的原理分类名称	吸附色谱	离子交换色谱	空间排阻色谱	亲合色谱	化学键合相色谱	毛细管电色谱	毛细管电泳	分配色谱	吸附色谱	分配色谱
可以采用的色谱床	平面色谱 柱色谱								填充柱 毛细管柱(包括空心柱和填充柱)	

第二节　色谱法的基本原理

色谱法的技术分类繁多,但以色谱分离的观点看,它们都有共同的基本原理,主要包括色谱过程的动力学和热力学,介绍如下。

(一)色谱分离过程的动力学观点

色谱过程动力学(简称色谱动力学)是研究物质在色谱过程中运动规律的科学。其研究的主要目的是解释色谱流出曲线的形状;探求影响色谱区域宽度扩张的因素和机制,从而为获得高效能色谱柱系统提供理论上的指导,以及为选择色谱分离条件奠定理论基础。色谱分离过程基本上可以认为是溶质在固定相与流动相两相之间的分布,并发生一系列连续的平衡-转移。现讨论一个分子在色谱柱内的移动情况。它取决于两个方面,即分子在固定相表面滞留的时间 t_d(即解吸它所需的时间)和分子未被滞留的时间 t_a(即从流动相进入到固定相所需的时间)。分子在色谱分离过程中所用的时间是(t_d+t_a),在这段时间内,分子有 t_d时间停止前进,即它处于固定相中。故分子在柱上的迁移速度必低于洗脱剂的流速,是洗脱剂流速的某个分数,这个分数称为保留因子(retention factor)以 R 表示。

$$R=\frac{t_a}{t_a+t_d} \tag{1}$$

这就是分子在柱上迁移的动力学观点。推广到多个分子,则溶质在色谱柱上以区带的形式出现。

(二)色谱分离过程的热力学观点

前面是考虑一个分子在色谱柱上的分离过程,若从一个区带的所有分子来考虑,则宜采用平衡的观点来处理，即分子在柱上的滞留和解吸的速度是很快的（相对于整个色谱分离过程而言）。在溶质开始迁移后不久，分子在两相间的分配就趋于平衡。在柱内很小范围内，流动相中溶质的量等于该范围内流动相溶质的浓度 C_m 与该范围内流动相的体积 V_m 之乘积；同时，在固定相上溶质的量等于溶质在固定相上的浓度 C_s 与固定相体积 V_s（在吸附色谱中 V_s 为吸附剂量 W 或表面积 A_s 所取代）的乘积。设溶质在流动相中的分数为 R，则：

$$R=\frac{C_m V_m}{C_m V_m+C_s V_s}$$

由于 $\frac{C_s}{C_m}$ 就是分配常数 K，上式可改写为：

$$R=\frac{V_m}{KV_s} \qquad (2)$$

K 应为活度之比，但当浓度很小时，两者的差别可以忽略不计。式（1）与式（2）的 R 是从不同的出发点而得出的结论，均表明了溶质在某给定柱上的保留特性。

混合物在色谱柱上的分离依赖与各个组分在柱上迁移速率的差异，而各组分在柱上的迁移速率取决其平衡常数 K，如果两组分的 K 值相同，则它们在柱上就不能分离。可以认为，色谱是各组分差速迁移的最终产物。

（三）色谱分离的连续转移等效板模式

关于色谱分离的理论模式有多种叙述，其中连续转移等效板模式（continuous transfer equivalent plate）最为广大工作者所接受，并建立了数学表达式。

连续转移等效板模式，是马丁（A. J. P. Martin）和辛格（R. L. M. Synge）仿照精馏法的塔板理论所创立的色谱等效板理论。它将色谱柱分为多个等效板，样品在柱上洗脱时，组分连续地从一个板转移到另一个板，在每个连续的两次转移之间的区域称为等效板，组分在等效板内进行分配并达到平衡。根据色谱分离的要求，各组分必须在每个等效板内达到平衡后再进入下一个等效板。这个过程可通过控制洗脱剂流速来达到。若洗脱剂流速太快，则组分在两相间未能达到平衡就下移，这就不利于分离；若流速太慢，则将无所谓地增加分析时间，并导致峰形变宽。

当固定相、流动相和溶质三者均已给定时，组分 i 的分配平衡常数即为 K_i。组分 i 在柱上滞留的时间（即洗脱组分 i 出柱的时间）称为组分 i 的保留时间（retention time），以 t_R 表示。也可用洗脱组分 i 出柱时所需的洗脱体积来代替保留时间，称为保留体积（retention volume），以 V_R 表示。两者的含义是一致的，所不同的是前者以时间来表示组分 i 的保留特性，而后者以体积来表示。在一定的柱上，组分 i 的保留体积 V_R 和 K_i 值之间存在着一定的关系，可用下列经验式表示。

$$V_R=V_m+K_i V_s \qquad (3)$$

式中，V_R——组分 i 的保留体积；

K_i——组分 i 在固定相和流动相之间的分配平衡常数；

$$K_i=\frac{[i]_s}{[i]_m}$$

式中，$[i]_s$——平衡时组分 i 在固定相的浓度（g/g 或 g/mL）；

$[i]_m$——平衡时组分 i 在流动相的浓度(g/g 或 g/mL)；

V_S——柱内所含固定相的量(mL)，在吸附色谱中则为吸附剂的重量(g)；

V_m——柱内所含流动相的量(mL)。

若以保留时间表示，则式(3)可写为：

$$t_R = t_m(1+K') \quad (4)$$

式中，t_R——组分 i 的保留时间；

t_m——洗脱剂流经柱所需的时间。

K' 为容量因子，为固定相中溶质量与流动相中溶质的量之比。即：

$$K' = \frac{C_s V_s}{C_m V_m} = K\frac{V_s}{V_m} \quad (5)$$

(3)和(4)两式，不仅表明 V_R 或 t_R 与 K_i 之间的关系，而且还说明了柱内固定相和流动相的比率对 V_R 或 t_R 的直接影响，它与平衡常数 K 的乘积表示了该柱的容量因子，是色谱分析中的重要参数之一。

由式(3)和(4)可知，当 $[i]_s<[i]_m$ 时，则 $K=0$，此时 V_R 近似等于 V_m，说明组分 i 将随同溶剂一起移动，色谱柱对其不存在保留现象。当 $[i]_s>[i]_m$ 时，则 K 接近 ∞，说明组分 i 不随洗脱剂做任何移动而停留在上样原位，出现强烈的保留现象。K 值在 $1<K<10$ 的范围将获得最佳的分离。

第三节　柱色谱法

柱色谱法(column chromatography)是将色谱填料装填在色谱柱管内作固定相的色谱方法。根据色谱柱的尺寸、结构和制作方法的不同，可以分为填充柱色谱和毛细管柱色谱；根据分离原理，又可以分为吸附柱色谱、分配柱色谱、凝胶过滤柱色谱、离子交换柱色谱等。

一、吸附柱色谱

吸附柱色谱的原理是利用混合物中各组分对固体吸附剂(固定相)的吸附能力不同而达到分离的层析方法。液固吸附色谱是应用较多的一种方法，特别适用于很多中等分子量的样品(相对分子量小于 1 000 的低挥发性样品)的分离，尤其是脂溶性成分，一般不适用于高分子量样品如蛋白质、多糖或离子型亲水性化合物等的分离。吸附层析的分离效果，决定于吸附剂、洗脱溶剂和被分离物质的性质这 3 个因素。

(一)吸附剂的选择

吸附剂是一些多孔物质，具有较大的比表面积，在其表面有许多吸附中心。吸附剂的吸附作用主要是其表面的吸附中心，吸附中心的多少及其吸附能力的强弱直接影响吸附剂的性能。常用的吸附剂有硅胶、氧化铝、活性炭、硅酸镁、聚酰胺、硅藻土等。

1. 硅胶　层析用硅胶通常用 $SiO_2 \cdot xH_2O$ 表示，是常用的吸附剂，约 90% 以上的分离工作都可采用硅胶。硅胶为多孔性物质，分子中具有硅氧烷的交联结构，同时在颗粒表面又有很多硅醇基。硅醇基是使硅胶具有吸附力的活性基团,它能与极性化合物或不饱和化合物形成氢键或发生其他形式的作用,硅胶吸附作用的强弱与硅醇基的含量多少有关。被分离组分由于极性和不饱和程度不同,和硅醇基互相作用的程度也不同,因而得以分离。硅醇基还能够通过氢键的形成而吸附水分,使其失去活性,因而硅胶的吸附力随吸着的水分增加而降低。当硅胶的"自由水"超过 17% 时,则吸附能力极低,不能用作为吸附剂,但可作为分配层析中的支持剂。当硅胶加热至 100 ~ 110 ℃时,硅胶表面因氢键所吸附的水分即能被除去,活性得以活化。但当温度升高至 500 ℃时,由于硅胶结构内的水(结构水)不可逆地失去,使表面的硅醇基也能脱水缩合转变为硅氧烷键,从而导致其吸附能力下降,不再有吸附剂的性质,即使用水处理也不能恢复其吸附活性。所以硅胶的活化不宜在较高温下进行。

硅胶的分离效率与其粒度、孔径及表面积等有关。硅胶的粒度越小,均匀性越好,分离效率越高;硅胶表面积越大,则与样品的相互作用越强,吸附力越强。

硅胶是一种酸性吸附剂,适用于中性或酸性成分的分离分析。同时硅胶又是弱酸性阳离子交换剂,其表面上的硅醇基能释放弱酸性的氢离子,当遇到较强的碱性化合物,则可因离子交换反应而吸附碱性化合物。除煅石膏外,实验室还常用 0.3% ~0.5% 的羧甲基纤维素钠(CMC-Na)或淀粉作黏合剂。

2. 氧化铝　色谱用的氧化铝是由氢氧化铝在 400 ~ 500 ℃灼烧而成,因制备方法和处理方法的差异,分为碱性、中性和酸性 3 种。碱性氧化铝(pH 值为 9 ~ 10)适用于分离一些碱性和中性的中草药成分,如对生物碱的分离颇为理想。但是碱性氧化铝不适宜醛、酮、内酯等类型的化合物的分离,因为碱性氧化铝有时可使上述成分发生异构化、氧化、消除等次级反应。中性氧化铝(pH 值为 7.5)的用途最广,适于分离生物碱、萜类、甾体、挥发油及在酸碱中不稳定的苷类、内酯类等化合物。酸性氧化铝(pH 值为 4 ~5)适于分离酸性物质,如酸性色素、氨基酸等。供柱层析用的氧化铝,其粒度要求在 100 ~ 160 目之间。粒度大于 100 目,分离效果差;小于 160 目,溶液流速太慢,易使谱带扩散。样品与氧化铝的用量比,一般为(1 : 50) ~ (1 : 20),层析柱的内径与柱长比例为(1 : 20) ~ (1 : 10)。

与硅胶相似,市售的氧化铝也因黏合剂或荧光剂不同而分为氧化铝 H、氧化铝 G、氧化铝 HF_{254}、氧化铝 GF_{254} 等不同类型。

在用溶剂冲洗柱时,流速不宜过快,洗脱剂的流速一般以每 30 ~60 min 内流出液体的体积(mL)与所用吸附剂的质量(g)相等为合适。

3. 聚酰胺　聚酰胺的吸附原理主要是分子中的酰胺基可与酚类、羧酸类等成分形成氢键,因此,主要用于分离黄酮类、蒽醌类、酚类、有机酸类、鞣质等成分。也有用聚酰胺分离萜类、甾体、生物碱、糖类等成分的。目前普遍认为这是因为聚酰胺具有"双重层析"性能的原因。"双重层析"理论只适用于解释难与聚酰胺形成氢键或形成氢键能力不强的化合物。

4. 活性炭　活性炭是使用较多的一种非极性吸附剂。一般需要先用稀盐酸洗涤,其次用乙醇洗,再以水洗净,于 80 ℃干燥后即可层析用。层析用的活性炭,一般分为以下 3 类。

(1)粉末状活性炭　颗粒极细,呈粉末状,比表面积特别大,因此吸附力和吸附量也大,是活性炭中吸附力最强的一类。但由于颗粒太细,色谱过程中流速极慢,需加压或减压操作。常需拌入适量的硅藻土作为助滤剂一并装柱,以免流速太慢。

(2)颗粒状活性炭　颗粒较前者大,比表面积相对减少,吸附力和吸附量也较前者弱,但在色谱过程中流速易于控制,不需加压或减压操作,所以是层析最常用的活性炭。

(3)锦纶活性炭　以锦纶为黏合剂,将粉末状活性炭制成颗粒状活性炭。比表面积介于两者之间,吸附力比两者弱。可用于因前两种活性炭吸附力太强而不宜洗脱的化合物。用于分离酸性和碱性氨基酸效果较好。

活性炭主要用于分离水溶性成分,如氨基酸、糖类及某些苷类。活性炭在水溶液中吸附力最强,在有机溶剂中吸附力较弱。故水的洗脱能力最弱,而有机溶剂则较强。例如水-乙醇进行梯度洗脱时,则随乙醇浓度的递增而洗脱力增加。活性炭对极性基团多的化合物的吸附力大于对极性基团少的化合物的吸附力;对芳香族化合物的吸附力大于脂肪族化合物;对大分子化合物的吸附力大于小分子化合物。如对羟基脯胺酸的吸附力大于对脯胺酸的吸附力;对多糖的吸附力大于对单糖的吸附力。利用这些吸附性的差别,可将水溶性芳香族物质与脂肪族物质分开、单糖与多糖分开、氨基酸与多肽分开等。

(二)洗脱溶剂的选择

层析过程中溶剂的选择,对组分分离效果影响极大。在柱层析时所用的溶剂习惯上称洗脱剂,由单一溶剂或混合溶剂组成,用于薄层或纸层析时常称展开剂。洗脱剂的选择,须根据被分离物质的性质与所选用的吸附剂性质这两者结合起来加以考虑。分离强极性成分,宜选用活性较高的吸附剂,一般选用弱极性溶剂为洗脱剂;中等极性组分则选用中间条件进行分离。单一溶剂的极性顺序:石油醚<环己烷<二硫化碳<四氯化碳<三氯乙烷<苯<甲苯<二氯甲烷<氯仿<乙醚<乙酸乙酯<丙酮<正丁醇<乙醇<甲醇<吡啶<酸<水。以单一溶剂为洗脱剂时,组成简单,分离重现性好,但往往分离效果不佳。所以,在实际工作中常常采用二元、三元或多元溶剂系统作洗脱剂。以上洗脱顺序仅限于极性吸附剂,如硅胶、氧化铝。对非极性吸附剂,如活性炭,则正好相反,在水或亲水性溶剂中所形成的吸附作用,比在脂溶性溶剂中强。

在多元流动相中不同的溶剂起不同的作用。一般比例大溶剂往往溶解样品和分离作用,占比例小的溶剂则起到改善 R_f 值的作用,有时在分离酸(碱)性成分时还需加入少量的酸(碱)以使被分离的某些物质的斑点集中,改善拖尾现象,提高分离度。

洗脱时应该由小极性溶剂开始,逐渐增大洗脱的极性。这种极性的增大是一个十分缓慢的过程,称为"梯度洗脱",使吸附在层析柱上的各组分逐个被洗脱。如果极性增大过快(梯度太大),就不能获得满意的分离效果。

(三)被分离物质的性质

被分离物质与吸附剂、洗脱剂共同构成吸附层析中的3个要素,彼此紧密相连。在固定的吸附剂与洗脱剂的情况下,各组分的分离情况,直接与被分离物质的结构与性质有关。对极性吸附剂(活性炭和聚酰胺在这不讨论)而言,成分的极性越大,吸附性越强,例如分子中极性基团的数目愈多,被吸附的可能就会越大;在同系物中则碳原子数目愈少,被吸附也会愈强;分子中的双键越多,吸附力就越强,共扼双键增多,吸附力增强。总之,只要两个成分在结构上存在差别,就有可能分离,关键在于条件的选择。要根据被分离物质的性质,首先要考虑被分离物质的极性,来选择合适的吸附剂与洗脱剂。如被分离物质极性很小,为不含氧的萜烯,或虽含氧但非极性基团,则需选用吸附性较强的吸附剂,并用弱极性溶剂如石油醚或苯进行洗脱。但多数中药成分的极性较大,则需要选择吸附性能较弱的吸附剂(一般Ⅲ~Ⅳ级)。采用的洗脱剂极性应由小到大梯度递增洗脱,洗脱前应采用薄层层析来指导选择洗脱的溶剂系统。通常欲分离的混合物不同,采用的条件也不同,具体应用时还要采用大量的摸索实践才能找到最合适的分离条件。

(四)操作方法

1.装柱　装柱的方法通常有两种。

(1)干法装柱　将吸附剂通过漏斗倒入柱内,中间不应间断,形成一细流慢慢加入管内。也可用橡皮槌轻轻敲打层析柱,使装填均匀。柱装好后,打开下端活塞,然后倒入洗脱剂,以排尽柱内空气,并保留一定的液面。

(2)湿法装柱　将最初准备使用的洗脱剂装入柱内,打开下端活塞,使洗脱剂缓慢流出。

然后把吸附剂慢慢连续不断地倒入柱内(或将吸附剂与适量的洗脱剂调配成混悬液慢慢加入柱内),吸附剂依靠重力和洗脱剂的带动,在柱内自由沉降,此间要不断把流出的洗脱剂加回柱内保持一定的液面,直到把吸附剂加完并在柱内沉降不变为止。然后在吸附剂上面加一小片滤纸或少许脱脂棉花。根据加样量控制洗脱剂液面至一定高度。

2.加样　将欲分离的样品溶于少量装柱时用的洗脱剂中,制成样品溶液,加于层析柱中吸附剂面上。如样品不溶于装柱时用的洗脱剂,则将样品溶于易挥发的溶剂中,并加入适量吸附剂(不超过柱中吸附剂全量的1/10)与其拌匀,除尽溶剂,将拌有样品的吸附剂均匀加到柱顶(始终保持洗脱剂有一定的液面),再覆盖一层吸附剂或玻璃珠即可。

3.洗脱

(1)常压洗脱　是指色谱柱上端不密封,与大气相通。先打开柱下端活塞,保持洗脱剂流速1~2滴/s,等份收集洗脱液。上端不断添加洗脱剂(可用分液漏斗控制添加速度与下端流出速度相近)。如单一溶剂洗脱效果不好,可用混合溶剂洗(一般不超过3种溶剂),通常采用梯度洗脱。洗脱剂的洗脱能力由弱到强逐步递增。每份洗脱液采用薄层或纸层定性检查,合并含相同成分的洗脱液。经浓缩、重结晶处理往往能得到某一单体成分。如仍为几个成分的混合物,不易析出单体成分的结晶,则需要进一步层析或用其他方法分离。

(2)低压洗脱　是指色谱柱上配一装洗脱剂的层析球,并将层析球与氮气瓶相连通,在0.5~5 kg/cm^{2}压力下洗脱。此法所用色谱柱为耐压硬质玻璃柱。使用的吸附剂颗粒直径较小(200~300目),可用薄层色谱用的硅胶H、氧化铝、细粒径的聚酰胺、活性炭等。分离效果较经典柱色谱高。

二、分配柱色谱

1.基本原理和支持剂　分配柱色谱法是利用混合物中各成分在两种不相混溶的液

体之间的分布情况不同，而得到分离的一种方法。相当于连续逆流萃取分离法，所不同的是其中一种溶剂固定在某一固体物质上，这种固体物质只是用来固定溶剂、本身没有吸附能力，故称为“支持剂”或“担体”，被支持剂吸着固定的溶剂称为固定相。通常作为固定相的都是极性较大的溶剂，如水、缓冲溶液、甲酰胺、丙二醇、甘油等。用来冲洗柱子的溶剂称为流动相。流动相通常为亲脂性溶剂。在洗脱过程中，流动相流经支持剂时与固定相发生接触。由于样品中各成分在两相之间的分配系数不同，因而向下移动速度也不一样，易溶于流动相中的成分移动快，而在固定相中溶解度大的成分移动慢，从而得以分离。

作为分配柱色谱的支持剂需要具备以下条件：①中性多孔粉末，无吸附作用，不溶于色谱的溶剂系统；②能吸附尽量大的固定相，流动相能自由通过。通常用的支持剂有含水硅胶、硅藻土、纤维素粉等。

2. 基本操作　先将固定相溶剂和支持剂拌匀，在布氏漏斗上抽去多余的固定相，倒入事先选好的流动相中，剧烈搅拌，使两相互相饱和平衡，按湿法装柱。加样的基本方式也和吸附柱层析相同。洗脱时要注意的是流动相溶剂在使用前也应该用固定液相予以饱和，否则层析过程固定液相的体积会发生变化，会破坏平衡条件，影响分离效果。

3. 反相分配层析　反相分配层析是亲脂性溶剂作固定相、极性溶剂作流动相的分配方法，因和上述的两相系统极性相反，故称反相分配层析或逆相分配。硅胶、硅藻土、纤维素都是亲水性的物质，一般的亲脂性有机溶剂不易被牢固地吸附于其表面。在反相分配中，通常用硅油或液体石蜡作固定相。支持剂则是将硅胶中的羟基酯化，增强它们的亲脂性。或将硅藻土加热到 110 ℃，冷却，备用。

三、离子交换柱色谱

有些中药成分分子中具有酸性、碱性及两性基团，在水中多呈解离状态，由此可根据解离度的不同采用离子交换树脂进行层析分离。

1. 基本原理　离子交换柱色谱（ion exchange chromatography）是以离子交换树脂为固定相，以水或含水溶剂为流动相，当上样后流动相流过交换柱时，中性分子和具有与离子交换基团相反电荷的离子将不被交换从柱子下端随流动相一起流出，而具有与离子交换基团相同电荷的离子则被交换吸附到柱子上，用适当流动相洗脱下来，即可达到混合物分离的目的。

2. 离子交换树脂的类型　离子交换树脂是一种不溶性的高分子化合物。它具有特殊的网状结构。网状结构的骨架是由苯乙烯（或甲基苯烯酸等）通过二乙烯苯交联聚合而成。骨架上带有能解离的基团作为被交换的离子。根据交换基团的不同，分为阳离子（酸性）交换树脂和阴离子（碱性）交换树脂两种类型。

（1）阳离子（酸性）交换树脂　含有活泼的酸性基团，能交换阳离子。根据其活性基团的解离度不同，可进一步细分为强酸型、弱酸型和中等酸型。强酸型含有强酸性离子交换基团，通式为 $R—SO_3H$；中等酸型含有中等酸性离子交换基团，通式为 R—COOH、$R—PO_3H$；弱酸型含有弱酸性离子交换基团，通式为 R—OH、R—SH。

（2）阴离子（碱性）交换树脂　含有活泼的碱性基团，能交换阴离子。根据碱性强弱，可进一步细分为强碱型、弱碱型和中等碱型。强碱型含有强碱性离子交换基团——季胺基团[$—N^+(CH_3)$],通式为$R—NR^1R^2R^3OH$;弱碱型含有弱碱性离子交换基团—伯胺、仲胺或叔胺基团,通式为$R—NH_3OH$、$R—NH_2ROH$、$R—NHR^1R^2OH$;中等碱型主体结构上既结合有强碱性离子交换基团,又结合有弱碱性离子交换基团。

3. 离子交换树脂的特性

(1)交联度　二乙烯苯在离子交换树脂中所占的重量百分比称为“交联度”。商品铰链度从1% ~16%的都有。例如上海树脂厂生产的聚苯乙烯型强酸型阳离子交换树脂,产品型号为732(强酸1×7),其中1×7即表示交联度为7%。交联度可反应树脂的网眼大小。交联度大,网孔就小,形成的网状结构紧密;交联度小,网孔就大,形成的网状结构疏松;

(2)交换容量　是每克干树脂所含交换基团的毫克当量数。树脂的交换量一般为1 ~10 mmol/g,实际的交换容量受交联度和溶液的pH值影响,都低于理论值。

4. 离子交换树脂选择的一般规律　在色谱中,使用哪一种离子交换树脂,主要根据被分离物质带何种电荷以及电性强弱来选择,一般规律如下:

(1)被分离物质为生物碱或无机阳离子时,选用阳离子交换树脂;如是有机酸或无几阴离子时,选用阴离子交换树脂。

(2)被分离的离子吸附性强(交换能力强),选用弱酸或弱碱性离子交换树脂。如用强酸或强碱型树脂,则由于吸附力过强而很难洗脱;被分离的离子吸附性弱,选用强酸或强碱性离子交换树脂。如用弱酸或弱碱型则不能很好地交换或交换不完全。

(3)被分离物质分子量大,选用低交联度的树脂;被分离物质分子量小,选用高交联度的树脂。如分离生物碱、大分子有机酸、多肽类,采用2% ~4%交联度的树脂为宜。分离氨基酸或小分子肽类,则以8%交联度的树脂为宜。制备无离子水或分离无机成分,需用16%交联度的树脂。只要不影响分离的完成,一般尽量采用高交联度的树脂。

(4)作层析用的离子交换树脂,要求颗粒细,一般200 ~400目;作提取离子性成分用的树脂,粒度可粗,可用100目左右;制备无离子水的树脂,可用16 ~60目。但无论作什么用,都应选用容量大的树脂。

5. 洗脱剂的选择　由于水是优良的溶剂并具有电离性,因此大多数离子交换树脂层析都选用水为洗脱剂。有时亦采用水-甲醇混合溶剂。为了获得最佳的洗脱剂,经常需用竞争的溶剂离子,并同时保持恒定的溶剂pH值。为此目的,经常采用各种不同离子浓度的含水缓冲液;在阳离子交换树脂中,经常用醋酸、枸橼酸、磷酸缓冲液;在阴离子交换树脂中,则应用氨水、吡啶等缓冲液;对复杂的多组分则可采用梯度洗脱方法,既有规律地随时间而改变溶剂的性质,如pH值、离子强度等。

6. 基本操作　离子交换用的柱子有玻璃、有机玻璃、塑料及不锈钢等各种制品,但都要耐酸碱;装柱方法同吸附柱层析中的湿法装柱;但所用溶剂不同,该装柱法用水而不是有机溶剂。加样的基本方式也和吸附柱层析相同;为了使交换反应进行的完全,要把流速控制在1 ~2 $mL/(cm^2 \cdot min)$,带样品溶液流完,用蒸馏水冲洗树脂柱,洗去残液,再用洗脱剂进行洗脱;洗出液按体积分段收集,薄层检识,合并相同的组分,回收溶剂,经重结晶可得单一成分。

四、柱色谱操作实例

（一）中药牛膝中化学成分的研究[16]

牛膝（Achyranthes bidentata Bl.）饮片经70%乙醇回流提取3次，每次3 h。提取液减压回收乙醇。浓缩过的药液经大孔树脂脱糖后，用95%乙醇洗脱，洗脱液回收溶剂、浓缩，浓缩得水溶液，依次用石油醚、乙酸乙酯、正丁醇分步萃取。乙酸乙酯萃取物经硅胶吸附柱色谱，氯仿-甲醇（100∶1，100∶4，100∶5，100∶6）梯度洗脱，分别得到化合物5-羟甲基糠醛（5-hydroxymethyl furaldehyde），竹节参皂苷-1（PJS-1），polypodine B，β-蜕皮甾酮（ecdysterone）；正丁醇萃取物经硅胶分配柱色谱，以溶剂系统氯仿-甲醇-水（4∶1∶5）洗脱，得到化合物人参皂苷Ro（ginsenoside Ro）。

（二）大黄柳叶中新黄酮苷的结构鉴定[17]

大黄柳叶（Saltx raddeana Laksch）48 kg晒干，粉碎成粗粉，用20%乙醇超声波提取，提取温度70 ℃，每次8 min，提取3次，合并提取液浓缩成浸膏，用水溶解后依次用石油醚、氯仿、水饱和正丁醇萃取。正丁醇萃取物减压回收溶剂，浸膏溶于水上大孔吸附树脂D101，用乙醇梯度洗脱；取30%乙醇洗脱液减压回收后上聚酰胺柱，用乙醇梯度洗脱，30%～40%流分浓缩静置48 h得到白色絮状沉淀，冷冻干燥得1个新黄酮苷：地奥亭7-O-β-D-吡喃木糖（1→6）β-D-吡喃葡萄糖苷，为白色粉末（102 mg），结构见图8-1。

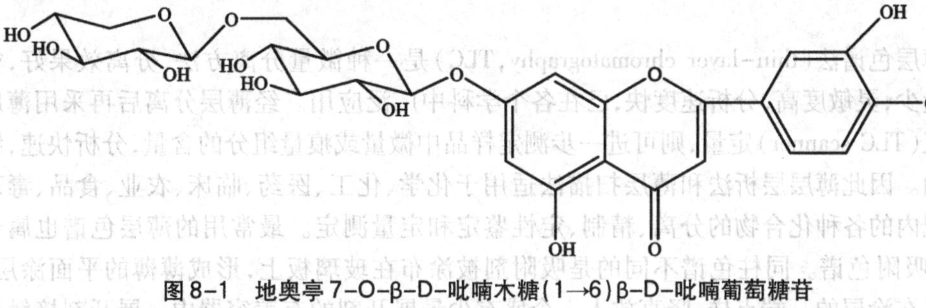

图8-1　地奥亭7-O-β-D-吡喃木糖（1→6）β-D-吡喃葡萄糖苷

（三）黄花乌头中生物碱类化学成分的研究[18]

取黄花乌头[Aconitum coreanum（Levl.）Rapaics]干燥块根粉末（过1号筛）3 kg，95%乙醇回流提取3次。合并提取液，浓缩至无醇味，用1% HCl水捏溶，滤过，滤液用氨水碱化后立即用醋酸乙酯萃取。萃取液用无水碳酸钠脱水、滤过、浓缩，得浸膏30 g，拌样，氧化铝柱反复柱色谱分离，石油醚-醋酸乙酯梯度洗脱，得化合物关附巳素（guan-fu base P）、关附庚素（guan-fu base G）、关附己素（guan-fu base F）、关附Z素（guan-fu base Z）、关附壬素（guan-fu base I）、关附子素（guan-fu base K）、关附胺醇（guan-fu aminealcohol）。其中，关附巳素为新天然产物，命名为关附巳素（guan-fu base P），醋酸乙酯-丙酮梯度洗脱得化合物关附胺醇（guan-fu aminealcohol）。

（四）梓实化学成分研究[19]

梓实（Catalpa ovata G. Don）鲜品10 kg，95%乙醇热提3次，每次2 h，合并提取液，减

压浓缩成浸膏0.66 kg,加水500 mL悬浮,分别用石油醚、醋酸乙酯萃取,经醋酸乙酯萃取后的水液,通过活性炭柱色谱,分别以水及10%、30%、50%、95%乙醇洗脱得梓醇(12 g)。

(五)天花粉蛋白有效组分的制备及纯度鉴定[20]

取新鲜的栝楼根,按1:4(W/V)的比例加入预冷的pH值为4.5的生理盐水,组织捣碎。过滤,弃去不溶物。于40 ℃放置12 h后离心(6 000 r/min,15 min)得上清液。向上清液中加入0.8倍体积的预冷丙酮,充分搅拌,离心(40 ℃)6 000 r/min,15 min)得上清液。向上清液中再加入1.2倍体积的预冷丙酮,充分搅拌。离心(40 ℃,6 500 r/min,20 min),收集沉淀。将沉淀用少量蒸馏水溶解后对水透析48 h(40 ℃),离心(6 000 r/min,15 min)得上清液,即为天花粉蛋白粗品(TCS)。再用CM-Sephadex C-50离子交换树脂进一步纯化粗品。以pH值为6.0的柠檬酸缓冲液进行线性梯度洗脱,浓度梯度为0.02~0.2 mol/L。上样量为75 mg,洗脱速度为25 mL/h。

粗品75 mg被分离成P_2S_1、P_2S_2、P_2S_3 3个组分。经测定,三组分的回收蛋白量分别为8 mg、36 mg、10 mg,蛋白质回收率为72%。大白鼠引产实验证明P_2S_2为TCS的有效组分,而P_2S_1和P_2S_3没有引产活性。P_2S_2的回收率为48%。

第四节 薄层色谱法

薄层色谱法(thin-layer chromatography,TLC)是一种微量分离方法,分离效果好,样品用量少,灵敏度高,分析速度快,已在各个学科中广泛应用。经薄层分离后再采用薄层扫描仪(TLC scanner)定量,则可进一步测定样品中微量或痕量组分的含量,分析快速,结果准确。因此薄层层析法和薄层扫描法适用于化学、化工、医药、临床、农业、食品、毒理等领域内的各种化合物的分离、精制、定性鉴定和定量测定。最常用的薄层色谱也属于液-固吸附色谱。同柱色谱不同的是吸附剂被涂布在玻璃板上,形成薄薄的平面涂层。干燥后在涂层的一端点样,竖直放入一个盛有少量展开剂的有盖容器中。展开剂接触到吸附剂涂层,借毛细作用向上移动。与柱色谱过程相同,经过在吸附剂和展开剂之间的多次吸附-溶解作用,将混合物中各组分分离成孤立的样点,实现混合物的分离。除了固定相的形状和展开剂的移动方向不同以外,薄层色谱和柱色谱在分离原理上基本相同。由于薄层色谱操作简单,试样和展开剂用量少,展开速度快,所以经常被用于探索柱色谱分离条件和监测柱色谱过程。

一、薄层色谱条件

1. 固定相选择 柱色谱中提到的吸附剂(硅胶、氧化铝、纤维素、聚酰胺、葡聚糖、硅藻土等)都可以用作为薄层色谱的固定相,分离性能及使用选择同柱色谱的选择原则。一般用于薄层色谱时,要求吸附剂的粒度更小。商品吸附剂分为色谱级(用于柱色谱)和薄层色谱级(用于薄层色谱)。

2. 展开剂选择 薄层色谱展开剂的选择和柱色谱一样,主要根据样品中各组分的极性、溶剂对于样品中各组分溶解度等因素来考虑。展开剂的极性越大，对化合物的洗脱力也越大。选择展开剂时，除参照溶剂极性来选择外，更多地采用试验的方法，在一块薄层板上进行试验：①若所选展开剂使混合物中所有的组分点都移到了溶剂前沿，此溶剂的极性过强；②若所选展开剂几乎不能使混合物中的组分点移动，留在了原点上，此溶剂的极性过弱。当一种溶剂不能很好地展开各组分时，常选择用混合溶剂作为展开剂。先用一种极性较小的溶剂为基础溶剂展开混合物，若展开不好，用极性较大的溶剂与前一溶剂混合，调整极性，再次试验，直到选出合适的展开剂组合。合适的混合展开剂常需多次仔细选择才能确定。

3. 相对移动值　从点样原点开始到展开后的溶剂前沿，是溶剂的移动距离，记为 l_0，混合物中各组分的移动距离分别记为 $l_1, l_2, l_3 \cdots$。在不同的展开条件下，各化合物的移动距离不会相同，而在同一条件下，相对于展开剂的移动距离，各化合物有可比较的展开数据，称为相对移动值，或比移值：$R_f = l_i / l_o$ 在相同条件下测得的比移值可以用于化合物的薄层色谱特征值进行比较对照。

4. 显色　分离的化合物若有颜色，很容易识别出来各个样点。但多数情况下化合物没有颜色，要识别样点，必须使样点显色。通用的显色方法有碘蒸气显色和紫外线显色。①碘蒸气显色：将展开的薄层板挥干展开剂后，放在盛有碘晶体的封闭容器中，升华产生的碘蒸气能与有机物分子形成有色的缔合物，完成显色。②紫外线显色：用掺有荧光剂的固定相材料（如硅胶 F、氧化铝 F 等）制板，展开后在用紫外线照射展开的干燥薄层板，板上的有机物会吸收紫外线，在板上出现相应的色点，可以被观察到。有时对于特殊有机物使用专用的显色剂显色。此时常用盛有显色剂溶液的喷雾器喷板显色。

二、薄层色谱操作

1. 铺制薄层板　将吸附剂 1 份和水 2.5 ~ 3.0 份在研钵中向一方向研磨混合，去除表面的气泡后，进行涂布（分析用薄层厚度为 0.1 ~ 0.3 mm，制备用薄层厚度为 0.3 ~ 1 mm），于室温下，置水平台上晾干，在反射光及透视光下检视，表面应均匀，平整，无麻点、无气泡、无破损及污染，活化，冷却后立即使用或置干燥箱中备用。为了使薄层牢固地附着在支持体上以便操作，因此需要在固定相中加入合适的黏合剂，如煅石膏、羧甲基纤维素钠和淀粉等；为了特殊的分离或检出需要，有时要在固定相中加入某些添加剂，如荧光指示剂、硝酸银溶液和酸、碱或缓冲液等。

2. 点样　用点样器点样于薄层板上，一般为圆点，点样基线距底边 1.0 ~ 1.5 cm，样点直径一般不大于 2 mm，点间距离可视斑点扩散情况以不影响检出为宜。若因样品溶液太稀，可重复点样，但应待前次点样的溶剂挥发后方可重新点样，以防样点过大，造成拖尾、扩散等现象，而影响分离效果。制备时在距薄层板底边约 1.5 cm，两边各 1 cm，用微量注射器吸取试样溶液，可以来回点成线条状，线条宽度不得超过 2 mm。点样时必须注意勿损伤薄层表面。

3. 展开　将点好样品的薄层板放入展开缸的展开剂中，浸入展开剂的深度为距原点 5 mm 为宜，密封，待展开至规定距离（一般为 8 ~ 15 cm），取出薄层板，晾干，待检测。展开缸如需预先用展开剂预平衡，可在缸中加入适量的展开剂，密闭，一般保持 15 ~

30 min。

4. 显色与检视　供试品含有可见光下有颜色的成分可直接在日光下检视，也可用喷雾法或浸渍法以适宜的显色剂显色，或加热显色，在日光下检视。有荧光的物质或遇某些试剂可激发荧光的物质可在 365 nm 紫外光灯下观察荧光色谱。对于可见光下无色，但在紫外光下有吸收的成分可用带有荧光剂的硅胶板（如 GF_{254} 板），在 254 nm 紫外光灯下观察荧光板面上的荧光猝灭物质形成的色谱。

三、薄层色谱应用

1. 可用于判断两个化合物是否相同。
2. 可用于确定混合物中含有的组分数。
3. 可用于为柱色谱选择合适的展开剂，监视柱色谱分离状况和效果。
4. 可用于检测反应过程。

四、几种特殊薄层色谱

（一）高效薄层色谱

高效薄层色谱法（high performance thin-layer chromatography，HPTLC）与经典薄层不同，主要是改进了点样技术、板技术及检测技术。它采用粒度分布很窄的细颗粒固定相（平均直径 5 μm），点样量为 0.1 ~ 0.2 μL，所以比经典薄层分离效能高（塔板数高出一个数量级）、速度快（3 ~ 20 min）、展开距离短（3 ~ 6 cm）、灵敏度高（分离定量物质在纳克至皮克级）。

（二）离心薄层色谱

在传统薄层色谱法中，展开剂依靠毛细作用通过薄层吸附剂来完成对组分的分离，因此其分离时间不可控，而且随着展开距离的增加，溶剂前沿的移动逐渐减慢，被分离组分的扩散也越来越严重。针对此情况，分析学家对薄层系统进行了改进，发展了薄层色谱的一个重要分支-强迫流动薄层色谱（forced-flow planar chromatography，FFPC）。FFPC 是通过外力强迫展开剂在吸附剂中运动，它主要有离心薄层色谱法（rotation planar chromatography，RPC）与加压薄层色谱法（overpressured-layer phromatography，OPLC）两种。RPC 通过高速旋转产生的离心力加速展开剂的运动；RPC 是将待分离的混合物溶液加到预涂有吸附剂的转子中心附近，通过转子旋转展层使之分离，是一种制备性分离天然产物的简便快速的方法。制备型离心薄层色谱可用于分离 100 mg 左右的样品。其分辨率低于制备型 HPLC，但操作简便，分离时间短。它与制备型薄层色谱相比，主要优点在于产物可被洗脱下来，而无须将吸附剂刮下，敏感物质氧化更少，样品的回收率更高。

（三）胶束薄层色谱

胶束薄层色谱（miceller thin-layer chromatography）分正相胶束薄层色谱和反相胶束薄层色谱两种。正相胶束薄层色谱是在聚酰胺、氧化铝或硅胶薄层上用低浓度表面活性剂的水溶液为展开剂；反相胶束薄层色谱是在硅烷化的硅胶薄层上用低浓度含少量水的非极性有机溶剂为展开剂。胶束薄层色谱能使一些结构相似、难溶于水的化合物得到较好分离。微乳液与胶束同属于低黏度的缔合胶体，同样存在表面活性。与胶束相比，微乳液是由表面活性剂、助表面活性剂、油和水等在一定配比下自发形成的无色透明、低黏度的热力学稳定体系，具有更大的增溶量和超低界面张力。微乳液作为展开剂，对待测成分具有独特的选择性和富集作用，更有利于提高色谱效率，可同时分离亲水物质、疏水物质、带电成分、非带电成分等。胶束薄层和微乳液薄层主要用于痕量金属离子的回收和生物碱分析。胶束薄层色谱的最大优点是很少使用有毒、易挥发、易燃、易造成污染的有机溶剂，并且使用方便、操作简单和经济廉价。闻璃毓等探讨了微乳薄层色谱法用于同时分离鉴定中成药中多种有效成分，以十二烷基磺酸钠（SDS）-正丁醇-正庚烷-水微乳液为展开剂，聚酰胺薄膜为固定相，通过一次点样展开，分别检测出抗感冒颗粒剂和防风通圣丸中黄芩苷、绿原酸、大黄素、大黄酚等多种成分。用含水量75%的此微乳液为展开剂还可分离和检测 13 种黄连药材、饮片及中成药。操作简便，分离效果理想，检出灵敏。

（四）包合薄层色谱

1983 年，Fujimura 等首次把环糊精键合到硅胶表面，制成键合固定相，并用于薄层色谱，以后关于环糊精固定相的合成、改性、应用有了不少报道。b-环糊精（b-CD）是由 7 个葡萄糖分子通过 α-1,4 糖苷键连接而成的环状低聚糖。由于其特殊的结构，能够在它的疏水空腔中选择性地包结各种客体分子，形成具有不同稳定性的包结配合物，从而达到分离效果。b-CD 还可作为薄层色谱的展开剂和增敏剂。这种包合薄层避免了使用有毒、易挥发、易燃的有机溶剂，具有较高的选择性，适用于分离普通化合物，同分异构体及光学异构体。方艳红等用 b-CD 作为流动相手性添加剂，流动相组成为 b-CD 饱和溶液-甲酸-甲醇，在反相 C_{18} 薄层色谱板上分离了 d、l-色氨酸。

（五）加压薄层色谱

OPLC 是将薄层板置加压密封室中，吸附剂上盖有一层弹性膜，并用压缩气体压紧。展开液连续稳定地注入，样品在动态中加入进行分离的一门技术。OPLC 则依靠加压泵将展开剂直接泵入薄层板中，并通过泵来调节展开剂的流速。加压薄层色谱法是一种将薄层色谱法和高效液相色谱法的优点结合起来的技术，能作直线型和圆形离心及向心连续展开。具有以下一些特点：①色谱图可见，并可用于谱图定性。②具有可控制的标准化展开条件，能排除溶剂气相的影响，移动相流量可以根据待分离混合物的性质进行优化。较常用的流量约为 20 mL/h，相当于线速 1 cm/min，最高线速可达 2. 5 cm/min。③分离距离加长。由于移动相在加压条件下运动，线速比高效液相色谱快 5 倍，板层尺寸增大，分离距离加长（例如 200 mm×400 mm）。④移动相选择比较容易，甚至可采用腐蚀性溶剂，不需要考虑溶剂的润湿性。⑤展开时间短，扩散效应降低，斑点小，检测灵敏度相应提高。⑥许多样品可同时在一块板上展开。⑦溶剂用量少。一块 20 cm×20 cm 板只需要 5 mL 溶剂。

Dallenbach-Toelke 等采用普通薄层色谱、HPTLC、OPLC 和超微室离心薄层色谱（ultra-micro-chamber centrifugal layer chromatography，UCLC）对药用婆婆纳 *Veronica officinalis* 中的环烯醚萜苷类化合物进行了分离。展开剂均为醋酸-丁酮-氯仿-水（25：37. 5：

37.5∶7.5)。目标化合物在普通薄层色谱中的展距为 9 cm;在 HPTLC 中的展距为 4.5 cm;在 OPLC 和 UCLC 中的展距均为 17 cm(OPLC 仪为 Chrompres-10, LaborMIM, Budapest, Hungary),薄层板压力为 1 MPa,输液泵压力为 0.15 MPa,先用丁酮对薄层板进行预洗,以去除吸附剂吸附的气体,减少干扰带的影响;UCLC 为该实验室自制,采用高效薄层板进行分离)。各种薄层色谱的分离结果见图 8-2,可以看出,普通薄层色谱不能将玉叶金花苷(mussaenoside)和米内苷(minecoside)分开,HPTLC 仅能将两者刚刚分开。如果在这两种薄层色谱中再增加展开距离,则均导致样品的扩散加剧,因此作者采用 FFPC 对该样品进行了分离。OPLC 和 UCLC 均可获得较好的分离效果,其中以 OPLC 效果最好[21-23]。

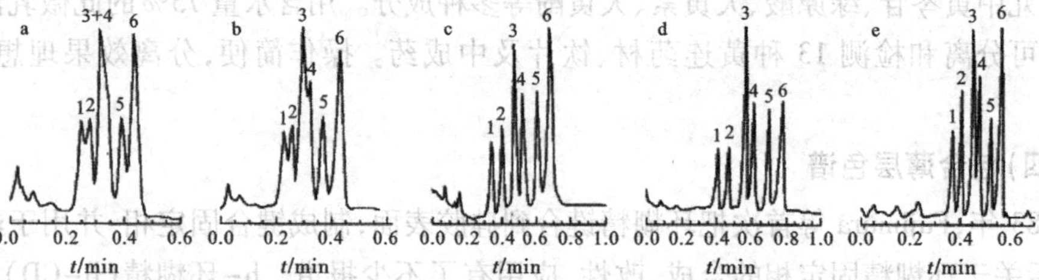

图 8-2 不同薄层色谱方法中环烯醚萜苷分离结果

a. 普通 TLC;b. 高效 TLC;c. 加压 TLC(普通 TLC 板);d. 加压 TLC(高效 TLC 板);e. 离心 TLC(高效 TLC 板) 1. Verproside;2. Verminoside;3. Mussaenoside;4. Minecoside;5. Veronicoside;6. Ladroside

五、制备型薄层色谱法在纯化大豆卵磷脂分离操作实例

彭一鸣以市售级大豆卵磷脂为原料,采用制备型薄层色谱法(PTLC)进行纯化,得到纯度较高的卵磷脂,能作为薄层扫描实验中的标准品。将获得的纯品经化学和红外分析,证实其成分。

1. 制备型薄层色谱硅胶板 称取 30 g 硅胶,加入 5%(质量分数)CMC 溶液调匀成浆状,经超声波清洗仪超声脱气,涂布于 20 cm×20 cm 的玻璃板上,厚度为 1~2 mm,自然晾干。使用前先用甲醇除杂,再置于 105 ℃烘箱中活化 30 min,置于干燥器中备用。

2. 提纯 称取市售级大豆卵磷脂 0.082 1 g,用氯仿-甲醇(9∶1)的混合溶剂充分溶解,用毛细管在制备型薄层色谱硅胶板距下端 2 cm 处密集点样,以氯仿-无水乙醇-三乙胺-水(10∶11.3∶11.7∶2.7)为展开剂,展开 15 cm。层析完毕,取出薄板,自然晾干。紫外灯下刮取距原点最近的一条光带。用氯仿浸泡刮取的硅胶带,超声波清洗仪振荡 5 min,反复 5 次,合并上层清液,真空干燥得产品。

第五节 纸色谱法

纸色谱是以滤纸上吸着的水分为固定相,与水不相混溶的有机溶剂作为移动相的分配色谱，利用样品中各组分在水-有机溶剂两相间的分配系数不同而达到分离鉴定的目的。纸色谱不仅可以用于中药中复杂成分的分离、检识和含量测定，而且还可作少量成分的提取精制。纸色谱在糖类化合物、氨基酸和蛋白质、天然色素等有一定亲水性的化合物的分离中有广泛的应用。纸色谱的操作与薄层色谱很相似，只是纸色谱的载样量比薄层色谱更小些。

(一)滤纸的选择

在简单的实验中对滤纸无须做特殊的要求，一般实验室常用滤纸皆可使用，在较深入的研究工作中对滤纸应进行适当的选择。一般来说纸色谱法使用的滤纸应具备以下条件：①滤纸中应不含有水或有机溶剂能溶解的杂质。②滤纸被溶剂浸润时，不应有机械拆痕和损伤。即应具有一定的强度。③滤纸对溶剂的渗透速度应适当，渗透速度太快时易引起斑点拖尾，影响分离效果，速度太慢的，耗费时间太长。④纸质应均一，否则会影响实验结果的重复性，特别是定量实验中这点更是重要的。

常用滤纸有：英国产的 whatman No. 1，3，4；美国产品 Schleicherand Schull(S S)589，595；日本产东洋滤纸 K. K. No. 50，51，52；我国产的杭州新华滤纸 1、2、3 号等。这些滤纸一般适用于有机物分离，因为其中杂质较多对无机离子分离不适宜。此外在有机物分析时可以采用定性滤纸 No. 2、131，特别是 131 号纸质较硬，厚度均匀，实验结果重复性较好。

下面介绍几种常用东洋滤纸的牌号性质和用途。

No. 50：一般有机物纸色谱法标准型滤纸。

No. 51：纸质薄，紫外灯不发荧光，相当于 whatman No. 1，广泛应用于氨基酸、核酸等的分离。

No. 51A：除去了 No. 51 号的灰分，精密实验和无机离子分离使用。

No. 52：与 No. 2 材质相同，性质类似 No. 50，吸水性较大，适于上行法及圆形法使用。

No. 53：经酸洗除去灰分，适子无机离子分离和天然色素的分离。

No. 54：耐酸碱性好，浸润速度快，强度好，适于上行法使用。

No. 51UH：与 No. 51 性能相同，特别适于圆形色谱法使用。

此外，在处理大量样品时，可选用纸质厚些的滤纸，如 No. 514，它与 No. 51 纸质相同，但其厚度是 No. 51 号的 2 倍。又如 No. 526 与 No. 52 号同样纸质，但其厚度是 No. 52 号的 3 倍。

色谱用的滤纸商品规格一种是 2 cm×40 cm，一百张为包装单位。方形滤纸是40 cm×40 cm 或 60 cm×60 cm，以 50 张为包装单位。

(二)展开剂的选择

选择纸色谱条件主要是选择合适的展开剂。纸层析是以水为固定相，展开剂多用与水部分相溶的醇类有机溶剂，如正丁醇-醋酸-水(4：1：5)、水饱和的正丁醇等。在有机溶剂和水两相间，不同的有机物会有不同的分配性质。水溶性大或能形成氢键的化合物，在水相中分配多，在有机相中分配少；极性弱的化合物在有机相中分配多。展开剂借毛细管的作用沿滤纸上行时，带着样品中的各组分以不同的速度向上移动。水溶性大或能形成氢键的化合物移动得较慢,极性弱的化合物移动得较快。也有用酸或盐的水溶液作展开剂的,此时,化合物的极性与 R_f 值的关系与前述正好相反,即化合物极性大,R_f 值大,化合物极性小,R_f 值小。随展开剂的不断上移,混合物中各组分在两相之间反复进行分配,从而把各组分分开。

对一些亲脂性较强的样品,可用亲水的甲酰胺、丙二醇等代替水作固定相(将甲酰胺或丙二醇溶于丙酮中,配成20% ~30%的溶液。再将层析滤纸浸入此溶液中立即取出,置两层粗滤纸间压平,取出滤纸待丙酮挥去即可),展开剂多用亲脂性溶剂,如苯、氯仿、乙酸乙酯等,对亲脂性很强的成分,可用反相纸层析,以液体石蜡、凡士林的苯溶液作固定相,而用亲水性强的溶剂为移动相。

(三)操作

取色谱滤纸按纤维长丝方向切成适当大小的纸条,离纸条上端适当的距离(使色谱纸上端能足够浸入溶剂槽内的展开剂中,并使点样基线能在溶剂槽侧的玻璃支持棒下数厘米处)用铅笔画一点样基线。将供试品溶解于适当的溶剂中制成一定浓度的溶液,用微量吸管或微量注射器吸取溶液,点于点样基线上,溶液宜分次点加,每次点加后,等其自然干燥、低温烘干或经温热气流吹干,样点直径为2 ~4 mm,点间距离为1.5 ~2.0 cm,样点通常应为圆形。展开前,展开缸内用各品种项下规定的溶剂的蒸气使之饱和,一般可在展开缸底部放一装有规定溶剂的平皿或将浸有规定溶剂的滤纸条附着在展开缸内壁上,放置一定时间,等溶剂挥发使缸内充满饱和蒸气。然后添加展开剂使浸没溶剂槽内的滤纸,展开剂即经毛细管作用沿滤纸移动进行展开,展开至规定的距离后,取出滤纸,标明展开剂前沿位置,等展开剂挥散后按规定方法检出色谱斑点。如化合物本身有颜色,可直接记下斑点位置。如无色可在紫外灯下荧光定位或喷显色剂定位。但纸层不能用强腐蚀性显色剂。计算各组分的 R_f 值。

(四)纸色谱法分离发酵液中L-亮氨酸的操作实例

余炜等用纸色谱法分离发酵液中L-亮氨酸,并从滤纸的准备、展开剂的配比、展开方向(方式)等方面进行了实验研究,确定了分离发酵液中L-亮氨酸的最佳实验条件。

1. 色谱滤纸的准备　裁取30 cm长、20 cm宽的新华3号滤纸,注意使滤纸的纤维方向与短边一致。

2. 点样　用微量可调取样器将氨基酸标准液或已处理好的待测样品,对应点在色谱滤纸的相应点样点上,自然晾干或用电吹风吹干。每次点样量为4 μL,可多次点样,点样斑点直径控制在4 mm内。

3. 展开　将点好样的滤纸卷成圆筒状,缝好后置于装有约1.5 cm深的展开剂的色谱缸内,平衡1 h后放下滤纸,让展开剂(正丁醇-冰醋酸-水,4:1:5)前沿上行至距离滤纸顶端2 cm时取出滤纸,置于通风橱内风干。

4. 显色　用喉头喷雾器将色谱区均匀喷上显色剂,于100 ℃恒温干燥箱内显色10 min。与标准L-亮氨酸色斑的 $R_{f'}$ 值大小一致的样品色斑为L-亮氨酸色斑,见图8-3[24]。

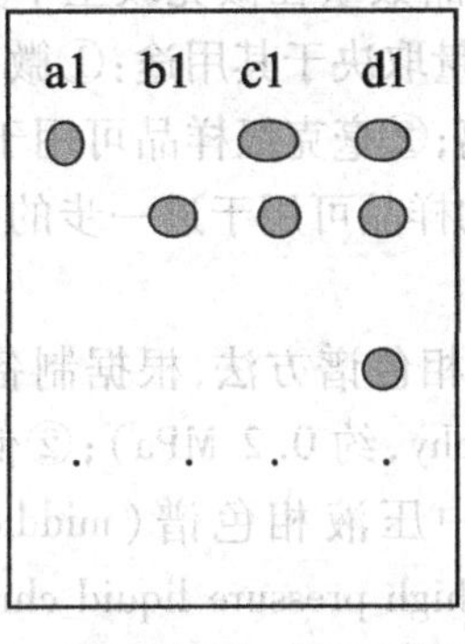

图 8-3　L-亮氨酸和 L-缬氨酸纸层析展开

a1:5 μg/μL 标准 L-亮氨酸；b1:5 μg/μL 标准 L-缬氨酸；c1:5S μg/μL 标准 L-亮氨酸+标准 L-缬氨酸(各 2μL)；d1:发酵液各 4 μL

第六节　制备色谱

近年来，从自然资源中寻找具有生物活性化合物的工作日益受到人们的关注。源于植物的抗肿瘤药物紫杉醇及抗疟活性成分青蒿素的发现促使人们特别是工业界进行更广泛的研究。研究人员竭力运用高效的筛选方法，试图从植物、海洋生物及微生物中发现新的先导化合物，同时他们也需要一个快速、有效的分离方法以分离目标化合物。因此，学术界与工业界都需要有效的制备型色谱分离技术及其应用经验。人们只有将新的天然产物纯化之后才能进一步利用谱学技术鉴定其化学结构，测定其理化性质和生物活性，同时提供其作为制药原料、标准品或供做合成工作的起始原料。从一个粗提物中获得纯的化合物通常需经过许多纯化步骤，这些步骤烦琐、耗时。且花费较大。有时，所需化合物得率很低或性质不稳，因而，需要有尽可能多的分离方法以供选择。本章已经介绍了许多制备色谱方法，现再介绍制备型加压液相色谱法。

加压液相色谱包括各种施加压力于色谱柱进行的液相色谱，从快速液相色谱至制备型高压液相色谱，样品量可从毫克级至千克级。这有别于靠重力驱动的柱色谱分离。用常规的色谱方法通常很难分离克数量级的化学结构非常相近的样品。而在半制备型高压液相色谱这样的加压液相色谱中，由于采用了更小颗粒度的吸附剂，使其具有更高的分离因子，因此能够完成难度很大的分离工作。制备型色谱与分析型色谱的差别在于后者(目的在于分离、鉴别及鉴定)不需对样品进行回收，而前者的目的在于从一混合物中分离得到纯化合物，是一个纯化的过程。

加压在液相色谱中可发挥下列两方面作用或其中之一：①加快洗脱剂的流速，提高分离速度。②允许在分离过程中使用颗粒度更小的吸附剂，从而获得更高的分辨率。

敏感化合物在进行长时间的常压色谱分离时，其结构可能会发生变化，缩短分离时间的最大优点在于可以避免这种变化的发生。

"制备型"一词指待分离的样品数量在微克级至千克级之间的所有不仅仅以分析为目的的分离。所需纯化合物的数量取决于其用途:①微克级至毫克级的样品一般用于波谱测试,如对天然产物进行的分离;②毫克级样品可用于进一步的结构鉴定,化学反应及某些生物活性测试;③克数量级的样品可用于进一步的生物活性测试,作为合成、半合成工作的原料以及标准品。

这里介绍几种不同的加压液相色谱方法,根据制备型分离中所用压力的大小来区分:①快速色谱(flash chromatography,约 0.2 MPa);②低压液相色谱(low pressure liquid chromatography,<0.5 MPa);③中压液相色谱(middle pressure liquid chromatography,0.55 ~2 MPa);④高压液相色谱(high pressure liquid chromatography,>2 MPa)。

低压、中压与高压液相色谱的压力范围之间会存在一定交叠,只是为了区分方便,才分成这样 3 类。近十几年来,随着人们对分离与纯化技术的不断探索,色谱分离技术得到了迅速发展,制备高效液相色谱法已成为当代高效分离与纯化技术的研究前沿,用于制备高纯度生物活性物质。制备型 HPLC 是在传统的分析型 HPLC 的基础上发展起来的一种高效分离纯化技术,但制备色谱不是分析色谱的简单放大,它与分析色谱有许多不同之处,两者的比较可详见表 8-2。

表 8-2 分析型 HPLC 与制备型 HPLC 区别

区别	分析型 HPLC	制备型 HPLC
目的	获得样品的定量定性信息分离	富集或纯化样品成分
样品量	<0.5 mg	半制备型 HPLC:≤100 mg;制备型 HPLC:0.1 ~100 g;工业生产型 HPLC≥0.1 kg
进样模式	批操作	批操作连续操作
上样量	尽可能小,基本范围:10^{-10} ~10^{-3}样品/柱填料(g/g)	尽可能大,基本范围:0.001 ~0.1 样品/柱填料(g/g)
流速	1.0 mL/min	>10 mL/min
理论基础	线性色谱	非线性色谱

分离中所用色谱柱及固定相颗粒的大小需根据分离的难易程度而定。对于小量的难分离的样品(0 ~1 μm),应采用小颗粒(5 ~10 μm)的固定相,若采用稍大颗粒的固定相及稍长的色谱柱也可达到相同的分离效能。对于较易进行的分离($\alpha>1$),可采用较大颗粒的固定相及相对多的上样量,此外,也可采用较低压力的色谱分离。如选择性确实很高,则可采用快速色谱分离。选择制备型分离系统时不仅仅应考虑待分离样品的量,还应考虑拟进行的分离的种类。充分考虑上述因素并正确选择色谱柱的尺寸、固定相的种类以及压力和流动相等参数,才能保证分离成功。

一、分离方法的建立和优化

1. 选择液相色谱系统　在某些情况下,可用薄层色谱分析来初步确定分离条件-即用硅胶薄层来确定正相柱的条件，用反相硅胶薄层来确定反相柱的条件。当采用该方法时，应牢记薄层色谱中硅胶的表面积是柱色谱中硅胶表面积的两倍，所选的展开剂条件应使样品的 R_f值不大于0.3。

2.优化分析型液相色谱条件　从分析色谱过程放大到制备色谱过程，通常要考虑的因素包括色谱柱尺寸、填料、流量、操作压力、进样量、产品纯度、产品回收率、色谱分离效果等，以上的各种因素包括可变因素和不可变因素。进行线性放大的基本假设是分析色谱系统和制备色谱系统的化学性质，传质过程都保持不变，而将进样量、流量、收集体积等乘以线性放大系数。线性放大系数即为制备色谱柱截面积与分析色谱柱截面积之比。祝立群考察了色谱柱直径与线性放大系数、样品负荷之间的关系（表8-3）。应寻求较小的容量因子（K'），原因在于：①将分析型洗脱剂系统转换至制备型系统时经常导致分离效能的下降；②小的容量因子意味着分离时间缩短和出峰体积缩小。

表8-3　色谱柱直径与线性放大系数、样品负荷之间的关系

色谱柱直径/mm	线性放大系数	样品负荷
4.6	1	1～4 mg
10.0	4.7	5～25 mg
21.4	21.6	22～88 mg
41.4	81	81～324 mg
77	280	0.28～0.78 g
100	472	0.47～1.89 g
150	1 060	1.06～4.24 g

良好的分析型LC分离通常是成功进行制备型LC分离的先决条件。在找到分析型LC分离条件后，一般将分辨率调至高于分析型LC分离所需水平，这样可以与制备型LC分离过程中的过载相适应（图8-4）。在进行反相柱色谱分离时，在溶剂系统中增加水的含量可帮助达到该目的。

3.转换至制备型液相色谱系统　将分析型液相色谱条件直接用于制备型分离时，所用的压力应为分析型分离时的1/3左右。近期出现的一种趋势是将分析型大小的填料直接用于制备型色谱柱，这样将无须对流动相做较大的改变。Waters公司所生产的Symmetry系列柱（内装100A球形填料）即是这种色谱柱的代表。

其他尚有分离效果、纯化物质的回收、所得物质的分析等。

可利用薄层色谱或分析型高压液相色谱对被分离的物质进行分析。分离结束后，可采用如下程序洗涤色谱柱。①正相柱：丙酮-水-甲醇-丙酮-四氢呋喃-二氯甲烷。②反相柱：甲醇-四氢呋喃（1∶1）。

二、色谱柱

制备型加压液相色谱分离的关键部件是色谱柱。所选用色谱柱的大小应取决于待

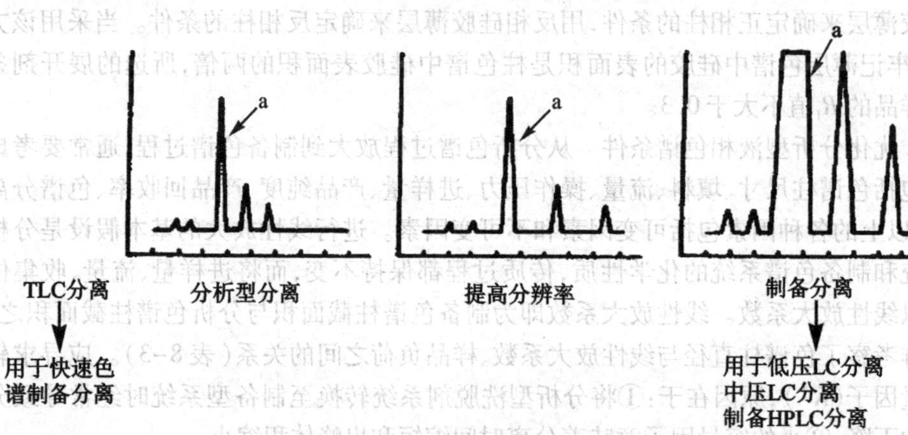

图 8-4 制备型加压液相色谱分离条件的确定

分离样品的量，反之亦然。分离度和柱效与流速变化的规律相同，在相同的流速下，大内径柱的分离效率和柱效明显低于小内径柱的分离效率和柱效。在色谱分离过程中，样品的处理量通常随所用色谱柱内径的增加而增加。因此，为了提高制备量，可以使用内径较大的制备柱，但随着柱径的增加，填料装填的不均匀程度也加剧，柱子的渗透性较差，浓度、液流速度等在柱内的分布不均匀而使色谱柱的柱效降低，导致分离效果下降。在制备液相色谱分离中，色谱柱不宜太短，流动相在柱进口和出口的不规则流动使柱效降低。增加柱长所获得的收益有一个极限值，当柱长超过某一长度后，由于填充床层的不均匀性，使柱效不能随柱长线性增加；另一因素是泵的能力，即柱长受泵的最大操作压力限制。

各种规格的玻璃柱子在实验室里很容易得到，而且价格低廉，但玻璃柱子致命的弱点是它能承受的压力很小，且非常容易破碎。不锈钢柱子具有良好的耐腐蚀、抗压力性能，但其价格相对很贵。如果只有很小的分离任务且经费也允许，市面上直径为 1 cm 的小型制备柱就是首选。有机玻璃柱子也能抗压力耐腐蚀，相对不锈钢柱子而言，它是半透明的，可以看到液体的运行状态，对有色的物质其特点就更为突出。

三、固定相

硅胶、键合固定相(如 C_{18})、离子交换树脂、聚酰胺、氧化铝、凝胶、大孔树脂、环糊精等都可以作为色谱柱的填料。有不少文献报道，对填料可以进行一下处理提高了分离效果，如对硅胶进行的硝酸银(或缓冲液)处理。

选择合适的柱填料不仅应考虑其化学性质，还应注意颗粒大小和颗粒形状。球形颗粒填料优于不规则形状颗粒的填料，它具有较高的机械强度，不易破碎，柱的填装重现性较好，并可增加样品在柱中的渗透性等优点。球形颗粒填料价格较高，但其使用寿命也较长。许多具有不同颗粒度的固定相已经商品化，其中颗粒大小在 40 ~ 63 μm 的较易于干法装柱，载样量大且价格适中。能进行有效分离的最适宜的固定相颗粒大小为 15 μm 左右。减小颗粒度可增加塔板数及分辨率，但同时引起装柱困难(对小颗粒的固定相来说，装填长于 50 cm 的色谱柱较困难)，需要更高的操作压力，成本也增加许多。然而，当样品量较少、昂贵或难于纯化时，使用高分辨率的颗粒直径为 10 μm 的固定相可能会解决问题。尽管如此，使用更小颗粒的固定相及更高的压力操作系统仍是一种发展趋势。Colin 等研究了溶菌酶在 C_{18}反相填料上的吸附容量与填料孔径的关系，结果表明，随孔径增大，单位重量填料的比表面积减小，单位重量填料的样品吸附量也随之减小。因此，对不同的目标产物，根据其分子大小及物化性质的不同，选择合适孔径及孔径分布的填料是获得高负载量的一个关键因素。

四、装柱方法

根据固定相颗粒度和柱子的尺寸，采用不同的装柱方法，往往装填越好分离效果越好。装柱效果跟填料的颗粒度关系很大，颗粒度的减小会导致装柱的难度。一般来说，颗粒直径小于 20 ~ 30 μm 的固定相采用湿法装填。所谓"敲击-装填"技术适用于颗粒直径大于 25 μm 的固定相。湿法的目的是迫使相对稀松的固定相悬浆以高速装入色谱柱子，从而减少空隙的形成。然而，当柱直径大于 20 mm，所加压力为 3 ~ 4 MPa 时，高压悬浆装填技术就变得十分复杂。为将小颗粒固定相装入更大的制备型色谱柱，可采用柱长压缩技术。这种方法，先将固定相悬浆(或偶尔是干填充物)装入柱中加压，利用物理方法将其压紧。压紧的方法有两种：径向压缩和轴向压缩。湿法装柱需要一定的设备，在柱子填完后，应有柱效的测量，对柱效低的柱子应该重填。

五、加样

在将样品加到制备型色谱柱上之前，需考虑几个因素：①样品的制备方法；②溶解样品的溶剂；③样品重量；④样品体积；⑤上样方法；⑥色谱柱和装置。

一般而言，应尽可能选用流动相来溶解样品，但应注意样品在流动相中应有良好的溶解度。如果样品体积太大，分辨能力就会下降；另一方面，如果样品过浓，则可能在柱的顶部形成沉淀。尽管如此，为每次可分离得到更多量的样品，还是应在小体积的流动相中溶解较多的样品。将一成功的分析型分离放大为制备型分离时，可能会遇到样品的溶解度问题。有时也可将样品溶于不同于流动相的溶剂，但用此法时需很谨慎。

正确的上样方法对于保证液相分离的成功十分重要，因此需注意使样品均匀地分布于柱的顶端。通常的上样方法包括：①用注射器进样；②用旋转阀进样；③通过六通阀进样；④通过主泵进样；⑤通过辅泵进样；⑥固体上样。固体上样是解决样品低溶解度的一种方法。可将样品的干粉与柱填料混合或预先吸附在填料上，然后加至柱顶或将混合物加入分离柱前的前置柱中。

六、泵的选用

由于在制备型加压色谱分离过程中采用较大颗粒的填料，色谱柱的通透性比分析型色谱柱的要大，因此，可施加较低的压力用于溶剂的传输(10 ~ 100 mL/min)，相应地可采用压力小一些的输液泵，用往复泵或气动放大泵就十分适合。精确度、完全脉冲调节等对分析型分离准确度来讲是很关键的因素，对于制备型分离并不特别重要。然而当采用装入小颗粒固定相的粗柱进行制备型 HPLC 时。例外地需用能提供较大压力的泵。在某些场合,所需压力高达 15 MPa,此时采用薄膜泵较适合。对小直径制备型色谱柱,可采用最大流速在 10 ~15 mL/min 的分析型液相色谱泵。

七、检测器

用于制备型加压液相色谱的检测器应能适应高流速洗脱液的经过。因柱上洗脱下来的物质的浓度较高,在高流速下导致的灵敏度下降问题是允许的。实际上,流出液中物质的浓度经常太高,致使超过检测器的最大负荷。避免该情况的一种方法是在溶质紫外吸收较弱的波长处进行检测。另一种方法是采用旁路分离管将少量流出液导入分析型检测器。

加压液相色谱的检测方法种类不多,两种最常用的技术,紫外和示差检测都有其局限性。示差检测器对温度变化很敏感,对少量物质的检测不理想,且不能采用梯度洗脱方式,然而,它能提供较广泛的检测。对于无紫外吸收物质的另一种日益受到欢迎的检测方法是蒸发光散射检测(ELSD)。ELSD 可用于非挥发性成分,并可在梯度洗脱条件下检测。该检测方法需通过加热的方式使溶剂挥发,因此需安装一分流装置,对易分解的成分另外收集。也可用薄层色谱对高浓度的流出液各流分进行检测,所以当其他检测方法不适用时,可求助于薄层色谱检测。

八、流动相的选择

进行制备型液相色谱分离时,在选用流动相时,除了和分析色谱同样的考虑外,所用溶剂的纯度很重要,即使含纯化合物的流动相溶剂中含有微量的不挥发性杂质,当大量溶剂经蒸发后,其杂质浓度就会增高。要考虑色谱分离后加有旋转蒸发等二次分离操作。制备型液相色谱往往需消耗大量溶剂,因此应在溶剂纯度与所用数量之间进行权衡。一般来说,不宜采用高毒性溶剂,对多元溶剂要尽可能少用。

九、被分离物质的收集

在制备型分离工作中,需使用大量的洗脱溶剂,因此要采用适当的收集器。如有可能,应对溶剂回收再用,因而也应尽量不使用混合溶剂。在使用反相或聚合物吸附剂进行分离时,有时从水液中回收样品较困难。一种解决办法是蒸除其中的有机溶剂,然后用有机溶剂萃取残留水液。目前的发展趋向是实现进样与流分收集的自动化,这样可进行连续的操作及反复的分离。

十、色谱峰切割和循环色谱分离

在确定最佳分析型分离条件后进行制备型色谱分离,通过切割相应色谱峰的前部、中部或后部可获得纯的单体化合物。当对两个或多个相距很近的主要成分进行分离时,若色谱系统的选择性不足以将该混合物分开,此时可采用循环色谱分离。利用此法,对 A 和 B 的混合物(循环组分)重新进行分离,可进一步获得纯品。如果一次循环分离还未将 A 和 B 完全分开,则可重复进行循环色谱分离。实际上。循环色谱分离与增加柱长度的效果类似。色带变宽是由泵内溶剂体积过大等柱外因素引起,应将其控制在最低限度。循环色谱分离中最先被洗脱的峰不应与上次分离中最后出的峰重叠(即总带宽应小于循环体积)。李湘等结合甘露醇山梨醇的分离,研究双柱交替循环色谱过程(图 8-5,图 8-6)的原理和建立数学模型,并借助于计算机模拟方法,分析各主要因素对分离过程的影响,对于进一步指导其工业应用有重要实际意义。

十一、色谱峰的大小

色谱峰的大小不仅取决于样品中某个组分数量的相对多少还与其光学性质有关。例如,混合物中一个主要的具有弱紫外吸收的组分可能被一个很微量的但具有很强紫外吸收的组分完全掩盖。根据色谱峰来收集流分可能导致主要组分的丢失。为避免在某一波长处可能产生的检测器超负荷,可再选用另一波长进行检测,以免杂质的吸收不再被观测到。

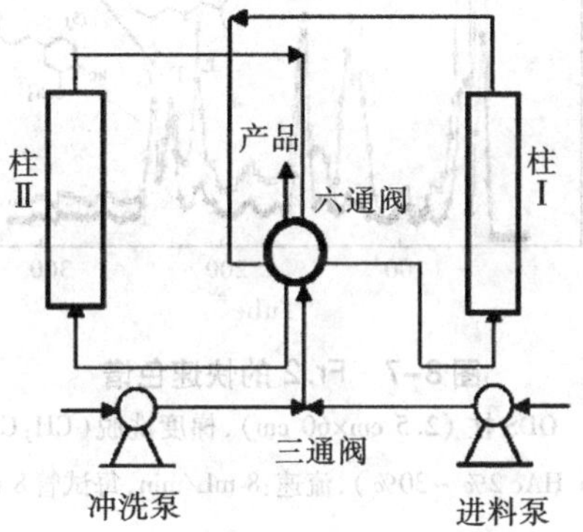

图 8-5　双柱循环色谱分离示意

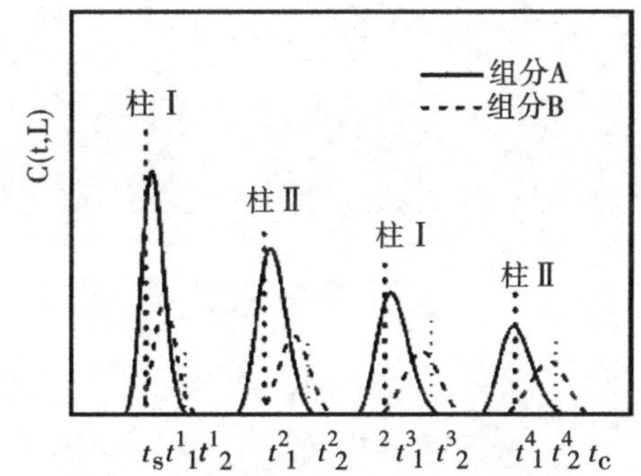

图 8-6　双柱循环色谱流出曲线及切害点示意

十二、制备型加压液相色谱实例

1. 洋葱中成分的分离与鉴定[25] 具体方法如下：从冻干的洋葱甲醇提取物中，采用醌还原酶诱导活性筛选跟踪，采用正相和反相硅胶快速色谱分离得到 5 个活性成分，并以 HPLC 纯化，通过理化性质以及波谱手段（NMR、MS 等），鉴定为 5-(hydroxyl-methyl) furfural (1)、acetovanillone (2)、5-hydroxy-3-methyl-4-propylsulfanyl-5H-furan-2-one (3)、methyl 4-hydroxyl cinnamate (4)、ferulic acid methyl ester (5)，其中，化合物 3 为新化合物。分离的图谱见图 8-7。

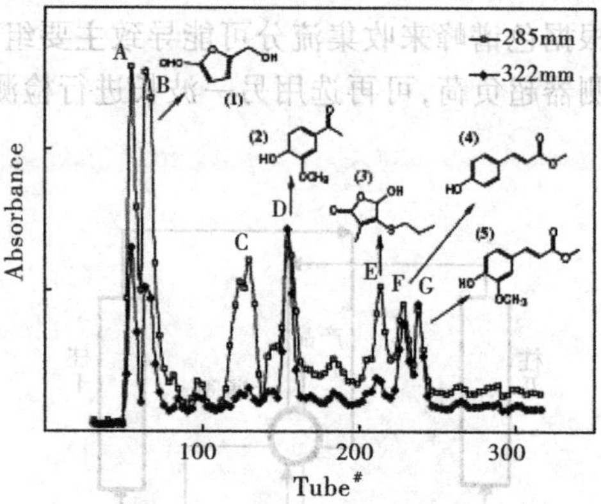

图 8-7 Fr. 2 的快速色谱

ODS 柱 (2.5 cm×60 cm)，梯度洗脱（CH_3CN：1% HAc 2% ~30%），流速：8 mL/min，每试管 8 mL

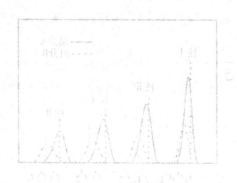

具体流程示意见图 8-8。

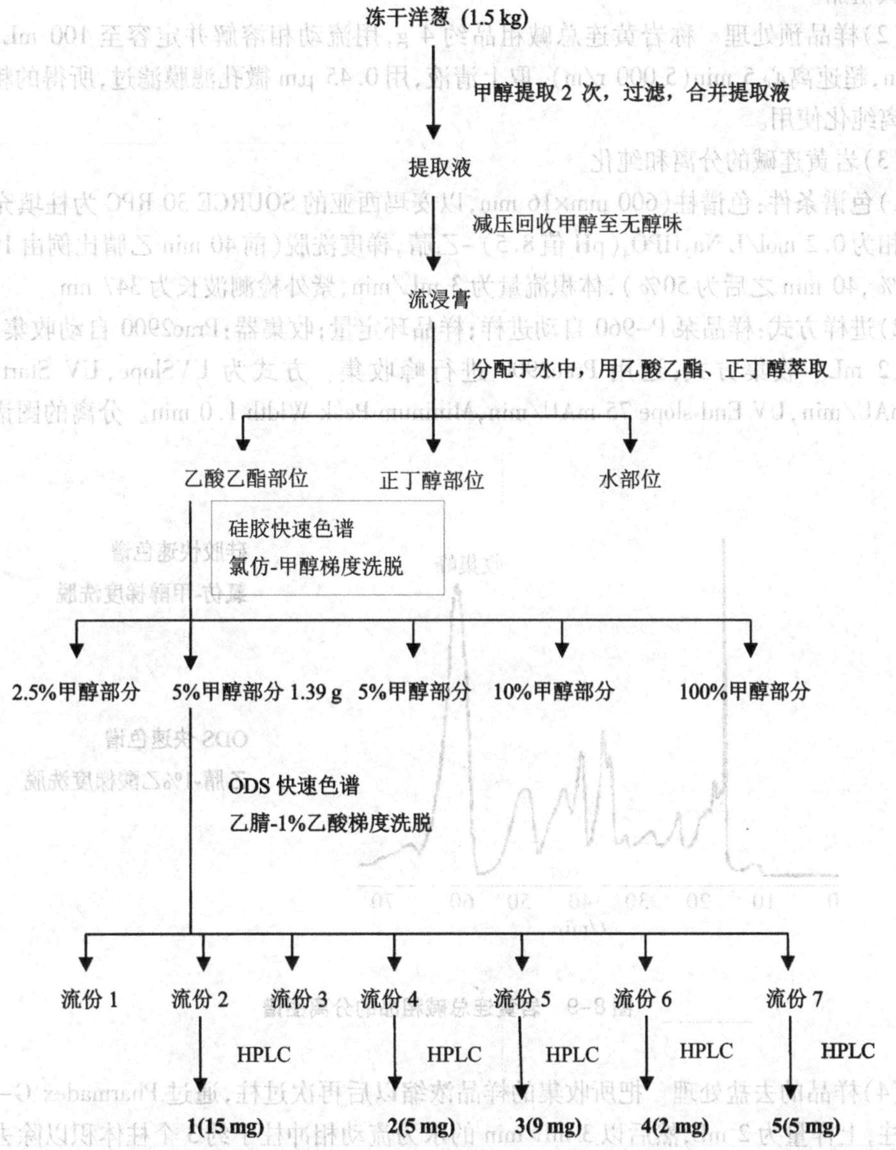

图 8-8　洋葱中成分的分离流程

2. 制备色谱系统从岩黄连中分离岩黄连碱[26]

(1)粗品的制备　将岩黄连 Corydalis saxicola Bunting 药材洗净晒干，粉碎成粗粉，称取岩黄连粗粉 10 kg，用 5 倍量 90% 乙醇浸渍 24 h，回流提取，连续 4 次，每次 1 h，合并提取液，减压回收乙醇并浓缩至相对密度为 0.92～1.02(60 ℃)的清膏，放冷，滤过，滤液浓缩至相对密度为 1.16～1.20(60 ℃)的稠膏。于稠膏中加入适量蒸馏水，用 10% 盐酸溶液，调节 pH 值 2～3，搅拌充分，滤过，用 10% 盐酸溶液洗 4～5 次，合并酸水液，用碳酸钠调节 pH 值 9～10，析出棕褐色沉淀，滤过，滤渣用 5 倍氯仿提取 5～6 次，合并氯仿液，加无水硫酸钠脱水，滤过，回收氯仿至近干，再加少量乙醇，减压回收溶剂，干燥，即得岩黄连总碱粗品。

（2）样品预处理　称岩黄连总碱粗品约 4 g，用流动相溶解并定容至 100 mL，超声 20 min，超速离心 5 min（5 000 r/m），取上清液，用 0.45 μm 微孔滤膜滤过，所得的粗品用于分离纯化使用。

（3）岩黄连碱的分离和纯化

1）色谱条件：色谱柱（600 mm×16 mm，以安玛西亚的 SOURCE 30 RPC 为柱填充料），流动相为 0.2 mol/L Na_2HPO_4（pH 值 8.5）-乙腈，梯度洗脱（前 40 min 乙腈比例由 10% 升至 40%，40 min 之后为 50%），体积流量为 3 mL/min，紫外检测波长为 347 nm。

2）进样方式：样品泵 P-960 自动进样；样品环定量；收集器：Prac2900 自动收集器；上样量：2 mL。收集方式：运用 Prac2900 进行峰收集。方式为 UVSlope，UV Start slope 100 mAU/min，UV End slope 75 mAU/min，Mininum Peak Width 1.0 min。分离的图谱见图 8-9。

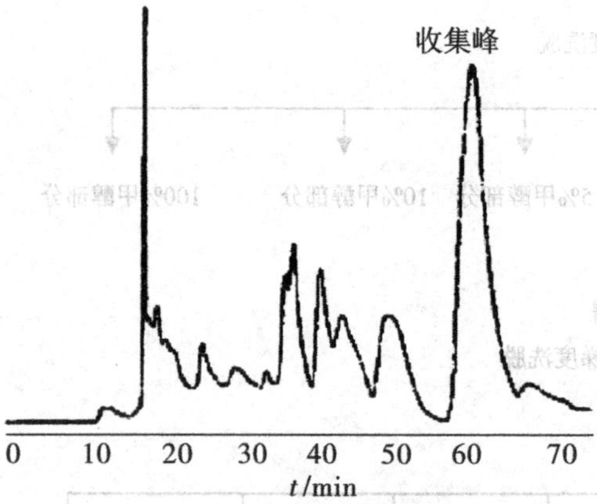

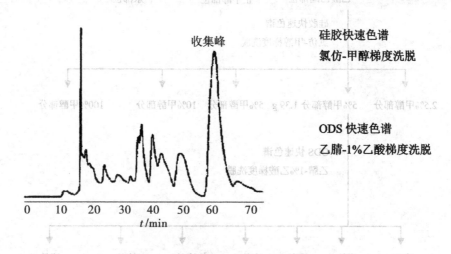

图 8-9　岩黄连总碱粗品的分离图谱

（4）样品的去盐处理　把所收集的样品浓缩以后再次过柱，通过 Pharmadex G-20 的色谱柱，上样量为 2 mL，然后以 3 mL/min 的水为流动相冲柱子约 3 个柱体积以除去混在样品中的盐，然后用甲醇把样品洗脱下来并进行收集。经旋转蒸发仪浓缩，浓缩液冷冻干燥后，可以得到淡黄色粉末，纯度达到了 99% 以上。

3. 制备高效液相色谱分离纯化荷叶碱

（1）上样溶液的制备　称取 10 g 荷叶 Nelumbo nucifera Gaertn 提取物于 500 mL 烧杯中，用 1% 盐酸水溶液 500 mL 浸泡 12 h，超声 30 min，调节 pH 值为 3，4 000 r/min 离心，上清液用 250 mL 氯仿萃取 2 次，有机相置于水浴锅上蒸干，用流动相溶至 30 mL，所得溶液备用。

（2）色谱条件　色谱柱：反相 Waters Prep Novapak HR C18 柱（300 mm ×19 mm，6μm）；柱温：室温；检测波长：280 nm；流动相：乙腈-0.2% 三乙胺水溶液（3 ∶ 7）；体积流量：36 mL/min。制备色谱见图 8-10。

(3)Prep-HPLC 收集液的处理　将荷叶碱收集液在水浴锅加热浓缩到一定体积,有针状晶体析出,即得荷叶碱,纯度大于98%。

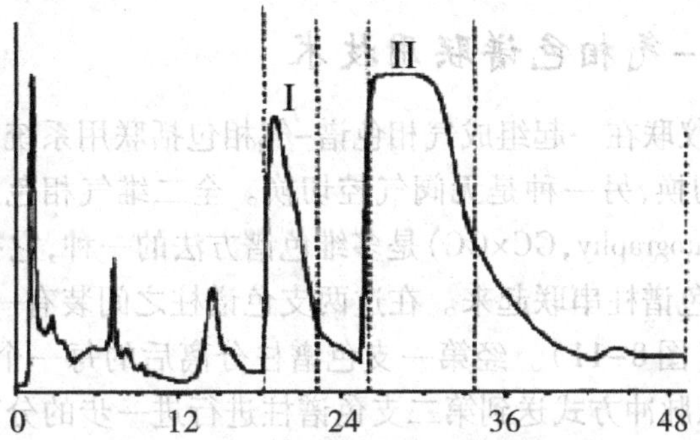

图 8-10　荷叶碱的制备 HPLC 谱图

Ⅰ.降荷叶碱　Ⅱ.荷叶碱

第七节　多维组合色谱

近年来,随着色谱柱技术的发展,出现了一些对复杂化合物及难分离的样品进行分离时分辨能力特高的色谱柱。然而世界上的物质种类之多是无法计算的,而样品的复杂性是难以估量的,例如有人分析烟草烟雾,得到上千个色谱峰,可是经质谱定性表明,平均每个峰又含有 2 个组分。类似这样的石油化工液体、食品、中药及其复方等复杂样品,用常规的单柱、单检测器组合的色谱分析方法,无论怎样提高柱效或提高选择性都难以取得满意的分析结果。而多维色谱能解决大量复杂样品和痕量成分定量测定问题。

多维色谱是在通用型色谱基础上发展上起来的,是指通过双柱或多柱的串联切换技术,使柱子的选择性和操作方式成为可变,并组合不同性能检测器,使不同柱子分离后的组分分别进入不同检测器进行检测;也可将同一柱子分离后的组合分别送入不同检测器进行选择性检测等多种形式,以提高对复杂样品的分离和检测能力。多维色谱法具有对样品进行预处理、分离富集等功能,因此获得了迅速的发展,多维色谱技术是色谱联用技术的一种。色谱联用技术还包括色谱仪器和一些有定性、定结构功能的分析仪器-质谱仪(MS)、傅立叶红外光谱仪(FTIR)、傅立叶变换核磁共振波谱仪(FT-NMR)、原子吸收光谱仪(AAS)、等离子发射光谱仪(ICP-AES)等仪器的直接、在线联用,这一类色谱联用的目的在于增强色谱分析的定性能力。中药是我国的瑰宝,中药现代化需要将疗效和物质基础进行关联。由于中药的特征是复方,讲究配伍,因此其化学成分十分复杂,建立多维组合色谱的技术平台十分必要。多维色谱包括多种分离方式组合,主要有:气相色谱-气相色谱联用(GC-GC)、液相色谱-气相色谱联用(LC-GC)、气相色谱-裂解气相色谱联用(GC-PGC)、液相色谱-气相色谱-质谱联用(LC-GC-MS)、液相色谱-气相色谱-红外光谱联用(LC-GC-FTIR)、分子排阻色谱-反相液相色谱联用(SEC-RPLC)、正相色谱-反相色谱联用(NBPC-RPLC)、分子排阻色谱-离子交换色谱联用(SEC-IEC)、非手性柱色谱-手性柱色谱(achiral-chiral)、多维毛细管电泳(CE)、二维薄层色谱(2D-TLC)、固相萃取-液相色谱联用(SPE-LC)、超临界流体色谱-气相色谱联用(SFC-GC)、膜分离-液相色谱联用(ME-LC)。

一、气相色谱-气相色谱联用技术

将两台气相色谱仪联在一起组成气相色谱-气相包括联用系统的联接接口常用的有两种方式,一种是阀切换,另一种是无阀气控切换。全二维气相色谱(comprehensive two dimensional gas chromatography,GC×GC)是多维色谱方法的一种,它把分离机制不同而又互相独立的两支气相色谱柱串联起来。在这两支色谱柱之间装有一个调制器,该调制器起捕集再传送的作用(图 8-11)。经第一支色谱柱分离后的每一个馏分,都需先进入调制器,进行聚焦后再以脉冲方式送到第二支色谱柱进行进一步的分离。所有组分从第二支色谱柱进入检测器,信号经数据处理系统处理后得到以柱 1 保留时间为第一横坐标、柱 2 保留时间为第二横坐标,信号强度为纵坐标的三维色谱图或二维轮廓图。GC×GC 与 GC 相比具有高分辨率、高灵敏度、高峰容量等优点。目前,GC×GC 已应用到石油、环境、植物精油与烟气领域。这项技术自 20 世纪 90 年代初出现以来已得到很大的发展。朱书奎等建立了一个针对“海量”全二维气相色谱飞行时间质谱(GC×GC/TOF-MS)三维数据的基于“峰表”的定性方法。在此基础上,开展了对中药挥发油组分全分析和中药质量控制的 GC×GC 研究,提出了用于中药质量控制的 3 种方法。

由于在 GC×GC 中采用两根具不同分离机制的色谱柱,峰容量为两维色谱各自峰容量的乘积,具一次进样分离成千上万个峰的能力,因此非常适合于复杂挥发性成分的全分析。过去采用 GC-MS 研究连翘挥发油,鉴定的组分在 100 种之内。采用 GC×GC/TOF-MS,通过优化色谱条件,鉴定出匹配度大于 800 的组分有 220 种。其中,烃类 43 种,醇类 46 种,酯类 29 种,醚类 13 种,醛类 19 种,酮类 41 种,杂原子类 29 种。共有 66 种物质的相对含量(体积分数)大于 0.02%。因此可以说,GC×GC/TOF-MS 在中药挥发油成分分析领域已显示出巨大的优势。

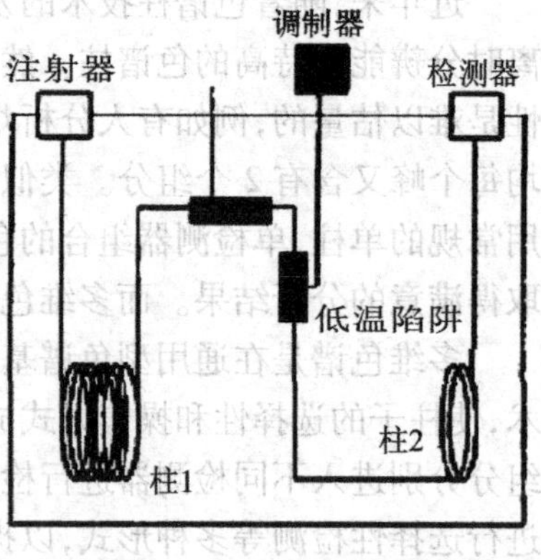

图 8-11 全二维气相色谱原理

二、气相色谱-裂解气相色谱联用技术

陈卫东等建立了离线裂解-气相色谱-质谱联用法(P-GC/MS)研究中药材指纹图谱的测定方法。中药材样品经粉碎,离线高温裂解,丙酮乙醇混合液萃取后,利用气相色谱-质谱联用法进行测定。质谱总离子流图充分反映中药材组分特性,并确定各峰组分的结构,为中药材鉴别及质量控制提供了一种很好的方法。该方法有效地改进了图谱的特征性和重现性,具有快速、简单、准确等特点,可用于中药材指纹图谱研究。通过对 18 种中药材裂解指纹图谱分析对比,认为这些药材裂解指纹图谱可以区分不同种类及不同产地的中药材。

三、高效液相色谱-气相色谱联用技术

HPLC-GC 多维色谱(HPLC-GC multidimensional chromatography)是一种通过接口及预挂等将 HPLC 与 GC 相接新的色谱联用技术。它先将样品在 HPLC 柱上进行预分离及组分富集,再将需要测定的组分选择性地切换入 GC 系统进行进一步分离检测,整个过程连续进行。它是用液相色谱技术分离提纯复杂介质中有效成分并利用毛细管气相色谱的高效分离能力和高灵敏检测能力而达到分离目的。可望成为继衍生化 HPLC 法等技术之后又一种用于测定复杂介质中痕量组分的重要手段。关于 HPLC-GC 联用近年来国外有许多报道。在国外的食品科学研究中,LC-GC 联用被广泛地应用于食品中农药残留的检测,如 Sanchez 等采用在线 RPLC-GC 的方法测定了橄榄油中农药残留的含量,最低检测限达到 0.1 ~0.3 mg/L。这为中药材质量控制农药残留的检测提供了又一理想思路。

四、高效液相色谱-高效液相色谱联用技术

高效液相色谱在制药工业中是一种基本的分析和制备工具。采用多维液相色谱的目的是获得极大提高的峰容量。与气相色谱-气相色谱联用时用多通阀切割出前级色谱柱分离后的某一段目标组分进入第二级色谱继续分离一样,也可用多通阀将前级液相色谱柱分离出的某一段目标组分切割出来,再转移到第二级液相色谱柱上继续进行分离和分析。多维液相色谱要求计算机通过控制色谱仪和阀来将经第一维分离后的物质切换到第二维,并且将适宜的溶剂梯度传递到每一根柱,获得数据。刘照胜等总结了多维高效液相色谱法的特点及发展简况,重点对分子排阻色谱-反相色谱、离子交换色谱-反相色谱、正相色谱-反相色谱、分子排阻色谱-离子交换色谱、液固色谱-反相色谱、亲合色谱-反相色谱、非手性柱-手性柱等的联用模式及实际应用进行了概括。Yates 等将离子交换色谱-反相液相色谱联用技术成功地用于蛋白质组学研究,该技术是将强阳离子和反相液相色谱填料依次装填在一个纳喷进样针中,而且一个分析周期可检测 100 多种蛋白质,所以该方法可对样品量较少的蛋白质进行快速分析,适用于蛋白质组学中大规模蛋白质的分离鉴定。利用该方法已经鉴定出啤酒酵母和人的核糖体中新的蛋白质,并鉴定出了啤酒酵母中 1 484 个蛋白质。田宏哲等采用内径为 0.53 mm 的填充毛细管正相液相色谱为第一维,用 4.6 mm×50 mm RP-18 整体柱反相色谱为第二维,建立了定量环-阀切换接口的全二维液相色谱系统(NPLC×RPLC)。第一维色谱分离洗脱出的组分交替存储在十通阀上的两个定量环中,同时定量环中前一个组分被转移到第二维进行反相分离。因为第一维的流动相流量仅是第二维的 1/500,自然解决了流动相兼容问题。采用芳香族化合物的混合物和中药丹参正己烷提取液对该全二维液相系统的分离能力进行了评价。

五、二维毛细管电泳

毛细管电泳、毛细管电色谱(CEC)等电化学分析技术在药物、药物代谢和天然产物提取物的分析中,已成为 GC-MS 和 LC-MS 等分析手段的必要补充。CE 和 CEC 的优点是基于毛细管技术的缓冲液消耗低和样品需用量少。CE 和 MS 的结合是非常有用的工

具。最初,只有四极杆质谱配合毛细管电泳使用,最近,飞行时间质谱、离子阱质谱,三级、四极杆质谱,以及傅里叶变换-离子回旋共振质谱(FTICR)都被用于CE的检测中。在药物及其代谢产物分析中,CE-MS是非常有效的手段之一。Jia等建立了微柱液相与毛细管电泳联用分析枯草杆菌代谢物的方法,将一根硅胶-ODS整体柱作为第一维,对流出液又进一步采用毛细管电泳作为第二维来分析。采用该方法,一个包含54种标准代谢产物的天然样品被分离。最初流出的组分经毛细管区带电泳进一步分离,后流出的组分经胶束电动色谱分离,中间的组分用这两种CE模式分离。在最佳条件下,所有的组分都能被很好地分离。将该方法应用于枯草杆菌代谢物的分析,一些关键的代谢物被检测到。这种方法能有效地提高分离效率和检测灵敏度,对复杂生物样品的分离分析具有很大的应用潜力。

六、二维薄层色谱

二维薄层(2D TLC)是分离多组分复杂混合物的一种有效方法,基于在薄层板两个垂直的方向上进行相同或不同机制的展开。将样品点在薄层板的一个角上,展开至适当距离后取出,挥干溶剂,再将板以与原展开方向呈90°的方向展开,第一次展开被分离的组分组斑点,成为第二次展开的原点。二维薄层的优点在于可以用不同的流动相二次展开,并且在二次展开前,可以用其他方式处理薄层和已实现组分离的样品。周漩等用二维薄层色谱分离人参皂苷,点样后,将薄层板先沿 *Y* 轴方向以不同比例的氯仿-甲醇为流动相进行展开,展开后吹干,将板置于密闭容器中抽真空以除去残留在板上的展开剂,然后沿 *X* 轴方向以不同比例的正丁醇-乙酸乙酯为流动相进行二维展开,结果比一维展开分离出了更多新的皂苷组分,见图8-12[27]。

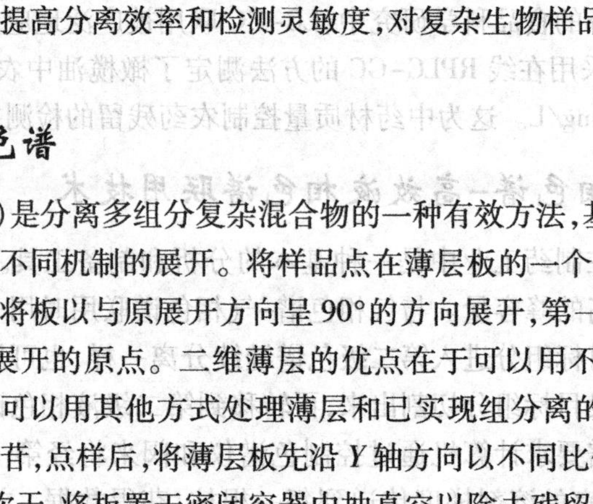

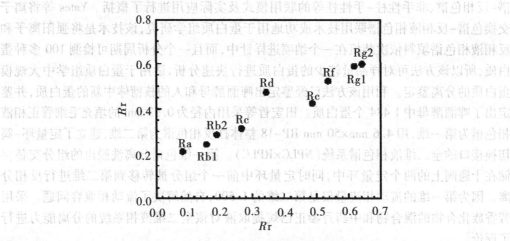

图8-12　9种主要人参皂苷二维展开得到的结果

X 轴方向展开剂(developing agent of *X* direction):V(BuOH):V(EtOAc)= 77:23;*Y* 轴方向展开剂(developing agent of *Y* direction):V(CHCl3):V(MeOH)= 63:37

七、固相萃取-高效液相色谱联用技术

对生物样品进行 HPLC 分析时，由于样品中含有的蛋白质等大分子化合物往往和分析色谱柱的填料发生不可逆吸附，或者有在柱头析出的危险，引起柱压升高，对色谱柱造成很大的损害，因此，样品在进入分析柱之前需要进行预处理。

在线 SPE-HPLC 系统的操作模式可以概括如下：样品被看作是"基体组分"和"待分析化合物"的混合体，而在线样品预处理柱可以将此混合体分开。这意味着生物样品中含有蛋白质的基体组分直接"漏出"，不在预柱上保留，而待分析化合物在预柱上有选择性地被提取和富集。然后，经过液相色谱仪器的流路切换过程，被富集的化合物直接切换到分析柱上完成目标化合物的分离和定量分析。杨亚玲等对甜茶 80% 乙醇提取液采用 Waters Sep-Pak-C_{18} 固相萃取小柱预分离脱脂，以 Waters Nova-Pak-C_{18}（3.9 mm×150 mm，5 μm）色谱柱为固定相，以 0.05 mol/L 磷酸二氢钾缓冲溶液和甲醇的比例为 40∶60（*V/V*）为流动相，在该色谱条件下，甜茶中主要的黄酮成分芦丁、山奈酚-芸香糖苷、槲皮苷、槲皮素、山奈酚均达到基线分离；用紫外二极管矩阵检测器在 360 nm 波长处检测，并做了色谱峰纯度分辨。方法标准回收率为 97% ~103%，相对标准偏差为 0.87% ~2.2%。赵晓菊等对长春花 80% 甲醇提取液采用固相萃取小柱预分离，以 Hiqsil C_{18} 柱（4.6 mm×250 mm，5 μm）色谱柱为固定相；以甲醇-水-乙酸（54∶45.2∶0.8）混合液（pH 值为 3.5）为流动相，在该色谱条件下，长春花中主要的内源激素类成分赤霉酸、吲哚乙酸、脱落酸能较好地分离；用 Waters 2996 紫外二极管矩阵检测器在 254 nm 波长处检测，方法标准回收率为 96.7% ~100.5%，相对标准偏差为 0.56% ~1.3%。

八、超临界流体色谱-气相色谱联用技术

Lou 等利用 SFE-GC 分析了沙土中的 PAHs（polycyclic aromatic hydrocarbons）和一种聚合物材料，发现分流进样适合于高浓度样品的分析，而且分流进样时，夹带剂的使用对色谱峰没有不利影响，低捕集温度和较厚的色谱柱涂层可以获得较好的色谱峰形；而程序升温柱头进样特别适用于痕量分析，在程序升温柱头进样时最重要的优化参数是柱头进样器捕集时的起始温度，当用纯的 CO_2 时低的捕集温度更好，而使用夹带剂时捕集温度应高于夹带剂的沸点。SFE-GC 联用在线检测还可以不用火焰离子化检测器（FID），而选用质谱（MS）作检测器，构成 SFE-GC-MS 联用在线检测。Fuoco 等通过一个自制的收集池（accumulation cell）将 SFE 与 GC/MS 联用，如图 8-13 所示。这样消除了 CO_2 气流对 MS 检测器的影响，也减少了在分析含有有机污染物的环境固体样品时高沸点化合物对色谱分析效果的影响。他们对海军港口沉积物中的 PAHs 进行萃取分析，整个萃取分析过程为 15 min，PAHs 回收率为 80% ~100%。

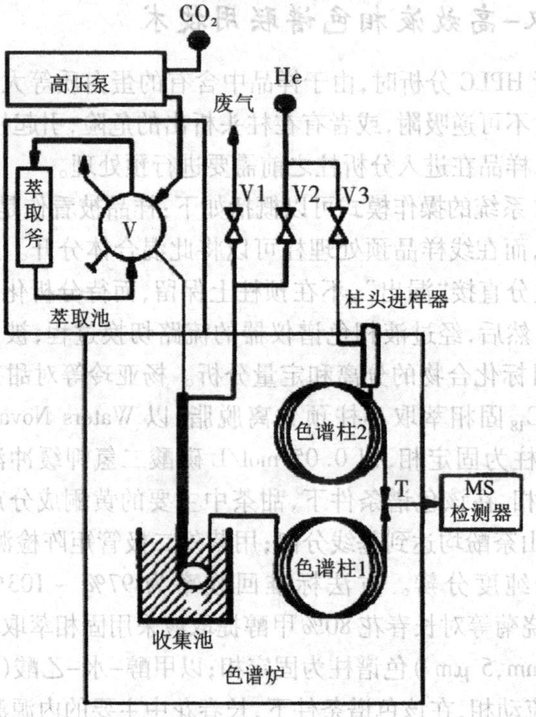

图 8-13 SFE-GC/MS 装置

九、膜分离-液相色谱联用技术

Tatjana 等采用透析-液相色谱-荧光检测联用(dialysis-RPLC-fluoresence)测定了人血清中环丙沙星的含量,最低检测限达到 0.1 nmol/L。

第八节 色谱专家系统

中药多成分、多靶点的作用特点使得色谱法成为中药分析最有力和最常用的方法。但是,针对一个实际分析任务,建立适合特定样品的色谱分析方法并确定最佳色谱操作条件,是一项相当费时和费力的工作,对于一个经验不多的人,可能需要几个月乃至更多时间的模索。因此,通常需要由经验丰富的专家提供指导,人工智能技术的不断发展,使人们把色谱专家的知识和经验转变成计算机程序,由计算机代替专家来解决专家所要解决的问题,不仅节省人力、物力和时间,而且使分析工作者不受时间和空间的限制而得到专家提供的咨询和建议,从而把他们的工作水平推向专家水平。色谱专家系统是依据人类色谱专家的经验,模拟其思维方式,解决人类色谱专家才能解决的问题的计算机程序。色谱专家系统的基本结构包括知识库、推理机、动态数据库、解释子系统、人机接口和知识获取子系统等组成。色谱专家系统一般具有分离模式推荐、柱系统或固定相的推荐、流动相的推荐与优化及分析结果的解析等。

20 世纪 80 年代中期,国际上多家科研机构开展了色谱专家系统的研究。其中较有影响的有 Varian 公司的 ECA(Expert Chromatography Assistance Team)和欧共体的 ESCA(Expert System in Industrial Chemical Analysis)。中科院大连化学物理研究所研制的 ESC 系统和沈阳药科大学分析化学教研室研制的薄层色谱专家系统(ETP 系统)。ESC 有气相和液相两大部分(图 8-14),包括色谱分离模式的推荐、柱系统和预处理方法的推荐、操作条件的最佳化和谱峰的定性与定量分析。根据文献检索结果,国内外研制的色谱专家系统多是关于液相色谱和气相色谱的,而薄层色谱专家系统还相当少见,目前色谱专家系统主要还是用于定性和定量分析方面。

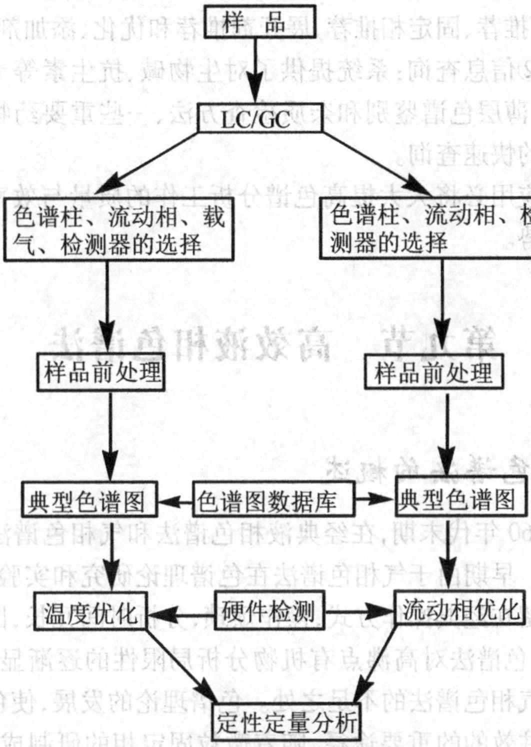

图 8-14　色谱专家系统的流程

ESC 系统的气相色谱部分是在 IBM-PC 机上应用 Scheme Lisp 语言和 Quick Basic 语言发展的,它能解决以下几个主要问题:①判断样品是否可考虑用气相色谱法;②最佳气相色谱柱系统的选择;③气相色谱操作条件的最佳化;④在线色谱峰的定性及重叠峰的定量。ESC 系统建立了用相应碳链长度(CCCL)来判断不同结构物质在不同色谱柱上流出顺序的方法;并运用结构和保留关系从理论和实际上解决了“什么组分可从气相色谱柱中流出”和“什么样品可被气相色谱柱分开”的问题,并对不能直接用气相色谱分析的物质进行了系统的总结。同时,根据柱系统的比较要在各自最佳条件下进行的思想,以保留值方程为指导,通过研究溶质-溶剂的相互作用,总结归纳了大量的数据,提出了对有机组分的同系物、结构异构体、立体异构体及无机气体和低碳烃采用气相色谱分析时的柱系统进行选择的38条规则。它能对样品是否采用气相色谱这种分离模式进行判断,并对柱系统、衍生化方法等进行推荐和对推荐结果进行验证。

ESC系统的液相色谱部分是出样品预处理推荐软件、最佳柱系统推荐软件、操作条件优化软件(智能优化软件)、反相色谱定性软件和谱图验证系统等几个相互独立而又可互为调用的部分组成的。ESC系统提出了包括液相色谱分离模式、最佳固定相、最佳流动相以及检测器、适当的添加剂、最佳柱长、载体粒度和最佳流速等高效液相色谱最佳柱系统选择规则80余条。

ETP系统有以下两个主要功能。①方法咨询:系统可根据样品的化学结构特征、溶解度、酸碱性和极性等基本特性信息,为用户推荐出适合于给定样品的薄层色谱分析方法,其中包括分离模式推荐、固定相推荐、展开剂推荐和优化、添加剂推荐、展开方式推荐以及检测方法推荐。②信息查询:系统提供了对生物碱、抗生素等十大类药物的常用薄层色谱分析方法、药物薄层色谱鉴别和杂质检查方法、一些重要药物在各种薄层板上的分离应用等方面信息的快速查询。

色谱专家系统的应用必将大大提高色谱分析工作的质量与效率。自动化与智能化是分析仪器发展的趋势。

第九节　高效液相色谱法

一、高效液相色谱法的概述

HPLC是20世纪60年代末期,在经典液相色谱法和气相色谱法的基础上发展起来的新型分离分析技术。早期由于气相色谱法在色谱理论研究和实验技术上的迅速崛起,而液相色谱技术仍停留在经典操作方式,操作烦琐,分析时间冗长,因此液相色谱法未受到重视。此后,随气相色谱法对高沸点有机物分析局限性的逐渐显现,人们又重新认识到液相色谱法可弥补气相色谱法的不足之处。色谱理论的发展,使色谱工作者认识到采用微粒固定相是提高柱效的的重要途径,随着微粒固定相的研制成功,液相色谱仪制造商在借鉴了气相色谱仪研制经验的基础上,制造出高压输液泵和高灵敏度检测器,使液相色谱法获得新生。近年来,在中药创新研发的过程中,HPLC无论是在有效成分的制备分离,还是质量标准制定的分析工作中都具有非常重要的作用。

从分析原理上讲,HPLC和经典液相(柱)色谱法没有本质的差别,但由于它采用了新型高压输液泵、高灵敏度检测器和高效微粒固定相,使经典的液相色谱法焕发出新的活力。经过近30年的发展,HPLC在分析速度、分离效能、检测灵敏度和操作自动化方面,都达到了和气相色谱法相媲美的程度,并保持了经典液相色谱对样品适用范围广、可供选择的流动相种类多和便于用作制备色谱等优点。如今,HPLC已在生物工程、制药工业、食品工业、环境监测、石油化工等领域获得广泛的应用。

HPLC又称为高压液相色谱、高速液相色谱、高分离度液相色谱或现代液相色谱,它的独特之处可通过以下比较加以说明。

1. 与经典液相(柱)色谱法比较　经典液相(柱)色谱法使用粗粒多孔固定相,装填在大口径、长玻璃柱管内,流动相仅靠重力流经色谱柱,溶质在固定相的传质、扩散速度缓慢,柱入口压力低,仅有低柱效,分析时间冗长。HPLC使用了全多孔微粒固定相,装填在小口径、短不锈钢柱内,流动相通过高压输液泵进入高柱压的色谱柱,溶质在固定相的传质,扩散速度大大加快,从而在短的分析时间内获得高柱效和高分离能力。经典液相(柱)色谱法和HPLC的比较可见表8-4。

表8-4　HPLC与经典液相(柱)色谱法的比较

项目	HPLC	经典液相(柱)色谱法
色谱柱:柱长/cm	10~25	10~200
柱内径/mm	2~10	10~50
固定相粒度:粒径/μm	5~50	75~600
筛孔/目	300~2 500	30~200
色谱柱入口压力/MPa	2~20	0.001~0.1
理论塔板数/m	2×10^3~5×10^4	2~50
进样量/g	10^{-6}~10^{-2}	1~10
分析时间/h	0.05~1.0	1~20

2. HPLC的特点

(1)分离效能高　由于新型高效微粒固定相填料的使用,液相色谱填充柱的柱效可达2×10^3~5×10^3块/m理论塔板数。

(2)选择性高　由于液相色谱柱具有高柱效,并且流动相可以控制和改善分离过程的选择性。因此,HPLC不仅可以分析不同类型的有机化合物及其同分异构体,还可分析在性质上极为相似的旋光异构体,并已在合成药物和生化药物的生产控制分析中发挥了重要作用。

(3)检测灵敏度高　在HPLC中使用的检测器大多数都具有较高的灵敏度。如被广泛使用的紫外吸收检测器,最小检出量可达10^{-9} g;用于痕量分析的荧光检测器,最小检出量可达10^{-12} g。

(4)分析速度快　由于高压输液泵的使用,相对于经典液相(柱)色谱,其分析时间大大缩短,当输液压力增加时,流动相流速会加快,完成一个样品的分析时间仅需几分钟到几十分钟。

HPLC除具有以上特点外,它的应用范围也日益扩展。由于它使用了非破坏性检测器,样品被分析后,在大多数情况下,可除去流动相,实现对少量珍贵样品的回收,可用于样品的纯化制备。

二、基本概念和理论

HPLC 理论是研究组分在 HPLC 过程中的运动规律;解释色谱流出曲线,研究色谱保留值和影响色带扩张的因素;研究各因素的影响规律,可利用这些基本概念和理论来解释或了解实际应用时经常出现的影响色谱分离的因素。以下是几个重要的参数。

1. 分配系数(K_D)　为组分在两相间达到瞬间平衡时于固定相流与流动相中的浓度比,即:

$$K_D=\frac{组分在固定相中的浓度}{组分在流动相中的浓度}=\frac{C_s}{C_m}=\frac{n_s/V_s}{n_m/V_m} \tag{6}$$

式中,n_s、n_m分别分别为组分在固定相和流动相中的量(重量、克分子数)

$$\ln K_D=\frac{-\Delta G^\circ}{RT} \tag{7}$$

式中,$-\Delta G^\circ$为平衡体系的标准自由能的标准;R 为气体常数;T 为温度。

2. 容量因子(k')　即:

$$k'=\frac{组分在固定相中的浓度}{组分在流动相中的浓度}=\frac{n_s}{n_m} \tag{8}$$

容量因子是色谱法中广泛采用的保留值的参数。组分与固定相间的作用力越小,越容易流出,越快地通过柱子,其容量因子越小。k'的最佳值为 2 ~ 5,k'改变可通过调节流动相的极性来实现,对正相色谱来说,流动相极性增加,k'减小;反相色谱则相反,即流动相极性增加,k'增大。

3. 选择性因子(α)　即:

$$\alpha=\frac{k'2}{k'1}=\frac{t_{R2}}{t_{R1}} \tag{9}$$

一个色谱系统的分离度是该系统分离两个组分的能力的指标。选择性因子 α,同时也成为分离系数,它取决于两个色带间相隔距离及色带本身的宽度,改变 α 是改变后一组分相对于前一组分的保留时间。α 的改变可以选择不同的固定相或流动相来实现。

4. 理论塔板数(n)　理论塔板数是反映组分在固定相和流动相中动力学特性的重要色谱参数,是代表色谱柱分离效能的重要指标。理论塔板数(n)的计算如下:

$$n=5.545\left(\frac{t_R}{W_{1/2}}\right)^2=16\left(\frac{t_R}{W_b}\right)^2 \tag{10}$$

式中,t_R为保留时间;W_b为峰宽。常用理论塔板数 n 来衡量一个色谱柱的柱效。理论塔板数越大,组分在两组间达到分布平衡的次数就越多,色谱峰宽度就越窄,反之,则异。

5. 速率理论　HPLC 中,色带的扩散现象主要有 3 个因素:①涡流扩散或多路径[multiple path(H_p)],这是由柱内填料的装填均匀程度所引起的色谱峰展宽因素,由这种展宽引起的柱效变化与色谱柱填料的均匀度和装填技术成正比,填料粒度越小,粒度范围越窄,装填得越均匀致密,涡流扩散的影响也就越小。②纵向扩散或分子扩散[molecular diffusion(H_d)],这是由当组分分子在色谱柱内随流动相向前移动时,由分子本身运动所引起的纵向扩散所引起的峰展宽。纵向扩散与组分分子在流动相中的扩散系数成正比，而与流动相流速成反比，所以当流动相流速较大时，由分子纵向扩散引起的影响可忽略不计。③传质或质量转移[masstransfer(H_s、H_m 及 H_{sm})]，H_s 为组分分子在固定相内的传质过程引起的峰展宽因素，H_m 为组分分子在流动相中的传质过程引起的峰展宽因素，H_{sm}为组分分子在固定相孔隙内滞留的流动相中的传质过程引起的峰展宽因素。以上各个因素组合起来的公式如下：

$$H=H_p+H_d+H_s+H_m+H_{sm} \tag{11}$$

根据对以上各个影响因素的分析，要得到好的分析检测效果，减少色谱峰展宽，必须减小填料粒径，提高填料装填的均匀度及采用低黏度的流动相以加快传质速率，从而提高柱效。

6. 分离度(R)　分离度是基于柱效率 H 和组分对固定相的分配效率而定的。R 表示 2 个相邻色谱峰真正的分离情况。如果某一固定相较适合被分离组分，R 的计算公式为：

$$R=\frac{t(t_{R_2}-t_{R_1})}{W_{b1}+W_{b2}} \tag{12}$$

式中，W_{b2} 及 W_{b1} 是色谱峰基线宽度；t_{R2} 及 t_{R1} 是组分 2 和组分 1 的保留时间。分离度与柱效(n)、选择性因子(α)及容量因子(k')之间的关系如下：

$$R=\frac{n^{1/2}}{4}\left(\frac{\alpha-1}{\alpha}\right)\left(\frac{k_2}{1+k_2}\right) \tag{13}$$

式中，选择性因子(α)$=K_2/K_1=k2/k1$，若 $k_2=k_1$，则 $\alpha=1$，$\alpha-1=0$，$R=0$，二组分无法分离。所以分配系数不等是分离的前提，在该前提下，n、α 及 k 越大，R 越大。改变多元溶剂系统的配比，洗脱能力改变，则 t_R 改变，k 改变；而 n 主要由色谱柱性能来决定。

三、仪器与设备

由经典柱色谱发展到 HPLC，主要是对前者作了三大改进。首先，应用了各种高效能的固定相，使液相色谱分析法达到了高效；其次，由高压泵加压解决了使流动相以一定速度流过色谱柱的问题；最后，采用了先进的高灵敏度检测器。以上 3 个方面的改进，使 HPLC 具有了高压、高效、高速、高灵敏度的特点。

高效液相色谱仪一般由高压输液系统、进样器、色谱柱、检测器、数据采集与处理系统几部分组成。

当样品用进样器注入后，即被高压输液泵输送的洗脱液带入，并在流动相和固定相之间进行色谱分离。经分离后的各个组分，依次流进检测器的流动样品池进行检测，并将检测信号送入数据采集与处理系统，描记出各组分的色谱峰。必要时，流出检测器的各组分，可依次进行自动收集。仪器各主要组成(图 8-15)及其功能，分别介绍如下：

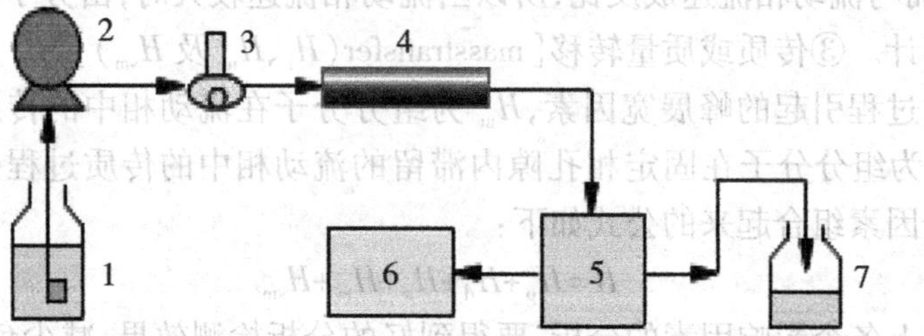

图 8-15 高效液相色谱图的流程

1. 流动相容器;2. 高压输液泵;3. 进样器;4. 色谱柱;5. 检测器;6. 工作站;7. 废液瓶

1. 高压输液系统　高效液相的输液系统包括储液瓶、高压输液泵、梯度洗脱装置等。

(1)储液瓶　存放洗脱液的容器,其结构材料对洗脱液必须是化学惰性的。常用的材料为玻璃、不锈钢或表面喷涂聚四氟乙烯的不锈钢等。溶剂进入高压泵前应预先脱气,以免由于柱后压力下降使溶解在载液中的空气自动脱出形成气泡而影响检测器的正常工作。常用的脱气方法有:①低压脱气法。采用电磁搅拌水泵抽空。由于抽真空会导致溶剂蒸发,对二元或多元洗脱液的组成会有影响,故此法仅适用于单一组成的洗脱液。②超声波脱气法。将洗脱液置于超声波清洗槽中,以水为介质超声脱气。一般 500 mL 溶液需 20 ~ 30 min。此法方便,适于采用。这是目前采用最多的脱气方法。

(2)高压输液泵　高压输液泵是高效液相色谱仪中的关键部位之一。它将洗脱液在高压下连续不断地送入柱系统,使样品在色谱柱中完成分离过程。在高效液相色谱仪中,对高压输液泵的性能有如下要求:①流量稳定。为使色谱过程具有良好的重现性,泵的输出流量要恒定。其流量精度应为 1% 左右。②输出压力高。由于色谱柱填料颗粒细,为使洗脱液以一定的流速流过色谱柱,泵必须具有一定的输出压力,同时,输出压力应平稳,脉动小,有利于降低检测器的噪音,提高信噪比和柱效。③流量范围宽。流量可调范围大,一般在 0.01 ~ 10 mL/min 范围内可选择。④耐酸、碱缓冲液的腐蚀。⑤泵体易于清洗。

目前在高效液相色谱仪中所采用的高压输液泵,按排液性质可分为恒压泵和恒流泵;按工作方式可分为液压隔膜泵、气动放大泵、螺旋注射泵和往复柱塞泵 4 种。前两者为恒压泵,后两者为恒流泵。其中往复柱塞泵是目前在 HPLC 上采用最广泛的一种泵。

(3)梯度洗脱装置　梯度洗脱,又称溶剂程序。在色谱分离过程中,洗脱液组成按一定的速率连续改变,类似气相色谱中的程序升温。由于液相色谱中洗脱液的极性变化直接影响样品组分的保留值(或 k'),因此梯度洗脱可改善复杂样品的分离度,缩短分析周期,改善峰形和提高样品的最小检测量。一般在液相色谱中,梯度洗脱比程序升温、流速程序、重复分离和连用柱等方法有效的多。梯度洗脱装置可分为以下两类:①低压梯度洗脱装置。低压梯度洗脱又称为外梯度,它是一种在常压下洗脱液按预先规定的比例混合后,再由高压泵输入色谱柱,所以也称泵前混合。②高压梯度洗脱装置。高压梯度洗脱又称为内梯度,它是将溶剂经高压泵加压后再混合的洗脱装置。常见的是由两台高压泵、梯度程序控制器、混合器等部件组成。两台泵分别将极性不同的溶剂输入混合器,经充分混合后进入色谱柱。这是一种泵后高压混合形式。

2. 进样系统　进样系统是将分析试样导入色谱柱的装置。对于液相色谱的进样装置,要求重复性好,死体积小,保证中心进样,进样时对色谱柱系统流量波动要小,便于实现自动化等。进样系统包括取样、进样两个功能,而实现这两个功能又分手动和自动两种方式。

(1)注射器进样　这种进样方式是用微量注射器刺过色谱柱上端进样器的隔膜,直接注入到色谱柱相连的进样头内。这种进样方式,结构简单,操作方便,价格低廉,可以达到较高的柱效。但是操作压力不能过高,进样量有限,一般小于 100 μL,进样重复性差,是该进样方式的缺点。

(2)阀进样　采用阀进样,可以在常压下,将样品溶液导入进样阀,经阀切换操作直接在高压状态下把样品送入色谱柱,不需要停流。进样量由固定体积的定量环或微量注射器控制,所以重复性较好。一般有六通进样阀、双路进样阀等类型,其中六通进样阀最为常用,它由阀体、阀芯、储样管、手柄、旋转密封环组成。阀体和阀芯为不锈钢制成,旋转密封环为聚四氟乙烯等材料制成;阀芯和旋转密封环由同一手柄带动旋转。密封环上有 3 个互不相通的沟槽供样品和流动相流动。进样后,储样管内的样品即被流动相带入色谱柱中。六通进样阀的优点是进样量可变化范围大,进样量也较大,可适用于制备分离,重复性好,耐压高(可达 200 kg/cm^2)和易于自动化,缺点是阀的死体积大,进样后清洗麻烦,且容易引起色谱峰的展宽。

(3)自动进样器进样　自动进样器在程序控制下,可进行自动取样、进样、清洗取样系统等一系列工作,操作者只需将样品按顺序装入储样装置,然后按设定好的程序进行试验即可。下面介绍比较典型的圆盘式自动进样装置,其工作步骤如下:①电机带动储样盘旋转,将待分析样品瓶置于取样器下方;②电机正转,丝杆带动滑块向下移,把取样针刺入样品瓶塑料盖,滑块继续下移,样品溶液经管道流入进样阀定量管,完成取样动作;③进样阀切换完成进样;④电机反转,丝杆带动滑块上移,取样针恢复原位。

3. 色谱柱　色谱柱是高效液相色谱仪分析与分离的核心部件,要求分离度高,柱容量大,分析速度快。要达到好的分离性能,除了与固定相本身的性能有关,还与色谱柱结构、装填和使用技术等有关。不同供应商的色谱柱,甚至来源相同的同一型号色谱柱,也可能存在很大差异,如不同的色谱柱在理论塔板数、谱峰的对称性、保留值、峰间距以及使用寿命等方面会有所不同。

(1)色谱柱结构　色谱柱的柱长,在理论上与柱效成正比关系,增加色谱柱长度可以提高柱效。由于微粒固定相的采用,加上目前的装填设备和技术,通常柱长在 100 ~ 300 mm才能获得较好的装填效果。

分析型的色谱柱内径,一般为 4.6 mm。由于柱技术的发展,内径 2 mm 的色谱柱已作为常用柱径。实验制备型柱,内径一般为 20 ~ 40 mm。色谱柱管材料均采用优质不锈钢,内壁要求精细抛光加工,不允许有轴向沟痕,以免影响色谱过程的良好进行,引起色谱区带的展宽,降低柱效。

(2)色谱柱的填料　常用硅胶微粒作为担体。填料的特性决定色谱柱的性能,填料颗粒的大小、形状、均匀性、表面积、孔径、孔体积等均会影响色谱柱的效率。填料粒度小,粒度均匀,规则球形,有利于提高柱效。常用的柱填料微粒有两大类型:①表面多孔性(薄壳型)。这类填料的中心为一个惰性的硬核(如实心玻璃球),在核的表面包一层很薄的多孔物质,如硅胶、氧化铝、聚酰胺、离子交换树脂或化学键合相。这类填料是现代液相色谱中使用的第一代优质填料。②全多孔微粒型填料。分球型和无定型两种,颗粒直径为 5 ~ 10 μm,筛选范围一般为±1 ~ 2 μm,这是目前 HPLC 分析中广泛使用的一种(表 8-5)。

粒度大小在色谱分离中极为重要,实验结果表明:理论塔板数与填料粒度成正比,但柱压降与填料粒度的平方成反比,权衡利弊,选用小颗粒填料时应选用短柱。约 5 μm 的微粒直径能够很好地兼顾分析柱的柱效、反压和寿命,而更小的多孔微粒(如 3 μm)对快速分离很有用,小至 1.5 μm 的薄壳微粒则对快速分离蛋白质等大分子较有用。总的来说,3 μm 或 5 μm 的全多孔微球填充色谱柱能满足大多数分离的需要,故推荐大多数的方法建立时使用这些粒度的色谱柱。

表 8-5 常用的 HPLC 分析柱的填料规格及用途

特性	用途
5 μm 全多孔微粒	大多数分离
3 μm 全多孔微粒	快速分离
1.5 薄壳微粒	极快速分离(尤其是大分子)
7 ~ 12 nm 孔径,150 ~ 400 m^2/g(小孔)	小分子分离
15 ~ 100 nm 孔径,10 ~ 150 m^2/g(大孔)	大分子分离

(3)色谱柱性能的考察 色谱柱的性能不仅与填料特性和填充技术有关,还与测试时的实验条件有关。因此,考察柱性能时应在一定的标准实验条件,如流动相、流速、溶质、温度等因素下进行。柱性能的评价指标有:①柱效。应有高的理论塔板数,常用柱的 n 值表示,柱效指分析柱而言。各类常用的色谱柱的测试条件见表 8-6,流速均为 1.0 mL/min。②分析速度。应有短的冲洗时间,保留时间 t_R 一般小于 30 min。③峰的对称性。可用峰的不对称因子来衡量,填充良好的色谱柱,不对称因子应在 0.8 ~ 1.2 范围内。否则,可能是柱子填装的不均匀。除此以外,峰的对称性也可用拖尾因子(T)来衡量,T 的计算公式为:$T = W_{0.05h}/2d_1$(式中,$W_{0.05h}$ 为 0.05 峰高处的峰宽;d_1 为峰极大至峰前沿的距离),一般 T 值应为 0.95 ~ 1.05。④柱渗透性。可用柱压降来衡量,柱压降越小,柱的渗透性越好,分离速度越快。如一根 4.6 mm×150 mm(ODS,C_{18})的反相柱,以甲醇为流动相,流速为 1.0 mL/min,柱压应小于 70 kg/cm^2。

表 8-6　常用各类色谱柱的测试条件

色谱柱	样品	流动相	理论塔板数(n)
硅胶柱	苯、萘、联苯及菲的混合物(己烷配制)	干燥己烷	≥30 000 m^{-1}
ODS 柱(C_{18})	苯、萘、联苯及菲的混合物(己烷配制)	甲醇-水(83 : 17)	≥20 000 m^{-1}
氰基与氨基柱	偶氮苯、氧化偶氮苯及硝基苯的混合物	正庚烷	≥15 000 m^{-1}
强碱性阴离子交换柱	邻、间、对-苯二甲酸的混合物	0.02 mol/L $NaNO_2$ 溶液(pH 值为 9.2)	≥10 000 m^{-1}
强酸性阳离子交换柱	芳胺、吡啶及 8-羟基喹啉的混合物	0.15 mol/L $NaNO_2$溶液	≥10 000 m^{-1}

由以上条件测得各组分的理论塔板数(n)及相邻组分的分离度($R \geq 1.5$)。

4. 检测器　检测器是高效液相色谱仪的三大关键部件之一。它的作用是连续地将色谱柱中流出的组分含量随时间的变化,转换成易于测量的电信号,记录下来,得到样品组分分离的色谱图,并根据色谱峰的位置、形状和大小进行定性、定量分析及判断分离情况的优劣。

检测器按其应用范围分为通用型检测器和专用性检测器两大类。通用型检测器是连续地测量流出物(包括溶剂和溶质)总体特性变化的检测器,常用的有示差折光检测器、蒸发光散射检测器、介电常数检测器等。由于这类检测器测量任何液体都存在的物理量,因此适用范围很广。但由于它对溶剂本身有响应,因此易受温度、流量等因素的影响,造成较大的噪声和漂移,灵敏度低,不适用于痕量分析。专用型检测器是测量被测组分所具有的某一特性变化的检测器,又称溶质性质检测器,它选择性地测量样品有别于溶剂的某一特性,仅对某些被测组分响应灵敏,而对流动相本身没有响应或响应很小,所以是选择性的检测器。这类检测器的灵敏度高,受外界影响小,且可用于梯度洗脱,但由于它只能选择性地响应某些物质,这就限制了其应用范围。常用的检测器有紫外检测器、荧光检测器、电化学检测器、化学发光检测器等。目前,紫外检测器是使用最广泛的检测器,其次是示差折光检测器和荧光检测器。一台性能完备的色谱仪应配有一种通用型检测器和几种专用型检测器,供实际工作需要时选用。

(1)检测器的性能指标　评价不同原理制造的检测器,通常按下列几个主要方面来考虑。

1)噪声和漂移:噪声(noise)是指与被测样品无关的检测器输出信号的随机扰动变化,分为短噪声和长噪声两种形式。短噪声又称"毛刺",由比色谱峰的有效值频率更高的基线扰动构成,短噪声的存在并不影响色谱峰的分辨。长噪声是由与色谱峰相似频率的基本扰动构成的,它会影响色谱峰的分辨。出现长噪声的主要原因是检测器本身组件的不稳定,或是对环境温度变化及流量波动很敏感,流动相含有气泡或被污染等。漂移(drift)是指基线随时间的增加朝单一方向偏离。它是比色谱峰有效值更低频率的输出扰动,不会使色谱峰模糊,但是为了有效工作需要经常调整基线。造成漂移的原因是电源电压不稳、温度及流量的变化、固定相的流失、更换的新溶剂尚未完全平衡等。噪声和漂移都是不希望有的,需设法降低或消除,以免影响分析工作的误差和检测能力。

2)灵敏度:灵敏度(sensitivity)是指一定量的物质通过检测器时所给出的信号大小叫做该物质的灵敏度,又称响应值,是衡量检测器质量的重要指标。实验表明,一定量的物质(W)进入检测器后,会产生一定强度的响应信号(R)。如果以 R 对 W 作图,得到一曲线,曲线的斜率即为检测器的灵敏度(S):

$$S=\Delta R/\Delta W \tag{14}$$

式中,ΔR 为信号的增值;ΔW 为样品量增加。

因此,灵敏度是响应信号对进样量的变化率。首先,同一检测器,不同样品的斜率不一样,斜率越大灵敏度越高,即检测器的灵敏度与样品性质有关,使用这种方法计算灵敏度时,须同时说明是何种样品及何种溶剂。其次,对检测器的进样量是有限度的,超过最大允许进样量时,响应值不再与样品量成线性关系。

3)检测限:检测限(detectability)是指在噪声背景下恰能产生可辨别信号时进入检测器的样品量。检测限与噪声有关,沿用气相色谱的规定,等于两倍噪声,即响应值为两倍噪声时所需的样品量。

$$D=2N/S \tag{15}$$

式中,D 为检测限;N 为噪声;S 为灵敏度。

检测限是检测器的重要特性指标,在评价检测器的优劣时不可缺少。检测器噪声越小,检测限也越小,说明检测器的检测能力强,性能好。具有一定噪声水平的同一仪器,灵敏度高的物质检测限小。

4)线性范围:检测器的线性范围(linear range)是指响应信号与试样量之间保持线性的范围,以呈线性响应的样品量上、下限来表示。检测器的响应信号 R 与样品浓度 C 之间的关系如下:

$$R=BC^{X} \tag{16}$$

式中,B 为比例常数;X 为检测器的响应指数。当 $X=1$ 时,$R=BC$,为线性响应;当 $X\neq1$ 时,则认为是非线性响应了。

当然,由于电子和机械等原因,检测器不可能做到绝对线性。实际上,只要 $X=0.99\sim1.02$,就可认为是线性响应了。在线性范围内,用输出信号大小进行定量分析既方便又准确。若非线性部分,以输出信号大小判断样品含量,将产生偏差。检测器有一定的线性范围,一般希望这个范围尽可能大些,以便兼顾大量和痕量的测定工作。

(2)各类检测器

1)紫外检测器:紫外检测器(ultraviolet detector,UVD)测量的是物质对紫外光的吸收,属于吸收光谱分析类型的仪器。无论采取什么设计方法,其工作原理都是基于光的吸收定律——朗伯-比耳定律。该定律指出,当一束单色光辐射通过物质溶液时,如果溶剂不吸收光,则溶液的吸光度与吸光物质的浓度和光经过溶液的距离成正比。

$$I=I_0e^{-\varepsilon Cl}\quad T=I/I_0\quad A=\log(I/I_0)=\varepsilon Cl$$

式中，I_0为入射光强度；I 为透射光强度；ε为摩尔吸收系数；C 为样品的摩尔浓度；l 为样品池的光路长度；T 为透射率；A 为吸收度(或消光值、光密度)。

由上式可见，吸收度与吸光系数、浓度和光路长度呈直线关系，而检测器的光电元件的输出信号与透射率成正比。为了定量计算的方便，在仪器中采用对数放大器，将透射率换成吸收度，使仪器输出信号与样品浓度呈直线关系。因此，紫外检测器属于浓度型检测器。紫外-可见光检测器的灵敏度很大程度上取决于样品的摩尔吸光系数。摩尔吸光系数表明物质分子对特定波长辐射的吸收能力，是物质的重要特性。ε的大小与物质的分子结构、波长有关，不同类型物质的ε值差别很大，这是由于这些物质分子中某些基团的存在。当用光照射时，基团中的电子吸收光能发生能级改变，同时伴随着振动和转动能级的改变，形成特征的强吸收带。这些基团称为生色团(或发色团)，它们都含有不饱和键或未共用电子对，如 C=C，C=O，S=C，C=N，N =O 等，能产生 π-π＊及 n-π＊的跃迁。由于跃迁时吸收的能量较低，在近紫外区和可见光区出现吸收。不饱和键的存在是有机物发色(指在 200 ~ 1 000 nm 波长光谱区内产生吸收峰)的主要条件。此外，某些基团本身不产生吸收峰，但与生色团相连时，常常引起吸收峰位移和吸收强度改变，这些基团称为助色团。主要的助色团有羟基、烃氧基、氨基、烷氧基、芳氨基等。这些基团都能引起氧原子上或氮原子上未共用电子的共轭作用。由于助色团的存在，使吸收峰的波长向长波方向移动。

紫外检测器从结构上可分为单波长式、多波长式、紫外/可见分光式和光电二极管阵列快速扫描式。其中，光电二极管阵列检测器(photodiode array detector，PDAD 或 DAD)是 20 世纪 80 年代发展起来的一种新型紫外吸收检测器，可获得全部紫外波长的色谱信号，即可以获得“在流”色谱的全部信息，并可跟随色谱峰扫描，观察色谱柱流出组分的动态光谱吸收图。其结构简单，性能优越。二极管阵列检测元件由 1024(512 或 211)个光电二极管组成，可同时检测 180 ~ 600 nm 的全部紫外光和可见光的波长范围内的信号，能够获得 A、λ、t 信息绘制出三维立体色谱图，为钨灯与氘灯的组合光源。氘灯光源发出连续光，经过消色差透镜系统，聚焦在检测池。透过光束经过入射狭缝投射到光栅，经过光栅的表面色散投射到二极管阵列元件上。光照射二极管，产生入射二极管电流，这样由光信号转换成电信号被仪器检测到。

2)示差折光检测器:示差折光检测器(refractive index detector，RID)是通过连续测定色谱柱流出液折射率的变化而对样品浓度进行检测的。任意一束光由一种介质射入另一种介质时，由于两种介质的折射率不同而发生折射现象。基于样品组分的折射率与流动相溶剂折射率有差异，当组分洗脱出来时，会引起流动相折射率的变化，这种变化与样品组分的浓度成正比。检测器的灵敏度与溶剂和溶质的性质都有关系，溶有样品的流动相和流动相本身之间折射率之差反映了样品在流动相中的浓度。响应信号与溶质的浓度成正比，它属于浓度型检测器。每种物质都有一定的折射率，原则上只要是与溶剂有差别的样品都可以用该检测器检测。因此，示差折光检测器是一种通用型检测器。样品的浓度越高，溶质与溶剂的折射率差别越大，检测器响应信号越大。示差折光检测器一般可按物理原理分成 4 种不同的设计:反射式、折射式、干涉式和克里斯琴效应示差折光检测器。它们的共同特点是检测器响应信号反映了样品流通池和参比池之间的折射率之差。

由于示差折光检测器对所有物质都有响应，是一种通用型检测器，具有广泛的适用范围。它对没有紫外吸收的物质，如高分子化合物、糖类、脂肪烷烃等都能够检测。示差折光检测器还适用于流动相紫外吸收本底大，不适于紫外吸收检测的体系。在凝胶色谱中示差折光检测器是必不可少的，尤其是对聚合物，如聚乙烯、聚乙二醇、丁苯橡胶等的分子量分布的测定。另外，示差折光检测器在制备色谱中，即使在不了解样品的物理化学性质的情况下，仍能给出有用的信息。与紫外可见吸收检测器相比，示差折光检测器的灵敏度较低，一般不用于痕量分析。因此，在不苛求灵敏度的情况下，用示差折光检测器检测还是很有效的。另外，示差折光检测器一般不能用于梯度洗脱。

3）蒸发光散射检测器：蒸发光散色检测器（evaporative light-scattering detector，ELSD）是基于溶质的光散射性质的检测器。由雾化器、加热漂移管（溶剂蒸发室）、激光光源和光检测器（光电转换器）等部件构成。色谱柱流出液导入雾化器，被载气（压缩空气或氮气）雾化成微细液滴，液滴通过加热漂移管时，流动相中的溶剂被蒸发掉，只留下溶质，激光束照在溶质颗粒上产生光散射，光收集器收集散射光并通过光电倍增管转变成电信号。因为散射光强只与溶质颗粒大小和数量有关，而与溶质本身的物理和化学性质无关，所以 ELSD 属通用型和质量型检测器。适合于无紫外吸收、无电活性和不发荧光的样品的检测。其灵敏度与载气流速、汽化室温度和激光光源强度等参数有关。与示差折光检测器相比，它的基线漂移不受温度影响，信噪比高，也可用于梯度洗脱，但不利于样品的制备。

4）荧光检测器：在高效液相色谱中，荧光检测器（fluorescence detector，FLD）的应用仅次于紫外检测器。许多有机化合物，特别是芳香族化合物、生化物质，如有机胺、维生素、激素、酶等，在被一定强度和波长的紫外光照射后，发射出较激发光波长要长的荧光。荧光强度与激发光强度、量子效率和样品浓度成正比。有的有机化合物虽然本身不产生荧光，但可以与发荧光物质反应衍生化后检测。其最大的优点是有非常高的灵敏度和良好的选择性。其灵敏度要比紫外检测法高 2～3 个数量级，且所需样品量很小，荧光检测器对痕量分析和复杂样品基质检查都很理想，一般可检测到 ng/mL 的含量，特别适合于药物和生物化学样品的分析。但荧光检测器不如紫外检测器的应用那么广泛，这是由于能引起荧光的化合物比较有限，通常必须用带荧光团的试剂衍生化后，才可进行检测。

5）质谱检测器：目前，将质谱作为检测器连接高效液相色谱仪的液质连用技术（LC-MS）已广泛使用。质谱检测器（mass spectrometry detector，MSD）能使高效液相的方法建立更加方便，同时具有以下优点：跟踪并鉴别不同色谱图中的每个峰、从痕量化合物或干扰物中找出目标化合物及辨认意外“鬼峰”和重叠干扰峰，以避免建立的方法有误。

质谱仪通常由离子源、质量分析仪和检测器 3 部分组成。这 3 部分决定了与高效液相连用的 MS 技术类型。所有的 MS 技术中，由于 MS 只能检测到带电粒子，所以被测物首先应在离子源中被离子化，然后不同质荷比（m/z）的离子被分离并在质量分析仪中聚焦。当前人们广泛采用的接口技术有：热喷雾（TSP）、等离子体喷雾（PSP）、粒子束（LINC）、大气压电离（API）和动态快原子轰击（FAB）等。表 8-7 中，比较了 LC-MS 的各种联用技术。其中,API 包括电喷雾电离(ESI)和大气压化学电离(APCI)。它是一种常压电离技术,不需要真空,减少了许多设备,使用方便,因而在近年来得到了迅速发展。ESI 和 APCI 均属于最“软”的电离方式,都能分析许多样品,目前还没有一个明确的规定判断何时使用某一种电离方式更好,但是通常认为 ESI 有利于分析生物大分子及其他极性大的化合物。另外,由于 ESI 可以产生大量的多电荷离子,因此特别适合分析蛋白质、多肽类的生物分子,而 APCI 更适合于分析极性较小的化合物。

表 8-7　LC-MS 各种联用技术的比较

技术	流速/(mL/min)	样品类型	适用的分子量范围
热喷雾(TSP)	1~2	极性水溶物如药物、代谢物	<1 000
等离子体喷雾(PSP)	0.5~2	极性小于 TSP 分析的样品	<1 000
粒子束(LINC)	0.2~1	非极性物质,如农药、脂肪酸	<1 000
大气压化学电离(APCI)	0.2~2	极性物质,如农药、偶氮染料、药物	<1 000
动态快原子轰击(FAB)	0.001~0.01	极性物质,如肽类	<10 000
电喷雾(ESI)	0.001~1	肽类、蛋白质、寡核苷酸、糖类、药物等	<200 000

除以上介绍的几种检测器以外,尚有很多其他类型的检测器在使用,如电化学检测器、化学发光检测器、红外检测器、旋光检测器、放射活性检测器等,但它们的应用尚不广泛,在此不做详细的讨论。

四、各类高效液相色谱法的应用及选择

HPLC 可依据溶质(样品)在固定相和流动相分离过程的物理化学原理分为如下几类:吸附色谱法、分配色谱法、离子色谱法和凝胶色谱法和亲和色谱五大类。其实,有些液相色谱方法并不能简单地归于这 5 类。按分离机制,有的相同或部分重叠。但这些方法或是在应用对象上有独特之处,或是在分离过程上有所不同,通常被赋予了比较固定的名称,见表 8-8。

表 8-8　HPLC 按分离机制的分类

类型	主要分离机制	主要分析对象或应用领域
吸附色谱	吸附能,氢键	异构体、族分离与制备
分配色谱	疏水分配作用	各种有机化合物的分离、分析与制备
凝胶色谱	溶质分子大小	高分子分离,分子量及其分布的测定
离子交换色谱	库仑力	无机离子、有机离子分析
离子排斥色谱	Donnan 膜平衡	有机酸、氨基酸、醇、醛分析

续表 8-8

类型	主要分离机制	主要分析对象或应用领域
离子对色谱	疏水分配作用	离子性物质分析
疏水作用色谱	疏水分配作用	蛋白质分离与纯化
手性色谱	立体效应	手性异构体分离,药物纯化
亲和色谱	生化特异亲和力	蛋白、酶、抗体分离,生物和医药分析

1. 吸附色谱　用固体吸附剂作固定相,以不同极性溶剂作流动相,依据样品中各组分在吸附剂上吸附性能的差别来实现分离。具体表现为溶质分子和流动相(溶剂)分子对固定相表面发生竞争吸附现象。

常用的固定相是活性硅胶、氧化铝、活性炭、聚乙烯、聚酰胺等固体吸附剂,所以吸附色谱也称液固吸附色谱。其中活性硅胶最常用。流动相一般是弱极性有机溶剂或非极性溶剂与极性溶剂的混合物,如正构烷烃(己烷、戊烷、庚烷等)、二氯甲烷/甲醇、乙酸乙酯/乙腈等。

液固吸附色谱使用于分离中等分子量的脂溶性样品,对具有不同官能团的化合物有较高的选择性,对同系物的分离能力较差。

2. 分配色谱　用载带在固相基体上的固定液作固定相,以不同极性溶剂作流动相,依据样品中各组分在固定液上分配性能的差别来实现分离。根据固定相和液体流动相相对极性的差别,又可分为正相分配色谱和反相分配色谱。当固定相的极性大于流动相的极性时,可称为正相分配色谱或简称正相色谱(normal phase chromatography);若固定相的极性小于流动相的极性时,可称为反相分配色谱或简称反相色谱(reversed phase chromatography)。

固定相多使用化学键合相,以硅胶为基体,利用硅胶表面的游离型或结合型的羟基进行化学键合,将各种不同极性的有机化合物以化学反应的方式通过化学键合结合到载体表面。一般极性键合相,即键合在载体表面的功能分子是具有二醇基、醚基、氰基、氨基等极性基团的有机分子,用于正相色谱的固定相;非极性键合相,即键合在载体表面的功能分子是烷基、苯基等非极性有机分子。如最常用的ODS(octa decyltrichloro silane)柱或 C_{18} 柱就是最典型的代表,它是将十八烷基三氯硅烷通过化学反应与硅胶表面的硅羟基结合,在硅胶表面形成化学键合态的十八烷基,其极性很小,常用于反相色谱的固定相。一般采用的流动相是水-甲醇、水-乙腈或水-四氢呋喃,并根据实际情况,调节甲醇、乙腈或四氢呋喃的量以改善分离度。

3. 离子色谱　用高效微粒离子交换剂作固定相,以具有一定 pH 值的缓冲溶液作流动相,依据离子型化合物中各离子组分与离子交换剂上表面带电荷基团进行可逆性离子交换能力的差别而实现分离。分为以下 3 类。

(1)离子交换色谱法　离子交换色谱法(ion exchange chromatography,IEC)使用的是低交换容量的离子交换剂,这种交换剂的表面有离子交换基团。带负电荷的交换基团(如磺酸基和羧酸基)可以用于阳离子的分离,带正电荷的交换基团(如季胺盐)可以用于阴离子的分离。由于静电场相互作用，样品阴离子以及流动相阴离子（也称淋洗离子）都与固定相中带正电荷的交换基团作用，样品离子不断地进入固定相，又不断地被淋洗离子交换而进入流动相，在两相中达到动态平衡，不同的样品阴离子与交换基的作用力大小不同，电荷密度大的离子与交换基的作用力大，在树脂中的保留时间就长，于是不同的离子相互分离。其流动相大都采用一定 pH 值的一定浓度的缓冲液和有机溶剂的混合溶液。常用的缓冲盐有磷酸盐、醋酸盐、硼酸盐和枸橼酸盐等，用于水溶性大的离子型化合物的检测，如 X^-、SCN^-、CrO_4^-、AcO^-、Na^+、K^+、Cu^{2+}、Ca^{2+} 等。

（2）离子抑制色谱法　离子抑制色谱法（ion suppression chromatography，ISC）通过调节流动相的 pH 值，在流动相中加入少量的弱酸（常用醋酸）、弱碱（常用氨水）或缓冲液（常用磷酸盐及醋酸盐）作为抑制剂，抑制组分的解离，增加其在固定相中的溶解度，以达到分离极性较弱的有机酸、碱的目的。适用于 $3.0 \leqslant pKa \leqslant 7.0$ 的弱酸和 $7.0 \leqslant pKa \leqslant 8.0$ 的弱碱的分离检测。

（3）离子对色谱　离子对色谱（ion pair chromatography，IPC）无机离子以及离解很强的有机离子通常可以采用离子交换色谱或离子排斥色谱进行分离。有很多大分子或离解较弱的有机离子需要采用通常用于中性有机化合物分离的反相（或正相）色谱。然而，直接采用正相或反相色谱又存在困难，因为大多数可离解的有机化合物在正相色谱的硅胶固定相上吸附太强，致使被测物质保留值太大，出现拖尾峰，有时甚至不能被洗脱；在反相色谱的非极性（或弱极性）固定相中的保留又太小。在这种情况下，就可采用 IPC。

IPC 也称离子相互作用色谱，是在流动相中加入适当的具有与被测离子相反电荷的离子，即"离子对试剂"，使之与被测离子形成中性的离子对化合物，此离子对化合物在反相色谱柱上被保留。保留的大小主要取决于离子对化合物的解离平衡常数和离子对试剂的浓度。离子对色谱也可采用正相色谱的模式，可以用硅胶柱，但不如反相色谱效果好，多数情况下采用反相色谱模式，所以离子对色谱也常称反相离子对色谱。常用的离子对试剂有四甲基铵、四丁基铵、三辛胺、三庚胺、十六烷三甲铵、各类烷基磺酸盐、芳香基磺酸盐等。

4. 体积排阻色谱　采用化学惰性的多孔性凝胶作固定相，如聚苯乙烯凝胶、亲水凝胶、无机多孔材料。按固定相对样品中各组分分子体积阻滞作用的差别来实现分离。样品分子与固定相之间不存在相互作用力（吸附、分配和离子交换等），因而凝胶色谱又常被称作体积排斥色谱、空间排阻色谱、分子筛色谱等。比固定相孔径大的溶质分子不能进入孔内，迅速流出色谱柱，不能被分离；比固定相孔径小的分子才能进入孔内而产生保留，溶质分子体积越小，进入固定相孔内的概率越大，于是在固定相中停留（保留）的时间也就越长。以水溶液作流动相的体积排阻色谱法，称为凝胶过滤色谱（gel filtration chromatography），主要适合于水溶性高分子的分离；以有机溶剂作流动相的体积排阻色谱法，称为凝胶渗透色谱法（gel permeation chromatography），主要适合于脂溶性高分子的分离。

5. 亲和色谱　是利用蛋白质或生物大分子等样品与固定相上生物活性配位体之间的特异亲和力进行分离的液相色谱方法。其固定相为将具有生物活性的配位体以共价键结合到不溶性固体基质（通常为凝胶，如琼脂糖衍生物、多孔玻璃等）上，用具有不同 pH 值的缓冲溶液作流动相，依据生物分子（氨基酸、肽、蛋白质、核碱、核苷、核苷酸、核酸、酶等)与基体上键联的配位体之间存在的特异性亲和作用能力的差别,而实现对具有生物活性的生物分子的分离。亲和色谱是吸附色谱的发展,在分离过程中涉及疏水相互作用、静电力、范德华力和立体相互作用。主要用于蛋白质和生物活性物质的分离与制备。

分离方式是按固定相的分离机制分类的,选定了固定相(色谱柱)基本上就确定了分离方式。当然,即使同一根色谱柱,如果所用流动相和其他色谱条件不同,也可能成为不同的分离方式。选择分离方式大体上可以参照图8-16。

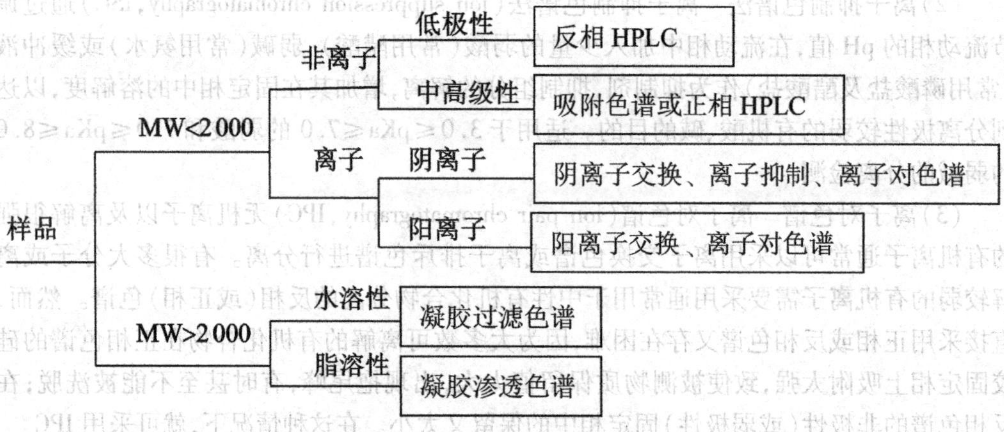

图8-16 分离方式的选择原则

五、HPLC在中药中的分析应用

近几年来,随着中药开发的快速发展,HPLC在中药的药品质量分析和质量标准的研究制定中日益发挥着越来越重要的作用。

1.分析前样品的预处理 由于中药提取物的成分非常多,其有效成分通常按一般方法很难分离和定量,样品中所含大量杂质对所测成分产生明显的干扰,如果将样品未经任何处理直接进样,容易导致色谱系统污染,柱效下降,色谱柱寿命降低,甚至迅速报废。因此,采用HPLC对中药提取物或制剂进行质量分析,必须重视对样品进行相应的预处理。

(1)柱污染来源 ①某些难洗脱的组分:在一定的流动相下,有些组分的k'值很大,被吸附在固定相上,很难被洗脱下来,随着分析样本数量的增加,难流出组分在柱中逐渐富集,使色谱柱污染。对此,应采取的对策是把难流出的组分与待测组分分开,然后进样。②流动相的杂质。由于使用纯度较低的试剂或由于流动相本身含有较多杂质,导致色谱柱的损害。因此采取的对策是选用纯度到达要求的试剂,并用微孔滤膜过滤,以减少由于流动相本身不合格造成的色谱柱污染。③样品中杂质。样品中的杂质系指干扰正常分析的物质。如在分析生物碱时,一些非生物碱的物质,如多糖、蛋白质、脂溶性成分等,易干扰正常分析,均应设法除去。

(2)样品预处理的方法 通常的原则是处理后的样品极性范围越窄越好,当然要保证待测组分的最大回收。如ODS反相柱,要求最大程度去掉脂溶性杂质;而硅胶柱则要最大程度地除去极性大的杂质。常用的方法如下:

1)过滤与离心:采用微孔滤膜或高速离心的方式,可方便快速除去不溶性物质及大分子的植物蛋白、多糖、树脂等杂质。

2)溶剂提取方法:这是中药样品预处理中最常用的方法之一,如对生物碱和有机酸首选酸碱提取或离子对的方式进行处理,其次可选择适当强度的溶剂,以不同的方式提取(索氏提取、渗滤、超声、热回流等方式)精制。

3)普通色谱法。当溶剂提取法不能适用时,可采用下列方法:①薄层层析法,用薄层层析法对中药样品进行精制,该方法具有净化彻底、操作简单及条件选择方便等特点,但该方法的缺点是不易提取完全、回收率不稳定,有时回收率值偏低。②柱层析法,选择不同的吸附剂如氧化铝、硅胶、硅藻土、聚酰胺、大孔树脂、纤维素、葡聚糖凝胶,用不同的洗脱液进行处理。该方法的特点是样品净化彻底,回收率较稳定,但缺点是操作麻烦。通常情况下中性氧化铝适于纯化处理生物碱、强心苷类药物;硅藻土适于处理生物碱、有机酸、中性物质;硅胶、硅酸镁适于脂溶性物质;聚酰胺适于黄酮类化合物;大孔树脂适于皂苷、多糖;葡聚糖凝胶适于以上化合物按分子量大小进行分级。对不同的成分选择相应的纯化层析方式,保留被测组分,洗脱除去干扰物质。

4)固相萃取:固相填料同普通色谱法,即把填料做成小柱,成为市售商品,使用时遵循色谱基本原理,根据样品的具体情况选择适合的萃取柱和洗脱液,操作方法同普通色谱法,使用非常方便,但成本相对较高。

2. 应用实例

(1)含生物碱的常用中药分析实例

1)苦豆子中槐果碱的测定:供试品溶液与对照品溶液的制备:取苦豆子药材100 mg,置于100 mL量瓶中加甲醇80 mL超声提取20 min,冷却,加甲醇定容至刻度,滤过,取滤液1 mL置于10 mL量瓶中,加35%乙腈溶液稀释定容,作为供试品溶液。精密称取槐果碱,用35%乙腈溶液制成浓度为0.05 mg/mL的标准溶液。

色谱条件:以乙腈-0.05 mol/L磷酸二氢钾缓冲液(pH值为3.0)-十二烷基磺酸钠(SDS)(35∶65∶0.1)为流动相,Inertsil ODS C_{18}柱(4.6 mm×250 mm,5 μm),流速:1.0 mL/min,检测波长为205 nm。从苦豆子中分离出苦参碱、槐果碱、槐定碱、氧化苦参碱、氧化槐果碱、金雀花碱等多种生物碱。

2)复方连芎片中盐酸小檗碱的含量[28]:供试品溶液和对照品溶液的制备:取本品10片,刮去薄膜衣,研细,取0.5 g,精密称定,置具塞三角烧瓶中,加入甲醇25 mL,密塞,称定重量,超声处理30 min,取出,放冷,加甲醇补足减失的重量,摇匀,0.45 μm微孔滤膜滤过,取续滤液作为供试品溶液。精密称取盐酸小檗碱对照品适量,置50 mL容量瓶中,加甲醇溶解并稀释至刻度,摇匀,配制成0.064 mg/mL的对照品溶液。

色谱条件:色谱柱为Hypersil ODS C_{18}柱(200 mm×4.6 mm,5 μm),流动相为乙腈-0.05 mol/L磷酸二氢钾(48∶52),每100 mL流动相中加入十二烷基磺酸钠0.17 g,流速为1.0 mL/min,检测波长为345 nm。色谱图见图8-17。

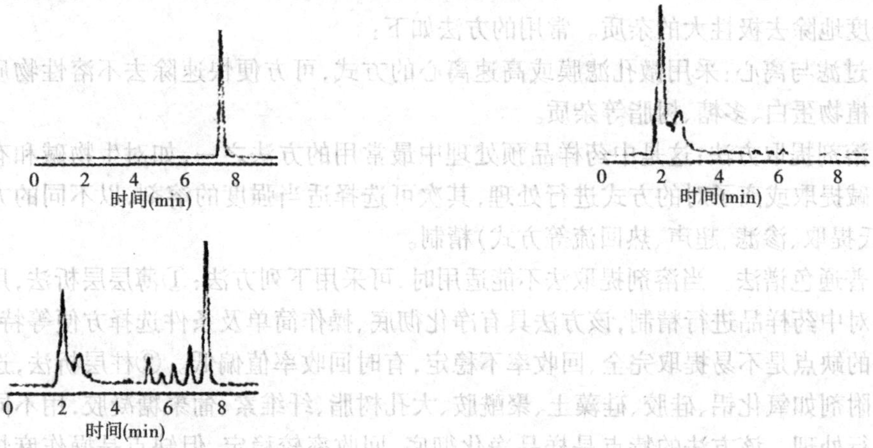

对照品　　空白　　样品

图 8-17　复方连芍片中盐酸小檗碱的含量的 HPLC 图

3）蝉花菌丝体粉胶囊中腺苷的含量测定

供试品溶液和对照品溶液的制备：取蝉花菌丝体粉胶囊内容物约 0.2 g，精密称定，置茄形瓶中，精密加入水 5 mL，加塞，超声处理 60 min（超声功率为 100 W），精密加入甲醇 5 mL，摇匀，冷却，滤过，取续滤液即得。精密称取经五氧化二磷干燥过夜的腺苷对照品，加 50% 甲醇配制成每 1 mL 含 0.1 mg 的溶液，作为对照品溶液。

色谱条件：色谱柱为 Inertsil C_{18} 柱（3.9 mm×150 mm，4 μm），流动相为甲醇-0.05 mol/L磷酸二氢钾水溶液（15∶85），检测波长为 260 nm，流速 1.0 mL/min，进样量 10 μL。色谱图见图 8-18。

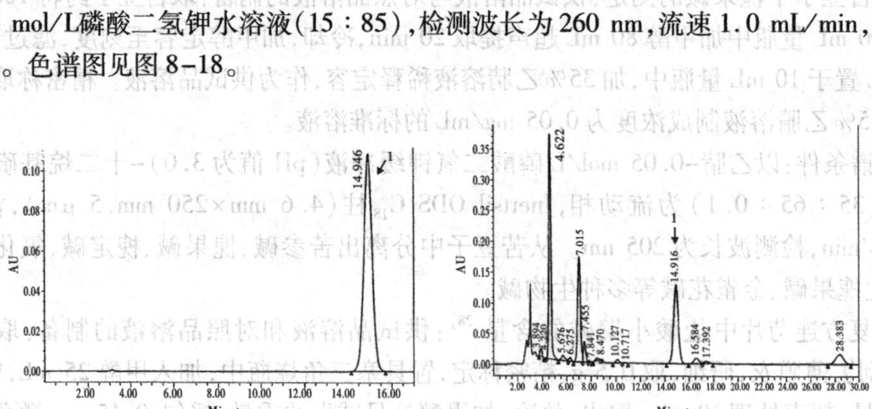

对照品　　样品

图 8-18　蝉花菌丝体粉中腺苷的含量的 HPLC 图

4）泉宁颗粒中葫芦巴碱的含量测定

供试品溶液和对照品溶液的制备：精密称取 0.15 g 样品，置 10 mL 容量瓶中，加入水适量使近刻度，超声提取至完全溶解，冷却，水稀释至刻度，过滤，取续滤液作为供试品溶液。精密称取胡芦巴碱对照品，加水配制成每 1 mL 含胡芦巴碱约 0.02 mg 的溶液，作为对照品溶液。

色谱条件：色谱柱为 KR100-5NH2 柱（4.6 mm×250 mm，5 μm），流动相为乙腈-水（80：20），检测波长为 264 nm，流速 1.0 mL/min，进样量 10 μL。

（2）含皂苷的常用中药分析实例

1）高效液相色谱蒸发光散射检测法测定肾康宁片中黄芪甲苷的含量[29]

供试品溶液和对照品溶液的制备：取本品 40 片，去薄膜衣，称定，研细，取 4 g，精密称定，置具塞三角烧瓶中，精密加入 50% 甲醇 50 mL，称重，超声处理 30 min，放冷，称重，加 50% 甲醇补足重量，滤过，精密量取滤液 25 mL，蒸干，残渣加水 30 mL 微热使溶解，用水饱和的正丁醇提取 4 次，每次 30 mL，合并正丁醇液，用氨试液洗涤 2 次，每次 30 mL，弃去洗液，正丁醇液蒸干，残渣用甲醇溶解，转移至 5 mL 量瓶中，摇匀，用微孔滤膜（0.45 μm）滤过，滤液作为供试品溶液。精密称取经五氧化二磷减压干燥 24 h 的黄芪甲苷对照品适量，加甲醇制成每 1 mL 含 0.518 mg 的溶液作为对照品溶液。

色谱条件：色谱柱为 Agilent C18 柱（4.6 mm×250 mm，5 μm），流动相为甲醇-水（82：18），流速为 0.5 mL/min，柱温 25 ℃，样品进样量为 20 μL，蒸发光散射检测器，漂移管温度为 91 ℃，气体流速为 1.3 mL/min，理论板数按黄芪甲苷峰计应不低于 3 000。对照品、样品、阴性样品色谱图见图 8-19。

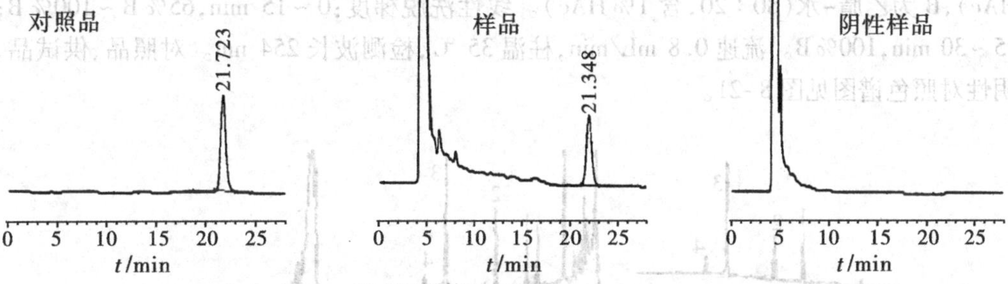

图 8-19　蒸发光散射检测法测定肾康宁片中黄芪甲苷的含量

2）HPLC 测定止鼾胶囊中三七皂苷 R1 与人参皂苷 Rg1、Rb1 含量[30]

供试品溶液和对照品溶液的制备：取本品内容物 1 g，精密称定，精密加入甲醇 50 mL，称定重量，加热回流 2 h，放冷，再称定重量，用甲醇补足减失的重量，摇匀，用微孔滤膜（0.45 μm）滤过，取续滤液，作为供试品溶液。精密称取三七皂苷 R1 对照品、人参皂苷 Rg1 对照品和人参皂苷 Rb1 对照品适量，加甲醇制成每 1 mL 含三七皂苷 R1 0.1 mg、人参皂苷 Rg1 0.4 mg、人参皂苷 Rb1 0.4 mg 的混合溶液，即得。

色谱条件：色谱柱为 phenomenex C18 柱（4.6 mm×150 mm，5 μm），流动相为梯度洗脱，乙腈-水（20：80）保持 15 min，15 min 后为乙腈-水（40：60），流速 1 mL/min，检测波长 203 nm，柱温 25 ℃。对照品、样品、空白色谱图见图 8-20。

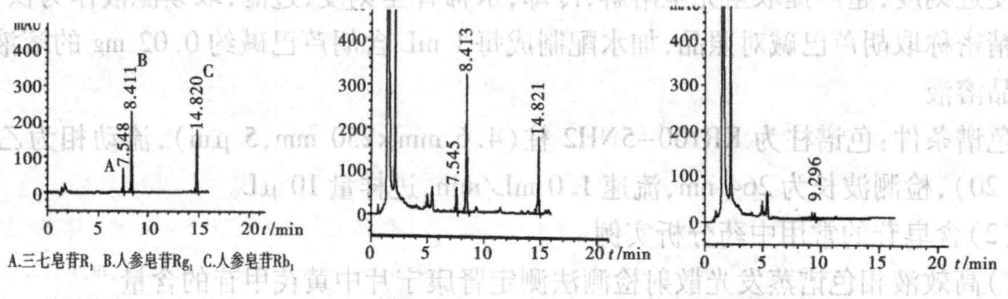

图 8-20 止衄胶囊中三七皂苷 R1 与人参皂苷 Rg1、Rb1 含量测定

(3)含蒽醌类的常用中药分析实例

• 苦黄注射液中 4 种大黄蒽醌类成分分析[31]

供试品溶液和对照品溶液的制备：精密量取苦黄注射液 5 mL，加入比例为 1∶3 的盐酸和冰醋酸的混酸 2 mL 及石油醚(60～90 ℃)100 mL，置于 70 ℃水浴中加热 2 h，分离石油醚层，再分别用 30 mL 石油醚萃取 3 次至近无色。合并石油醚液，浓缩至干，用初始流动相转移至 10 mL 容量瓶中并定容至刻度，摇匀，作为供试品溶液。精密称取一定量大黄酸、大黄素、大黄酚和大黄素甲醚对照品，用初始流动相在 10 mL 容量瓶里配制成含量分别为 0.017 5、0.016 5、0.031 7、0.010 5 mg/mL 的混合对照品溶液。

色谱条件：汉邦 Lichrospher C_{18} 柱(4.6 mm×250 mm，5 μm)。流动相：A 为水(含 1% HAc)，B 为乙腈-水(80∶20，含 1% HAc)。线性洗脱梯度：0～15 min，65% B～100% B；15～30 min，100% B。流速 0.8 mL/min，柱温 35 ℃，检测波长 254 nm。对照品、供试品、阴性对照色谱图见图 8-21。

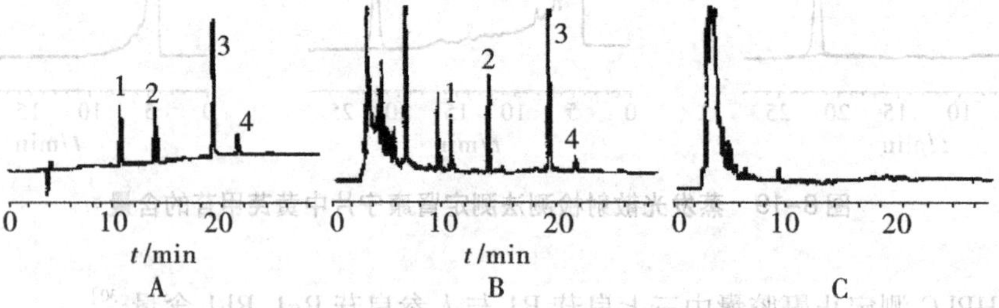

图 8-21 苦黄注射液中 4 种大黄蒽醌类成分含量

A. 对照品 1(1 大黄酸，2 大黄素，3 大黄酚，4 大黄素甲醚)；B. 供试品；C. 阴性对照

(4)含黄酮类的常用中药分析实例

• 复方银杏叶片中银杏总黄酮的含量分析[32]

供试品溶液和对照品溶液的制备：取本品 10 片，除去包衣，研细，精密称取适量(约含银杏总黄酮醇苷 19.2 mg)，置具塞锥形瓶中，精密加入甲醇 20 mL，密塞，称定重量，超声处理 30 min，放冷，再称定重量，用甲醇补足减失的重量，摇匀，滤过。精密量取续滤液 10 mL，置 100 mL 锥形瓶中，加甲醇 10 mL、25% 盐酸溶液 5 mL，摇匀，置水浴中加热回流

30 min，迅速冷却至室温，转移至 50 mL 容量瓶中，用甲醇稀释至刻度，摇匀，用微孔滤膜(0.45 μm)滤过，取续滤液，作为供试品溶液。精密称取经五氧化二磷干燥过夜的槲皮素、山柰素、异鼠李素对照品适量(15.6、17.0、10.0 mg)置 100 mL 量瓶中，加甲醇微热使溶解并稀释至刻度，摇匀，作为对照品溶液。

色谱条件：色谱柱为 Symmetry C_{18} 柱(4.6 mm×250 mm，5 μm)，流动相为甲醇–0.4%磷酸水溶液(52∶48)，流速 1 mL/min，检测波长 360 nm，柱温 35 ℃，进样量 20 μL。对照品、样品、空白对照色谱图见图 8–22。

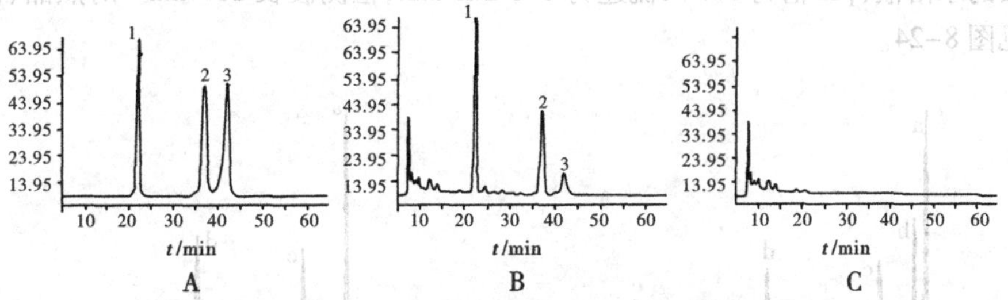

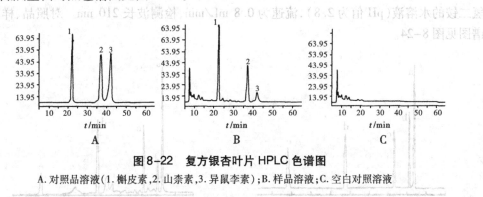

图 8–22　复方银杏叶片 HPLC 色谱图

A. 对照品溶液(1. 槲皮素，2. 山柰素，3. 异鼠李素)；B. 样品溶液；C. 空白对照溶液

(5)含木脂素类的常用中药分析实例

• 红花五味子中的木脂素的含量测定[33]

供试品溶液和对照品溶液的制备：精取药材干燥粉末 0.5 g，置具塞三角瓶中，室温条件下精密加入环己烷 50 mL，称重，密封，放置过夜，环己烷调整重量，滤过，取续滤液 40 mL 水浴蒸干，加入甲醇溶液，5 mL 容量瓶中定容，摇匀，5 000 r/min，离心 2 min，上清液即为供试品溶液。精密称取五味子酯甲、五味子甲素、五味子乙素、五味子丙素各 1 mg，用少量甲醇加热溶解，配制成置各 0.1 mg/mL 的对照品溶液。

色谱条件：色谱柱为 Sphereclone ODS 柱(250 mm×4.6 mm，5 μm)；流动相为水(A)、甲醇(B)。梯度洗脱：0～4 min，70% B；4～54 min，70% B～100% B。流速为 0.4 mL/min，柱温25 ℃；检测波长 254 nm。对照品色谱图见图 8–23。

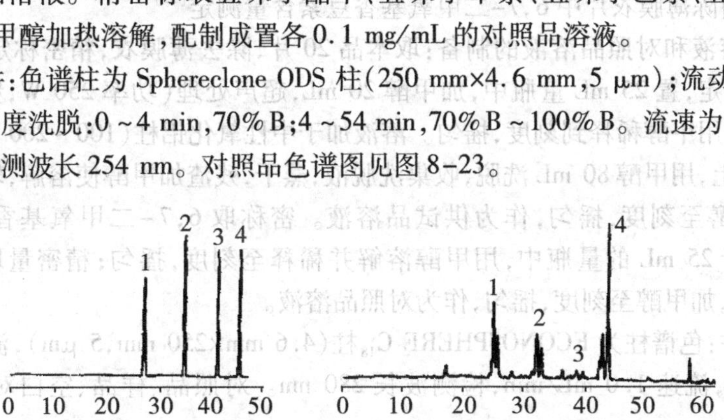

图 8–23　红花五味子中的木脂素测定类的 HPLC 色谱图

A. 对照品(1. 五味子酯甲，2. 五味子甲素，3. 五味子乙素，4. 五味子丙素)；

B. 丽江产红花五味子

(6)含有机酸的常用中药分析实例

• 保和丸中五种有机酸的检测[34]

供试品溶液和对照品溶液的制备：保和丸（浓缩丸）粉末3.0 g，置100 mL具塞锥形瓶中，精密加水40.0 g，称重。超声1 h，冷却后补足损失的重量。过滤，滤液作为供试品溶液。精密称取对照品草酸、酒石酸、苹果酸、柠檬酸、琥珀酸适量，配制成各含0.1 mg/mL浓度的对照品溶液。

色谱条件：色谱柱为Lichrospher C_{18}柱（250 mm×4.6 mm，5 μm），流动相为0.5磷酸氢二铵的水溶液（pH值为2.8），流速为0.8 mL/min，检测波长210 nm。对照品、样品色谱图见图8-24。

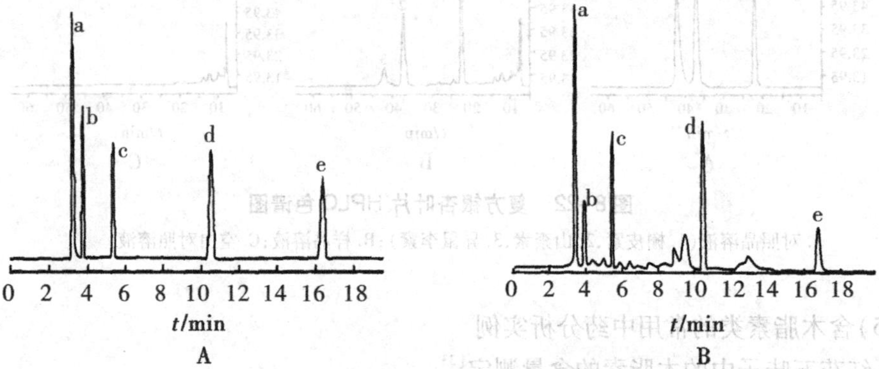

图8-24 保和丸中有机酸化合物的HPLC色谱图

A. 对照品（a. 草酸，b. 酒石酸，c. 苹果酸，d. 柠檬酸，e. 琥珀酸）；B. 保和丸提取液色谱图

(7)含香豆素类的常用中药分析实例

• 复方茵陈薄膜衣片中6,7-二甲氧基香豆素含量测定[35]

供试品溶液和对照品溶液的制备：取本品20片，除去薄膜衣，精密称定，研细，约取0.1 g，精密称定，置25 mL量瓶中，加甲醇20 mL，超声处理（功率250 W，频率20 kHz）10 min，放冷，用甲醇稀释到刻度，摇匀。溶液加于中性氧化铝柱（100～200目，10 g，内径10～15 mm）上，用甲醇80 mL洗脱，收集洗脱液，蒸干，残渣加甲醇使溶解，转移至25 mL量瓶中，加甲醇至刻度，摇匀，作为供试品溶液。密称取6,7-二甲氧基香豆素对照品12.5 mg，置于25 mL的量瓶中，用甲醇溶解并稀释至刻度，摇匀；精密量取其1 mL置10 mL量瓶中，加甲醇至刻度，摇匀，作为对照品溶液。

色谱条件：色谱柱为ECONOSPHERE C_{18}柱（4.6 mm×250 mm，5 μm），流动相为甲醇-水（45∶55），流速1.0 mL/min，检测波长280 nm。对照品、样品、空白对照色谱图见图8-25。

(8)含萜类的常用中药分析实例

• 杏灵颗粒中萜类内酯的含量测定[36]

供试品溶液和对照品溶液的制备：取杏灵颗粒，精密称定，研细，取相当于萜类内酯19.2 mg的细粉，精密称定，置具塞锥形瓶中，精密加入甲醇50 mL，称定重量，超声处理（250 W，频率33 KHz）20 min，取出，放冷，再称定重量，用甲醇补足减失的重量，摇匀，滤

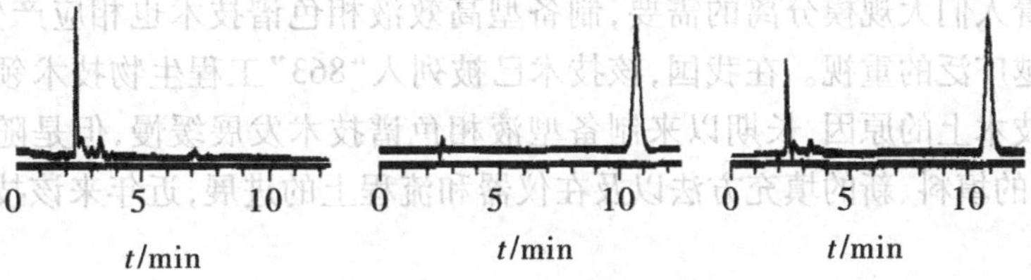

图 8-25　金银花药材中有机酸化合物检测的 HPLC 色谱图

A. 空白；B. 6，7-二甲氧基香豆素对照品；C. 样品

过，精密量取续滤液 20 mL，回收甲醇，残渣加水 10 mL，置水浴中温热使溶散，加体积分数 2% 盐酸溶液两滴，用醋酸乙酯振摇提取 4 次（15、10、10、10 mL），合并提取液，用 50 g/L醋酸钠溶液 20 mL 洗涤，分取醋酸钠液，再用醋酸乙酯 10 mL 洗涤。合并醋酸乙酯提取液及洗液，用水洗涤两次，每次 20 mL，合并水洗液，用醋酸乙酯 10 mL 洗涤，合并醋酸乙酯液，回收醋酸乙酯至干，残渣用甲醇溶解并转移至 5 mL 量瓶中，加甲醇至刻度，摇匀，用微孔滤膜（0.45 μm）滤过，取滤液，作为供试品溶液。分别精密称取白果内酯对照品约 10 mg，银杏内酯 A、银杏内酯 B、银杏内酯 C 对照品各约 5 mg，置同一 10 mL 量瓶中，加甲醇溶解，并稀释至刻度，摇匀，作为对照品溶液。

色谱条件：色谱柱为 Angilent Hypersil ODS 柱（4.6 mm×250 mm，5 μm），流动相为四氢呋喃-甲醇-水（10：20：70），流速 1.0 mL/min，柱温 35 ℃，漂移管温度 103 ℃，氮气流速 2.51 L/min。系统适用性：理论板数按白果内酯峰计算应不低于 2 500，白果内酯峰与银杏内酯 C 峰的分离度应大于 1.5。对照品、样品、空白对照色谱图见图 8-26。

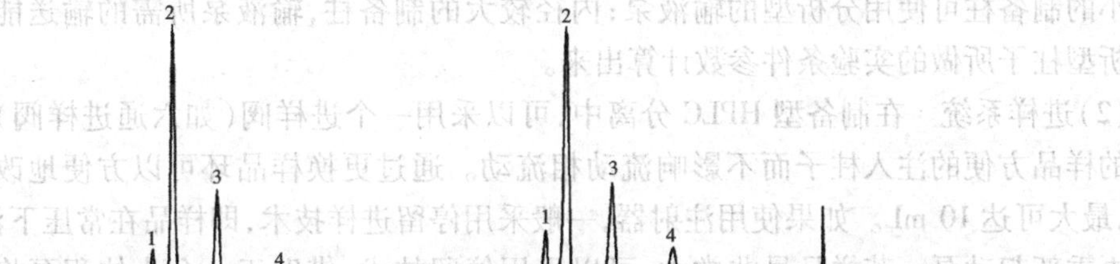

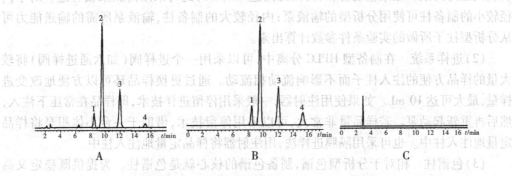

图 8-26　杏灵颗粒中的银杏内酯的 HPLC 色谱图

注：A. 样品液；B. 银杏酮酯对照品（1. 银杏内酯 C，2. 白果内酯，3. 银杏内酯 A，4. 银杏内酯 B）；C. 空白对照液

六、HPLC 在有效成分制备分离中的应用

运用高效的筛选方法，从植物、海洋生物及微生物中发现新的先导化合物的同时需要一个快速、有效的分离方法以分离目标化合物，分析型 HPLC 技术一经出现就引起广大

研究者,特别是分析化学工作者的高度重视,使这项技术在分析应用方面取得了巨大成功。现在随着人们大规模分离的需要,制备型高效液相色谱技术也相应产生了,并受到了人们越来越广泛的重视。在我国,该技术已被列入“863”工程生物技术领域的攻关项目中。由于技术上的原因,长期以来制备型液相色谱技术发展缓慢,但是随着理论研究的深入,新颖的填料、新的填充方法以及在仪器和流程上的进展,近年来该技术获得了很大的发展。

制备分离的色谱模型和分析分离的模型相似,但在具体操作中两者的指导思想却有着本质的不同。在制备分离中,人们总是希望在尽可能短的时间里得到尽可能多的纯组分。欲得到负载必须以分离效果为代价,即在保持最低分辨率的前提下,使柱子超载以得到最大的物料通过量。而分析分离中在最短时间里得到最大的分离效率则是人们希望得到的。制备分离选择的是高柱效、高柱容量的色谱柱,且使色谱柱在超载状态下工作。所谓超载,通常是指理论塔板数下降10%时的柱容量。较为理想的制备条件的选择包括上柱量、容量因子、选择性以及柱效。制备型HPLC是一种基于组分在固定相和流动相中分配系数的微小差异,当两相作相对运动时,样品中的各组分将形成不同迁移速度的谱带而实现分离的新型高效分离技术。对于制备型HPLC而言,装置不像对分析型HPLC那样关键,通常使用简单、价格较低的装置往往可以获得令人满意的分离效果。

1. 制备型高效液相色谱的装置　制备型高效液相装置主要由输液泵、进样系统、色谱柱、检测器、馏分收集器、数据采集与处理系统等部分组成。

(1)输液泵　制备型HPLC不需要具有很高的输送压力,一般为19.6 MPa。输液泵采用的是恒流的机械往复泵或恒压的气动放大泵较理想,因为它们具有较高的输送速率和连续输出溶剂的能力。然而,当采用装入小颗粒固定相的粗柱进行制备时,需用能提供较大压力的泵。在某些场合,所需压力高达15 MPa,此时采用薄膜泵较合适。对于内径较小的制备柱可使用分析型的输液泵;内径较大的制备柱,输液泵所需的输送能力可从分析型柱子所做的实验条件参数计算出来。

(2)进样系统　在制备型HPLC分离中,可以采用一个进样阀(如六通进样阀)将较大量的样品方便的注入柱子而不影响流动相流动。通过更换样品环可以方便地改变进样量,最大可达10 mL。如果使用注射器,一般采用停留进样技术,即样品在常压下注入,然后再重新起动泵。若样品量非常大,可以采用停留技术,借助于一台小体积泵将样品定量地注入柱中。也可采用隔膜进样法,用注射器将样品定量地注入柱中。

(3)色谱柱　相对于分析型色谱,制备色谱的核心就是色谱柱。为提供既稳定又高效的色谱柱,并用小尺寸颗粒进行填充,最常用也是最易实现的效果较为理想的是动态轴向压缩柱(DAC™)技术。DAC技术为使用者提供了用任一种填料自己装填色谱柱、方便快速地调整柱长度的可能性。在制备型HPLC中,色谱柱的内径可在100~500 mm。一般增大色谱柱的直径意味着可以承载更多的样品,从而增加产量。增加色谱柱的长度则意味着可加入的样品量和分辨率的增大,但同时也增加了柱压。研究表明对于难分离物系,可以采用直径较小的色谱填料,以提高分离效率,但在分离度可以满足分离要求的前提下,使用较大直径的色谱填料将更为有利。

(4)检测器　在现有的检测器中,示差折光检测器通常适用于制备分离,不过在某些系统中为了准确地检测样品中所有峰，往往需要将示差与紫外分光光度检测器配合使用。也可用薄层色谱对高浓度的流出液各流分进行检测，所以当其他检测方法不适用时，可求助于薄层色谱检测。

(5)馏分收集器　在制备型分离工作中，需使用大量的洗脱溶剂，因此要采用适当的收集器。若收集一个或几个已分离的组分，用手动馏分收集器即可。然而当大量样品组分必须一次分离或为了提高一个或多个组分的收集量而要进行多次重复性分离，使用自动馏分收集器更为方便。如有可能，应对溶剂回收再利用，因而也应尽量不使用混合溶剂。在使用反相或聚合物吸附进行分离时，有时从水液中回收样品较困难，一种解决办法是蒸除其中的有机溶剂，然后用甲苯或氯仿提取残留水液。

2. 制备型高效液相色谱的应用

(1)制备型HPLC的样品预处理　在HPLC进样之前，需对样品进行过滤。使用能套在注射器上的滤片可以除去样品中混有的颗粒状杂质，既方便又廉价。颗粒状杂质可能损坏高压液相色谱仪的阀门，阻塞管道或柱子入口端的滤板。滤片可以是不锈钢或塑料套的，但通常用一次性的聚丙烯外壳的滤片。这种滤片一般有凹陷的入口及一细凹的出口，可与注射器相连。过滤膜的材料可以是聚四氟乙烯、乙酸纤维、尼龙、纸或无机膜。在选用过滤膜时应注意使其适合于所用的溶剂，这一点在使用含四氢呋喃的溶剂时尤其重要。在色谱柱与进样器之间安装前置柱可除去颗粒状杂质和吸附性强的样品组分。前置柱通常装有少量与色谱柱相同的填料，如填充得当，对系统分离效果不会造成很大影响。

(2)制备规模　按照分离一次进样量的多少，制备型HPLC有3种规模，即半制备级、克级和工业级，如表8-9所示。制备型HPLC以生产纯物质为目的，在经济合理的前提下，规模越大越好。

表8-9　制备型高效液相色谱的三种规模

HPLC柱	内径/cm	柱长/cm	填料/μm	处理量
半制备级	0.5~2	15~50	10~30	10~50 mg
克级	约5	20~70	40~60	0.1~1 g
工业级	10~50	50~100	40~60	20 g

(3)柱超载方式　分析型HPLC与制备型HPLC的根本区别在于分离目的不同。在分析型HPLC中，需要的是反映样品组成的信息，不需要收集达到特定纯度的流分，洗脱液通常是作为废液来考虑的。但在制备型HPLC中，为了节省投资和操作费用，必须以最少的时间生产最大量的产品。而且制备型HPLC与分析型HPLC所选用的操作方式有显著不同。前者要求进样量越小越好，而后者为了提高制备量，柱必须超载。柱的超载方式有两种，一种是所谓的“质量超载”，即维持较小的进样体积，但提高进样浓度；另一种是所谓的“体积超载”，即保持较小的进样浓度，但增加进样体积。在制备型HPLC中，一般认为采用质量超载的方式较好。在制备型HPLC分离过程中，分离度和柱效均随质量

超载程度的增加而下降。但是,在分离度可以满足分离要求的前提下,采用质量超载的方式操作,可以提高制备量。

(4)被分离物质的收集 在制备型HPLC分离工作中,需使用大量的洗脱溶剂,因此要采用适当的收集器。如以甲醇-水为洗脱液,可将收集的流分用水稀释5倍,用泵加回到色谱柱上,然后用甲醇将化合物洗脱下来。如从植物蔷薇中分离黄酮苷时,采用此法以水洗除洗脱液中含有的磷酸,然后用甲醇将纯化合物洗下。目前的发展趋势是实现进样与流分收集的自动化,这样可进行连续的操作及反复的分离。

3. 制备型高效液相色谱在野菊花有效成分的制备分离中的应用实例[36] 取干燥的野菊花药材300 g,粉碎后用95%乙醇1.5 L,回流提取2 h,再加95%乙醇0.5 L回流提取两次,每次1 h。回收乙醇得棕黑色浸膏44.8 g(14.9%,以生药计)。浸膏加适量水成混悬液后,依次用石油醚(600 mL×3)、氯仿(600 mL×3)、乙酸乙酯(600 mL×3)、水饱和正丁醇(600 mL×3)萃取,得乙酸乙酯萃取物2.2 g(7.3%)、石油醚萃取物12.2 g(4.1%)、氯仿萃取物3.5 g(1.2%)、水饱和正丁醇萃取物14.2 g(4.7%),以上收率均以生药计。

乙酸乙酯萃取部分进行聚酰胺柱层析,分别以水、10%乙醇、30%乙醇、50%乙醇、75%乙醇、95%乙醇依次洗脱,得30%乙醇部分浸膏0.337 0 g。将该部分甲醇溶解,得到白色固体以及黄色的母液。该白色固体部分经制备型高效液相色谱精制,流动相为甲醇-水-醋酸(60∶40∶1),流速10 mL/min,326 nm检测。收集保留时间为11.5 min的组分,得到白色晶体,为化合物Ⅰ,共30.3 mg,收率为0.01%,经鉴定为蒙花苷。

母液部分再经制备型反相高效液相法纯化,流动相为甲醇-水-醋酸(30∶70∶1),流速为11 mL/min,326 nm检测,分别收集保留时间为8 min和9.5 min的组分的化合物Ⅱ和化合物Ⅲ,化合物Ⅱ共14.6 mg,收率为0.004 9%,经鉴定为咖啡酸。化合物Ⅲ共10.0 mg,收率为0.003 3%,经鉴定为绿原酸。

(七)高效液相色谱技术的进展和前景

近年来,随着高效液相色谱在分析和分离制备方面的广泛应用,高效液相色谱在仪器构造,组成部件及计算机数据处理系统都有新的发展,使HPLC分析更加灵敏准确、简便快速。特别是联用技术的发展,使之在药物分析、生命科学领域的应用更具重要意义。

1. 高效液相色谱的研究动向

(1)缩短分析时间,提高分离效率 应用先进的检测仪器和方法,并对流动相、固定相进行调节或改变,采用梯度洗脱、柱切换技术来扩大HPLC的应用范围。运用梯度洗脱的HPLC能分析较宽极性范围的样品,较等度洗脱具有很大的优势,但对于成分更复杂、极性范围更宽的中药样品则有些力不从心。多柱HPLC又称多维HPLC,除具有梯度洗脱一样的可改变流动相浓度的优点外,还可以改变固定相种类、键合度、粒径、柱长、柱径以及流动相种类、浓度等。目前,商品色谱柱有普通型、快速型、氨基酸型、凝胶色谱柱和凝胶滤过专用柱。为符合GLP,美国惠普公司开发了色谱柱识别器,保证了色谱柱的可靠性及测定方法的准确性。

(2)进一步向自动化、智能化及联用技术上发展 液相色谱与质谱联用在国外已成为测定低浓度生物药品中药物及代谢物的首选方法。用液相色谱-质谱-质谱法测定血浆中 HIV-1 蛋白酶准确、高效，血浆中残留的内源性组份和其他药物不干扰测定，既节省材料又节约时间。该法已应用于体液、血浆、血清中的药物分析。在中药复方注射液“清开灵”中的胆酸类物的分析中采用液相色谱-质谱-质谱联用，效果理想。高效液相色谱-核磁共振联用在药物分析方面的作用很不错。新近提出的智能多柱高效液相色谱系统利用切换技术的模块式分离性能，把样品分块的切换进不同性质的色谱柱，再用合适的流动相洗脱，对样品进行分析，全过程采用智能化控制。

2. 微柱高效液相色谱技术的发展　微柱高效液相色谱（micro-column high performance liquid chromatography，MHPLC）技术的发展是在 HPLC 的基础上，随着新材料的出现和微加工技术的不断进步于 20 世纪新开发出来的一种色谱微分离技术。此项技术主要在于色谱柱的改进，新型微高效液相色谱柱特征主要是柱长短、内径小；填充粒度小而密集。其明显的优点是：柱效和灵敏度高、分析时间短、流动相用量少、对环境友好、可分析极少量的样品、可与质谱等仪器在线联用等。人们逐渐发现 HPLC 也存在着一些不足，如流动相消耗量大，所用溶剂甲醇、乙腈等大多有毒且价格昂贵。特别是对于一些较复杂样品的分析，用单相分离分析方法往往难于完成，虽然也可以采取高效液相色谱与质谱等检测器联用的技术来解决，但由于流速匹配等问题使其推广、应用受到一定限制。MHPLC 在中草药等质量监控中的应用在不断深入研究的实践中，以其最佳流量较低、易与其他仪器在线联用、分析样品用量少、溶剂消耗少、环境污染小等特点而引起人们的极大兴趣，目前该项技术已开始得到了愈来愈广泛的应用。

目前，国外已有商品化的微高效液相色谱柱，如 Macherey-Nagel 公司、Waters 公司和安捷仑、迪马等公司都有不同型号的微高效液相色谱柱。其中 Waters Xterra™ RP C_{18} 柱（1.0 mm×50 mm，2.5 μm）色谱柱是在中草药质量监控中应用较多的一种微柱。如张甜等研究了用 MHPLC 测定了葛根中的葛根素。将葛根样品中的葛根素用甲醇超声振荡提取，然后以 Waters Xterra ™ RP C_{18} 微柱（1.0 mm×50 mm，2.5 μm）为固定相，35% 的甲醇（内含 1% 的醋酸）为流动相进行分离，葛根素在 2 min 内即可达到基线分离，用二极管阵列检测器检测。新方法标准回收率 97% ~103% ，相对标准偏差 1.6% ~2.1%。采用类似的方法，应用于岩陀和复方岩白菜素片中岩白菜素的含量测定，提取液先通过 SepPak C_{18} 固相萃取小柱过滤收集，然后以 Waters Xterra™ RP C_{18} 微柱为固定相，22% 的甲醇为流动相分离，岩白菜素在 0.99 min 可达到基线分离，用二极管阵列检测器检测。该方法的回收率为 98.1% ~104%，相对标准偏差为 1.7% ~2.2%。采用该方法可快速、准确地测定岩白菜样品中岩白菜素的含量。可以说 MHPLC 是中草药和天然药物质量监控的一种较为先进的、科学的分析方法。

3. 高效液相色谱在中药中的应用前景　中药研究的大趋势是全成分分析，通过对从单味药到复方的不同配伍、煎煮时间等的研究，才能发现中药中化学成分的变化规律，找到中药机制之间的有机联系。

如何控制中药材的内在质量，使之现代化，更好的走向世界，是需要研究的重要课题。目前，指纹图谱分析是综合宏观分析的重要手段之一。刘艳娥等建立了金银花药材 HPLC 指纹图谱分析方法，并检测了 10 批不同厂家金银花药材的指纹图谱，为提高金银花药材质量控制提供了参改；张雯洁等研究了三七中皂苷类成分的 HPLC 指纹图谱，对

35个不同地区的样品进行了分析，确定了15个共有峰，并以人参皂苷Rg_1峰为参照，计算了其相对保留时间和相对峰面积。发现三七的根种主要皂苷为人参Rg_1和Rb_1，而三七皂苷R_1则是三七中特有成分，这为三七质量控制新模式的建立提供了依据；马欣等应用HPLC-DVD-MS法建立了银杏叶提取物的多维指纹图谱，同时建立了质谱总离子流(TIC)指纹图谱。由于多维指纹图谱专属性强，为中药研究中因缺乏对照品而限制了中药的发展提供了研究的可能性。

总之，随着新技术，新设备的不断更新改进，HPLC在中药研究与开发中应用越来越广泛，这无疑将进一步促进我国中药事业的发展，对我国的生命科学研究与新药开发具有非常重要的意义。

第十节　超高效液相色谱、高分离度快速液相色谱和超快速液相色谱

高效液相色谱是在过去30年里全球的实验室已经普及和被证明为有效的技术。一直以来，HPLC是最有效、最方便的分离分析工具之一，广泛应用于医药、生产、科研等各大领域。随着科学技术的迅猛发展，站在当今世界前沿的液相色谱用户又有了新的需求。

首先其主要的应用领域是蛋白组学及代谢组学，在这些研究中，有大量的样品需要在很短的时间内完成。为了更好地遵从法规的需求，色谱方法的验证及确认同样需要在短时间内作大量实验。其次是在生化样品及天然产物样品的分析中，样品的复杂性对分离能力提出更高的要求。最后是在与MS及MS/MS等先进的技术联用时，对连接的质量提出了更高的要求。一句话：我们需要“更快地得到更好的结果”。为了满足人们越来越高的要求，HPLC技术也正在经历一场突飞猛进的发展。

HPLC发展过程的一个主要驱动力是：能够产生有效分离的色谱填料颗粒的技术发展。近年来，世界三大仪器公司分别推出了自己的色谱新产品：Waters公司在2004年率先推出了超高效液相色谱(ultra performance liquid chromatography，UPLC)，它采用1.7 μm颗粒度的色谱柱填料。紧接着，Agilent公司和岛津公司分别推出了自己的新产品高分离度快速液相色谱(rapid resolution liquid chromatography，RRLC)和超快速液相色谱(ultra fast liquid chromatography，UFLC)，它们分别采用1.8 μm和2.2 μm颗粒度的色谱柱填料。UPLC、RRLC和UFLC技术与传统的采用5.0 μm颗粒度的色谱柱填料的HPLC技术相比能获得更高的柱效，并且在更宽的线速度范围内柱效保持恒定，因而有利于提高流动相速度，缩短分析时间，提高分析通量。通过性能优越的色谱柱，精确梯度控制的超高压液相色谱泵，低扩散、低交叉污染的自动进样系统及高速检测器使新型液相色谱的峰容量、分析效率、灵敏度较常规HPLC有了很大的提高，为复杂体系的分离分析提供了良好的平台，为代谢组学、蛋白组学、中药组分的研究提供了方便的条件。

一、UPLC/RRLC/UFLC 仪器的工作原理与组成

1. UPLC/RRLC/UFLC 技术的理论基础——Van Deemter 方程

Van Deemter 公式：$H = A \times dp + B/v + C \times dp^2 \times v$

H：理论塔板高度；dp：填料粒径；v：线速度；$A \times dp$：涡流扩散；B/v：分子扩散；$C \times dp^2 \times v$：传质阻力（A、B、C 为常数）。

依据 Van Deemter 方程，当填料颗粒度小于 2.5 μm 的时候，不仅在效率上得到显著提高，而且随着线速度或者流速的增加，分离效率并不降低。用小颗粒填料，速度和峰容量（在单位时间内梯度分离中能得到的色谱峰的个数）能够扩展到一个新的极限。UPLC/RRLC/UFLC 技术充分利用了色谱原理，在装填了更小粒径颗粒的色谱柱上用更高的线速度，来得到更高分析速度以及优异的分离度和灵敏度。

小颗粒不仅提高了分离效率，还在线速度提高时不损失柱效率，同时改善了分离度和分离速度，所以，当降低颗粒大小来增加柱效也就增加了分离度，增加了灵敏度，因为色谱峰变得更窄，峰高也就更高了。更窄的峰同时也意味着单位时间内，梯度分离可以获得更高的峰容量。如图 8-27 所示。

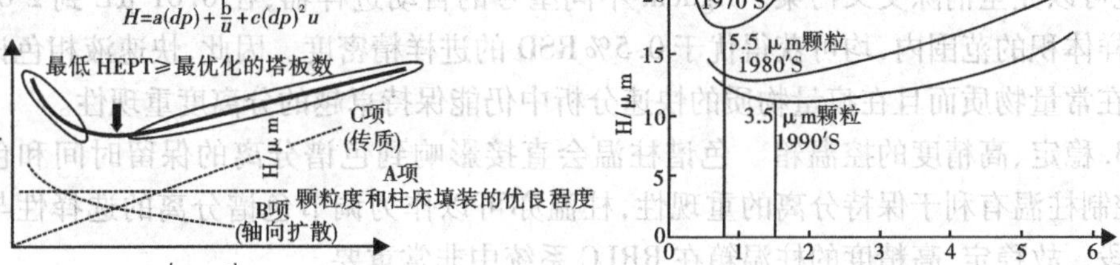

图 8-27　颗粒粒径与塔板数的关系图

2. UPLC/RRLC/UFLC 仪器的系统组成　UPLC/RRLC/UFLC 仪器的系统流程图同高效液相色谱仪，由储液器、泵、进样器、色谱柱、检测器、记录仪等几部分组成。

二、UPLC/RRLC/UFLC 仪器的新技术

从不同颗粒度的具体曲线我们可以看到如下的现象：即颗粒度愈小柱效愈高，颗粒度控制着分离的质量。每个颗粒度尺寸有自己的最佳柱效的流速，而更小的颗粒度使最高柱效点向更高流速（线速度）方向移动，而且有更宽的线速度范围，所以，降低颗粒度不但可以增加柱效，同时也增加分离速度。但是，小颗粒（尤其是粒径小于 2 μm）的填充料及高流速会导致很高的反压力。因此，应用更高的流速会受到色谱柱填料耐压及仪器耐压的限制，如果不用到最佳流速，小颗粒度填料的高柱效就无法充分体现。另外，更高的柱效需要更小的系统体积（死体积），更快的检测速度等一系列条件的支持，否则小颗粒度填料的高柱效同样无法充分体现，所以仅仅有小颗粒不能构成 UPLC/RRLC/UFLC 色谱。基于小颗粒技术的 UPLC/RRLC/UFLC，并非普通 HPLC 系统改进而成，它不仅需要耐压、稳定的小颗粒填料，而且需要耐压系统、最低交叉污染的快速进样器、快速检测器

及优化的系统体积等诸多方面的保障，以充分发挥小颗粒技术优势。这就需要对系统所有硬件和软件进行全面的创新，为此，各大公司推出了与 UPLC/RRLC/UFLC 色谱技术相适应的新技术。以下以 Agilent 公司为例。

1. 创新的色谱柱-新型的色谱填料及装填技术　Agilent 开发出规格齐全的 Zorbax 系列快速分离高通量色谱柱，不仅改善了柱效、耐用性、pH 值范围、峰形和上样量，而且能在高的色谱柱反压和温度下使用。Agilent 对色谱柱的创新不仅限于生产高效的固定相。另外一个研发过程中的重点是生产稳定的，足以在 RRLC 条件下使用的，具有相当长寿命的色谱柱，为此，Agilent 设计了新的色谱柱硬件来最大程度地降低谱带宽度，并确保无泄漏连接；设计了全新筛板，以保持 1.8 μm 的微粒均在色谱柱内，不流入检测器。此外，Agilent 还研制了专利的全新色谱柱填充工作站和填充流程，以确保得到稳定的填充床，以及重现性的色谱柱寿命。

优化的粒径分布，使色谱柱反压显著降低，同时色谱柱可满足高压分析应用要求，使 Zorbax 系列色谱柱的性能大大增加。

2. 低扩散、低交叉污染的自动进样器　为了降低死体积、减少交叉污染，Agilent 自动进样器的设计使用了许多新技术。独特的高压单阀流路设计，在样品分析过程中，流动相始终流经进样针内部，结合进样针的外部清洗，以及多种洗针模式，即使对强吸附物质，也可以完全消除交叉污染。Agilent 不同型号的自动进样器，在 0.01 μL 到 2 000 μL 的进样体积的范围内，均可获得优于 0.5% RSD 的进样精密度。因此，快速液相色谱技术不仅在常量物质而且在痕量物质的快速分析中仍能保持卓越的分离度重现性。

3. 稳定、高精度的控温箱　色谱柱温会直接影响到色谱分离的保留时间和色谱峰度，控制柱温有利于保持分离的重现性，柱温亦可以作为调节色谱分离的选择性与峰形的手段。故稳定、高精度的柱温箱在 RRLC 系统中非常重要。

4. 高速检测器　分离速度的大大提高，对检测器的检测速度和灵敏度提出了更高的要求。Agilent 的多种快速检测器，都具有快速数据采集能力，能够与最快的色谱仪联用。

三、UPLC/RRLC/UFLC 色谱仪的优越性

超高效液相色谱技术，与传统的 HPLC 技术相比，提供了更高的效率，因而具有更强的分离能力。超高效液相色谱技术系统，利用创新技术进行整体设计，大幅度地改善了液相色谱的分离度、样品通量和灵敏度（图 8-28）。UPLC/RRLC/UFLC 的商品化，是分离科学和技术的巨大进步，液相色谱亦由此进入了全新的时代。

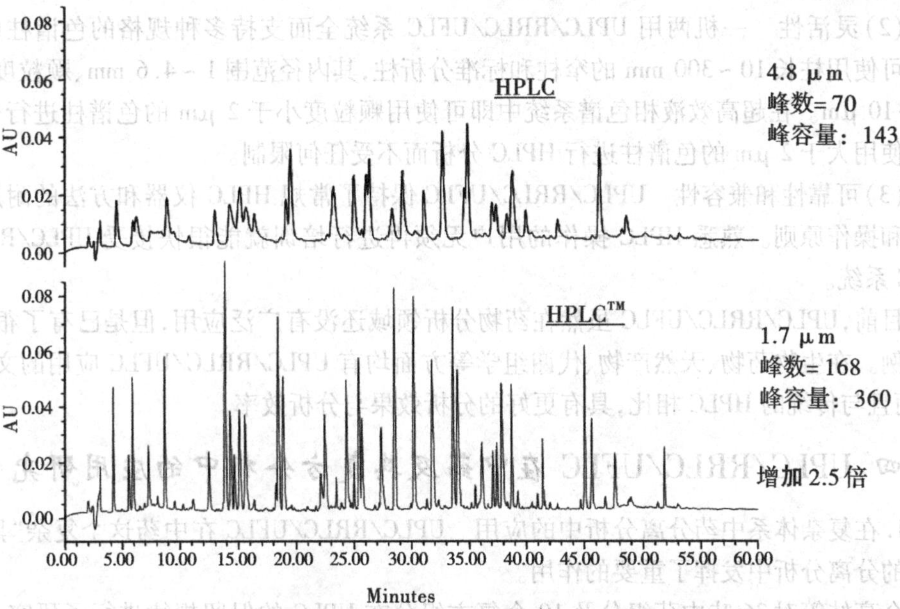

图 8-28　UPLC 与 HPLC 的比较

由图 9-22 可见：UPLC™可以大大提高分离度，同时色谱峰强度也得到了提高。

基于小颗粒技术的 UPLC/RRLC/UFLC 技术，与人们熟知的 HPLC 技术具有相同的分离原理。不同的是：UPLC/RRLC/UFLC 不仅比传统 HPLC 具有更高的分离能力，而且结束了人们多年不得不在速度和分离度之间取舍的历史。使用 UPLC/RRLC/UFLC 可以在很宽的线速度、流速和反压下进行高效的分离工作，并获得优异的结果。UPLC/RRLC/UFLC 具有以下优点：

1. UPLC/RRLC/UFLC 色谱的性能优势

(1)超高分离度。

(2)超高速度。

(3)超高灵敏度。UPLC/RRLC/UFLC 使用小颗粒技术可以得到更高的柱效(因而改善了分离度)，更窄的色谱峰宽，即更高的灵敏度。因为色谱峰变得更窄，峰高也就更高了；同样，当 UPLC/RRLC/UFLC 用于快速分析，用较短色谱柱而使柱效不变时，色谱峰高会相应增加。因此，使用快速液相色谱技术，不仅可以在保持与 HPLC 相同分离度时提高峰高，而且在改善分离度的同时亦可提高峰高即灵敏度。

超高效液相色谱的泵采用了最新低噪音监测池与电子控温设计，最大程度地降低了系统的基线噪声，保证系统在分析中获得最佳的灵敏度。

(4)卓越的重现性。

2. UPLC/RRLC/UFLC 色谱的系统优势

(1)简单快捷的方法转换　UPLC/RRLC/UFLC 与 HPLC 基于相同的分离机制，故相互之间的方法转换非常容易和快捷。现有 HPLC 方法可以按照比例直接转换成快速液相色谱方法；同样，UPLC/RRLC/UFLC 方法也可以很容易地转换成 HPLC 方法供常规

HPLC 系统使用。

(2)灵活性　一机两用 UPLC/RRLC/UFLC 系统全面支持多种规格的色谱柱应用。系统可使用柱长 10~300 mm 的窄柱和标准分析柱,其内径范围 1~4.6 mm、颗粒度范围 1.5~10 μm。在超高效液相色谱系统中即可使用颗粒度小于 2 μm 的色谱柱进行分离,亦可使用大于 2 μm 的色谱柱进行 HPLC 分析而不受任何限制。

(3)可靠性和兼容性　UPLC/RRLC/UFLC 保持了常规 HPLC 仪器和方法的耐用性、性能和操作原则。熟悉 HPLC 操作的用户无须再进行培训就能很快接受 UPLC/RRLC/UFLC 系统。

目前,UPLC/RRLC/UFLC 虽然在药物分析领域还没有广泛应用,但是已有了很多应用实例。在生物药物、天然产物、代谢组学等方面均有 UPLC/RRLC/UFLC 应用的文献报道,而且与传统的 HPLC 相比,具有更好的分析效果与分析效率。

四、UPLC/RRLC/UFLC 在中药及其复方分析中的应用研究

1. 在复杂体系中药分离分析中的应用　UPLC/RRLC/UFLC 在中药这个复杂"黑箱"体系的分离分析中发挥了重要的作用。

金高娃等对 36 味中药组分及 10 个复方组分在 UPLC 的保留规律进行了研究,实际应用表明 UPLC 是进行中药化学表征的有效手段。

Zhou Da-yong 等采用 LC-ESI/MS 方法阐明了枳壳中 6 个双糖基二氢黄酮新圣叶苷(neoeriocitrin)、异柚皮苷(isonaringin)、柚皮苷(naringin)、橙皮苷(hesperidin)、新橙皮苷(neohesperidin)和新枸橘苷(neoponcirin)化学结构及其糖苷键的连接方式,使用 UPLC 和 CSASS 软件进行了这些化合物保留时间参数与它们结构相关性研究,获得了相关性的信息。

Liu Mei 等用 UPLC 建立了丹参药材亲水性和亲脂性活性成分的指纹图谱。根据标准和已报道的保留时间数据及在线紫外光谱,检测到 20 个目标组分;用 UPLC 丹参指纹图谱评价了 11 份不同来源的丹参药材,该方法为复杂中药材的多组分检测提供了可行可靠的方法保证。与传统 HPLC 方法相比,超高效液相色谱法显示了诸多优点,包括节约时间、节省溶剂、峰容量增加等。

梁溢以 2,3,5,4'-二苯乙烯苷、大黄素、大黄素甲醚为指标,对收集到 9 个制何首乌和 2 个何首乌样品,用 RRLC 色谱系统,建立了何首乌在同一个色谱条件下的二苯乙烯苷、蒽醌两类成分指纹图谱(图 8-29,图 8-30)。

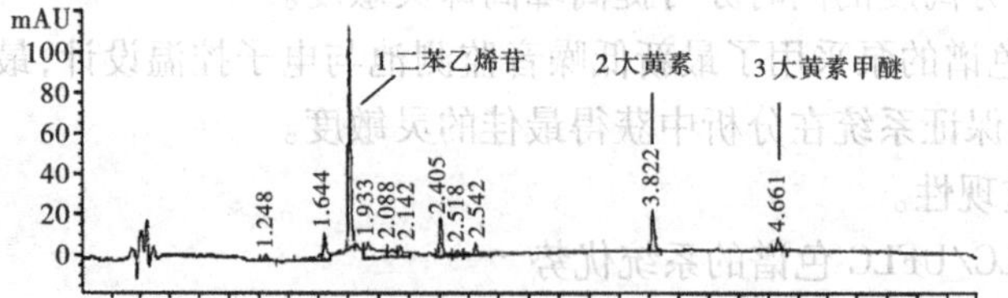

图 8-29　何首乌药材 RRLC 指纹图谱

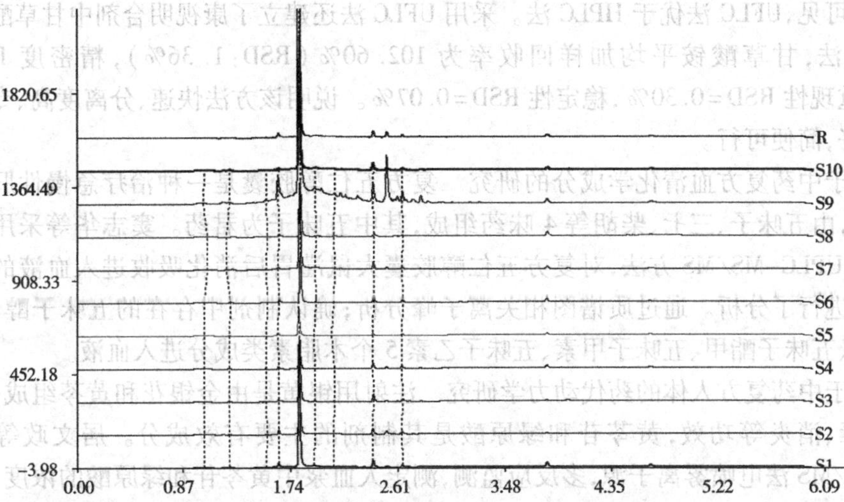

图 8-30 全国不同产地何首乌样品 RRLC 指纹图谱

康视明合剂系由党参、枳壳等 14 味中药经提取制备而成，具有益气养血、明目开窍的功效，用于治疗视神经萎缩视网膜硬化等眼底疾病。我们建立了 UFLC 法测定康视明合剂中枳壳的有效成分柚皮苷的含量（UFLC 色谱图见图 8-31），并与 HPLC 法所得结果进行了比较。经方法学考察后所得主要数据见表 8-10。

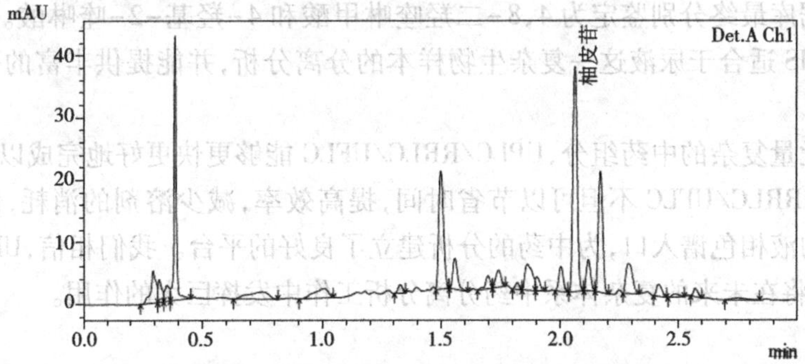

图 8-31 康视明合剂中柚皮苷含量测定 UFLC 色谱图

表 8-10 UFLC 法和 HPLC 法比较

比较项目	UFLC 法	HPLC 法
色谱柱粒度/μm	2.2	5
进样量/μL	5	20
保留时间 t/min	2.067	24.977
系统精密度（n=6）/%	0.16	0.85
理论塔板数	65 000	39 000
拖尾因子	1.059	1.114
相邻峰分离度	1.78	1.24

由此可见,UFLC 法优于 HPLC 法。采用 UFLC 法还建立了康视明合剂中甘草酸铵含量测定方法,甘草酸铵平均加样回收率为 102.60%(RSD:1.36%),精密度 RSD=0.12%,重现性 RSD=0.30%,稳定性 RSD=0.07%。说明该方法快速、分离度高、专属性强、重现好,简便可行。

2. 用于中药复方血清化学成分的研究　复方五仁醇胶囊是一种治疗急慢性肝炎的科研制剂,由五味子、三七、柴胡等 4 味药组成,其中五味子为君药。窦志华等采用了灵敏度更高 UPLC-MS/MS 方法,对复方五仁醇胶囊大鼠灌胃后消化吸收进入血液的木脂素类成分进行了分析。通过质谱图相关离子峰分析;确认制剂中存在的五味子醇甲、五味子醇乙、五味子酯甲、五味子甲素、五味子乙素 5 个木脂素类成分进入血液。

3. 用于中药复方人体的药代动力学研究　注射用银黄是由金银花和黄芩组成,具有清热、解毒、消炎等功效,黄芩苷和绿原酸是其制剂的主要有效成分。居文政等建立 UPLC-MS/MS 法电喷雾离子源,多反应监测,测定人血浆中黄芩苷和绿原酸的浓度,研究了注射用银黄在健康人体的药代动力学。结果表明志愿者静脉滴注注射用银黄后,黄芩苷和绿原酸的药时曲线分别符合二房室和三房室模型。该法简便、灵敏、特异,适用于血浆中黄芩苷和绿原酸浓度的测定。

4. 用于代谢物的研究　汪江山等将 UPLC/TOF-MS 用于人参皂苷 Rg3 静脉给药后大鼠尿液代谢物指纹图谱分析及标记物的鉴定。对其中 2 种发生显著变化的未知内源性代谢物分别通过准确的质量测定得到其元素组成和 MS/MS 技术得到其结构信息,并通过检索数据库最终分别鉴定为 4,8-二羟喹啉甲酸和 4-羟基-2-喹啉酸。研究表明,UPLC/TOF-MS 适合于尿液这一复杂生物样本的分离分析,并能提供丰富的代谢物定性和定量信息。

面对大批量复杂的中药组分,UPLC/RRLC/UFLC 能够更快更好地完成以往 HPLC 的工作。UPLC/RRLC/UFLC 不但可以节省时间,提高效率,减少溶剂的消耗,而且能为质谱提供最佳的液相色谱入口,为中药的分析建立了良好的平台。我们相信,UPLC/RRLC/UFLC 技术必将在未来的复杂体系中药分离分析工作中发挥巨大的作用。

第十一节　高效毛细管电泳法

一、概述

高效毛细管电泳(high performance capillary electroresis,HPCE),是 20 世纪末发展起来的一种高效、快速的分离技术。电泳是电解质中带电粒子在电场力作用下,以不同的速度向电荷相反方向迁移的现象。利用这种现象对化学和生物化学组分进行分离的技术称之为电泳技术。从 20 世纪 30~40 年代起,相继发展了多种基于抗对流介质的电泳技术(如纸电泳、凝胶电泳等)。传统的电泳技术由于受到焦耳热的限制,只能在低电场强度下进行电泳操作,分离时间长,效率低。20 世纪 80 年代初,细径毛细管被用于电泳,由此产生了一种新型的分析技术——毛细管电泳。1981 年 Jorgenson 和 Lucacs 创立了现代毛细管电泳技术；1984 年 Terabe 等建立了胶束毛细管电动力学色谱；1987 年 Hjerten 等建立了毛细管等电聚焦，Cohen 和 Karger 等提出了毛细管凝胶电泳。20 个世纪 80 年代末生产出第一批毛细管电泳仪器，并得到了推广使用。由此，HPCE 在药物分析，新药开发的各领域有着重要的应用和发展前景。

高效毛细管电泳（图 8-32）是经典的电泳技术和现代微柱分离相结合的产物。指离子或带电粒子以毛细管为分离室，以高压直流电场为驱动力，依据样品中各组分之间淌度和分配行为上的差异而实现分离的液相分离分析技术。与普通电泳相比，HPCE 在技术上采取了两项重要改进，一是采用了 0.05 mm 内径的毛细管；二是采用了高达数千伏的电压。由于 HPCE 采用高电场，因此分离速度要快得多；一般电泳的定量精密度较差，而 HPCE 与 HPLC 相近，有很高的精密度，其操作自动化也比普通电泳高得多。

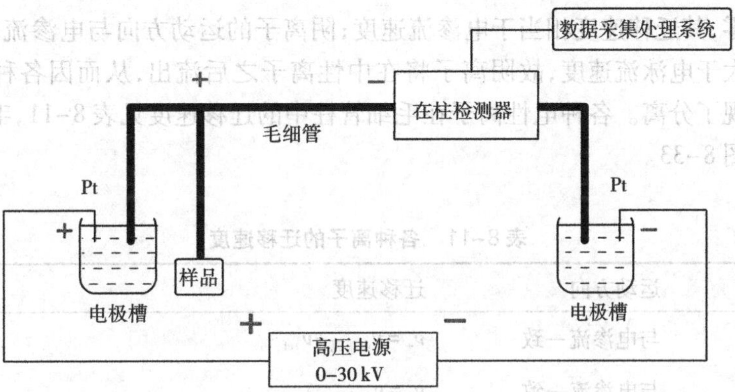

图 8-32　高效毛细管电泳的构成

与 HPLC 相比，其相同之处在于均为液相高效分离技术，均有多种分离模式，仪器均可自动化操作。其不同之处在于，HPCE 用迁移时间取代了 HPLC 中的保留时间；HPCE 的分析时间较短，一般不超过 30 min，比 HPLC 的分析速度快；HPCE 的柱效远高于 HPLC，所需样品量少，一般为纳升级（nL，10^{-9} L），流动相也仅需几毫升，而 HPLC 所需样品量为微升级（μL，10^{-6} L），流动相则需几百毫升乃至更多。HPCE 仅能做微量制备，而 HPLC 可进行常量制备。HPCE 的优点可概括为以下 5 点。

1. 高灵敏度　HPCE 常用的紫外检测器的检测限量可达 10^{-15} ~ 10^{-3} mol，荧光检测器则可达 10^{-21} ~ 10^{-19} mol。

2. 高效　HPCE 的理论塔板数一般可达几十万，高者可达几百万乃至几千万。

3. 快速　分离速度快，一般不超过 30 min，最快的可在 1 min 内完成样品分析。

4. 微量　HPCE 只需纳升级的进样量。

5. 低消耗　HPCE 只需少量的流动相和价格低廉的毛细管，成本相对较低。

二、基本概念和理论

1. 基本原理

（1）电泳流与电渗流　在电解质溶液中，带电粒子在电场的作用下，以不同的速度向其所带电荷相反方向迁移，产生电泳流。

当固体与液体接触时，固体表面由于某种原因带一种电荷，则因静电引力使其周围液体带有相反电荷，在液-固界面形成双电层，二者之间存在电位差。当液体两端施加电压时，就会发生液体相对于固体表面的移动，这种液体相对于固体表面的移动的现象叫电渗现象。电渗现象中整体移动着的液体叫电渗流（electrosmotic flow，EOF）。

（2）HPCE 中的电渗现象与电渗流　HPCE 通常采用石英毛细管柱，在 pH 值<3 的情况下，其内部表面带负电，和溶液接触时形成了双电层。在高压电场的作用下，带正电荷的溶液表面及扩散层向阴极移动，由于这些阳离子实际上是溶剂化的，故将引起柱中的溶液整体向负极移动。在一般情况下，电渗流速度是电泳流速度的 5 ~ 7 倍，在不考虑电泳流与电渗流相互作用的前提下，粒子在毛细管内电解质中的迁移速度等于电泳流和电渗流速度的矢量和。其中，阳离子的运动方向与电渗流一致，故最先流出，中性离子的电泳流速度为零，其迁移速度相当于电渗流速度；阴离子的运动方向与电渗流相反，但电渗流速度一般大于电泳流速度，故阴离子将在中性离子之后流出，从而因各种粒子迁移速度不同而实现了分离。各种电性离子在毛细管柱中的迁移速度见表 8-11，毛细管电泳中的电渗流见图 8-33。

表 8-11　各种离子的迁移速度

离子类型	运动方向	迁移速度
阳离子	与电渗流一致	$\nu_{+}=\nu_{电渗流}+\nu_{+ef}$
中性粒子	与电渗流一致	$\nu_{0}=\nu_{电渗流}$
阴离子	与电渗流相反	$\nu_{-}=\nu_{电渗流}-\nu_{-ef}$

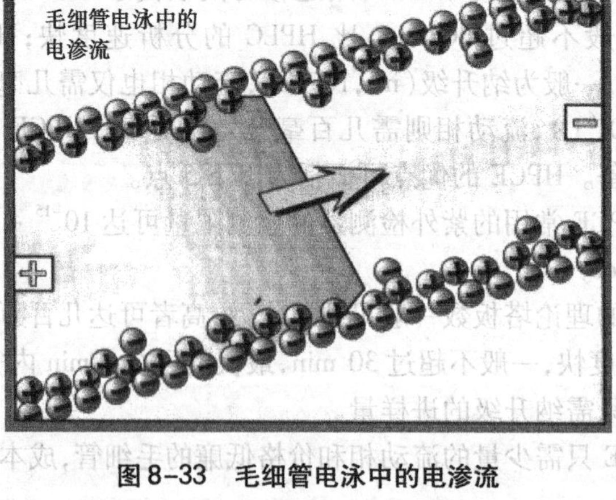

图 8-33　毛细管电泳中的电渗流

电渗流是 HPCE 中推动流体前进的驱动力，它使整个流体像塞子一样以均匀的速度向前运动，使整个流体呈近似扁平的“塞子流”，这样使溶质区带在毛细管内原则上不会扩散。与 HPCE 相比,HPLC 中采用的压力驱动方式,使色谱中的流体呈抛物线形,其中心处的速度是平均速度的两倍,见图 8-34。导致溶质区带本身扩散,引起柱效下降,因此,HPLC 的分离效能不如 HPCE。

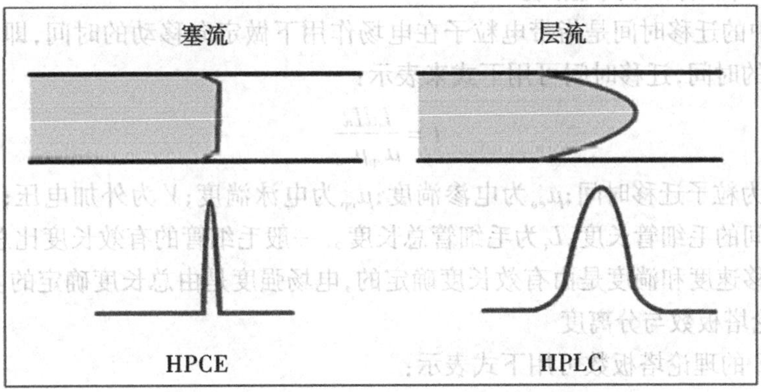

图 8-34　电渗流型与压力驱动流型的比较

(3)HPCE 中影响电渗流的因素　在 HPCE 中,控制电渗流非常重要,电渗流的微小变化都会影响检测结果的重现性。以下是影响电渗流的各种因素。

1)电场强度的影响:电渗流速度和电场强度成正比,当毛细管长度一定时,电渗流速度正比于工作电压。

2)毛细管材料的影响:不同材料毛细管的表面电荷特性不同,产生的电渗流大小不同。

3)电解质溶液性质的影响:①溶液 pH 值的影响。对于石英毛细管,溶液 pH 值增高时,表面电离增多,电荷密度增加,管壁的 zeta 电势增大,电渗流增大,pH 值=7,达到最大;pH 值<3,完全被氢离子中和,表面电中性,电渗流为零。分析时,可采用缓冲溶液来保持溶液 pH 值稳定。②阴离子的影响。在其他条件相同,浓度相同而阴离子不同时,毛细管中的电流有较大差别,产生的焦耳热不同。缓冲溶液离子强度,影响双电层的厚度、溶液黏度和工作电流,明显影响电渗流大小。缓冲溶液离子强度增加,电渗流下降。

4)温度的影响:毛细管溶液中有电流通过时,产生的热量,称为"焦耳热",HPCE 中的焦耳热与背景电解质的摩尔电导、浓度及电场强度成正比。温度变化来自于"焦耳热",温度每变化 1 ℃,将引起背景电解质溶液黏度变化 2% ~3%;毛细管内温度的升高,使溶液的黏度下降,电渗流增大。

5)添加剂的影响:①加入浓度较大的中性盐,如 K_2SO_4,溶液离子强度增大,使溶液的黏度增大,电渗流减小。②加入表面活性剂,可改变电渗流的大小和方向;加入阴离子表面活性剂,如十二烷基磺酸钠(SDS),可以使壁表面负电荷增加,zeta 电势增大,电渗流增大。③加入有机溶剂,如甲醇、乙腈,使电渗流减小。

2. 主要分析参数　HPCE 中的分析参数,可用类似高效液相色谱中的术语加以描述。

(1)淌度与迁移时间　带电粒子在电场中因受到吸引或排斥而引起的差速运动的现象,称为电泳。带电粒子在毛细管中定向移动的速度与所在电场强度之比,称为"淌度"

(μ_{ep})。在电泳中,某一粒子迁移速度可用下式表示:

$$V=\mu_{ep}E \tag{17}$$

式中,V 为粒子迁移速度;E 为电场强度;μ_{ep}为电泳淌度。其中,电泳淌度是一个物理常数,通常可从标准表中查到。

HPCE 中的迁移时间是指带电粒子在电场作用下做定向移动的时间,即溶质迁移到检测器所用的时间,迁移时间可用下式来表示:

$$t=\frac{LdLt}{\mu_{ep}\mu_{eo}} \tag{18}$$

式中,t 为粒子迁移时间;μ_{eo}为电渗淌度;μ_{ep}为电泳淌度;V 为外加电压;L_d为进样端到检测器之间的毛细管长度,L_t为毛细管总长度。一般毛细管的有效长度比总长度短5 ~ 10 cm,而迁移速度和淌度是由有效长度确定的,电场强度是由总长度确定的。

(2)理论塔板数与分离度

1)HPCE 的理论塔板数可用下式表示:

$$N=\frac{(\mu_{ep}+\mu_{eo})V}{2D} \tag{19}$$

式中,N 为理论塔板数,D 为扩散系数。

另外,理论塔板数还可用式(4),从图谱上计算出。

$$n=5.545\left(\frac{t_R}{W_{1/2}}\right)^2 \tag{20}$$

式中,t 为迁移时间,$W_{1/2}$为半峰高宽。

2)HPCE 的分离度 R,可用下式:

$$R=\frac{Z}{4S} \tag{21}$$

或 $R=\frac{\sqrt{N}}{4}\left(\frac{\Delta\mu}{\mu_{ep}+\mu_{eo}}\right)$

式中,Z 为两峰中心距离,S 为峰标准差;N 为理论塔板数;$\Delta\mu$ 为两物质电泳淌度差;μ_{ep}为两种物质电泳淌度;μ_{eo}为电渗淌度。

三、仪器与设备

HPCE 是以高压电场为驱动力,以毛细管为分离通道,依据样品中各组分之间的淌度和分配系数不同而实现分离的一类液相分离技术。

HPCE 仪的基本装置见图 8-35,其结构包括一个高压电源、一根毛细管、一个检测器及两个供毛细管两端插入同时又可和电源相连的缓冲液储瓶。

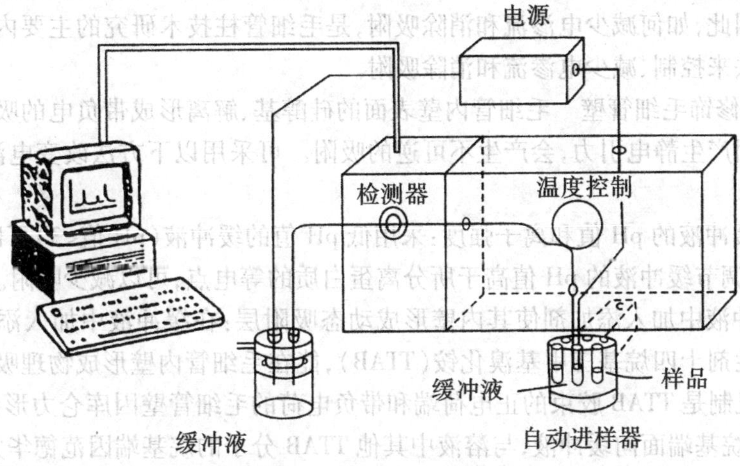

图 8-35　毛细管电泳的装置示意

HPCE 的仪器结构较高效液相色谱仪简单，只需高压电源，进样装置，毛细管和检测器。其中检测器是 HPCE 仪中的关键部件，这是因为 HPCE 仪采用的是内径极细的毛细管，进样量非常小，要求高灵敏度的检测方法，才能进行样品的定性、定量分析。

1. 进样系统　HPCE 只需将少量的样品载入毛细管，一般样品区带的长度应小于毛细管总长度的 1% ~2%，约为几毫米，进样量为 1 ~50 nL。当样品超载时，对分离不利，会使峰形变宽甚至畸变。

最常用的定量进样方式有流体力学和电动进样方式。无论哪一种进样方式，其进样的体积均可计算出来。

(1)流体力学进样　是目前应用最广泛的一种进样方式，一般可通过在进样端加气压；在毛细管的出口端抽真空；或利用虹吸原理，将进样端小瓶的水平位置抬高超过出口端等方式实现操作。

(2)电动进样　又称为电迁移现象，是用样品管换去缓冲池，并施加电压来完成进样操作。一般进样时的场强是分离场强的 1/5 ~1/3，样品中组分同时受到电迁移和电渗流推动的作用。电动进样量取决于样品的浓度、淌度和电渗流。由于样品中含有大量检测不到的无机离子如 Na^+、Cl^-，使其电导发生变化，导致电压降和进样力量发生变化。因此，电动进样不如流体力学进样的重现性好。但电动进样仍具有操作简单、不需附加装置，特别适合黏度大的试样等优点。当毛细管中有黏性介质或凝胶时，则无法采用流动力学进样，此时只能采用电动进样。

2. 毛细管　HPCE 的分离和检测过程均在毛细管内完成，可以说毛细管是 HPCE 仪器构成的核心部件。对毛细管的研究多集中在柱长、形状、内径和材料方面。在实际工作中一般多采用内径为 25 ~100 μm，长度为 20 ~70 cm 的熔融硅胶(石英)圆型毛细管柱。这是因为该柱具有柔软、能透过紫外光的特性，但石英表面有硅醇基，能产生吸附和形成电渗流。由于电渗流在电泳分离中起重要的作用，需要根据不同的分离要求加以控制,毛细管内壁由于硅醇基的存在而引起吸附,由此造成基线不稳,重现性差,定性、定量分析困难。因此,如何减少电渗流和消除吸附,是毛细管柱技术研究的主要内容。目前,常用以下方法来控制、减少电渗流和消除吸附。

(1)动态修饰毛细管壁　毛细管内壁表面的硅醇基、解离形成带负电的吸附点,与带正电荷的基团产生静电引力,会产生不可逆的吸附。可采用以下方法改变电渗流和抑制吸附。

1)改变缓冲液的pH值和离子强度:采用低pH值的缓冲液(pH值<3)可以抑制硅醇基的解离,或调节缓冲液的pH值高于所分离蛋白质的等电点,可以减少吸附。

2)在缓冲液中加入添加剂使其内壁形成动态吸附层:在缓冲液中加入添加剂,如阳离子表面活性剂十四烷基三甲基溴化铵(TTAB),能在毛细管内壁形成物理吸附,使电渗流反向。其机制是TTAB胶束的正电荷端和带负电荷的毛细管壁因库仑力形成TTAB的单分子层,其烷基端面向缓冲液,与溶液中其他TTAB分子的烷基端因范德华力形成第二分子层,双层胶束的形成使毛细管壁带上了正电,因此,电渗流改变了方向。类似的表面活性剂还有十六烷基三甲基溴化铵(CTAB)、二亚乙基三胺(DETA)等。除此以外,毛细管内壁形成动态修饰的添加剂还有聚合物,如聚乙烯亚胺、甲基纤维素等。

(2)毛细管内壁表面涂层　毛细管表面涂层的方法很多,常用的方法有采用双官能团的偶联剂,即将有机硅烷中的第一个官能团(如甲氧基)与管壁上的游离羟基进行反应,使之和管壁进行共价结合。再用第二个官能团(如乙烯基)与涂渍物(如聚丙烯酰胺)进行反应形成稳定的涂层。常用的有机硅烷偶联剂有三甲基氯硅烷(TMCS)、乙烯基三氯硅烷等。

(3)毛细管填充柱　毛细管填充柱是将HPLC的众多固定相微粒填充到毛细管中,使毛细管电泳色谱既具有多种分配机制,又有电渗流驱动的优点。在HPCE中,管壁对分离的影响小,填料的一致性影响也小,电渗流的速度不依赖填料颗粒间通道直径。采用5 μm键合的ODS固定相填充到50 μm内径的毛细管中,其理论塔板数可达20万,远高于HPLC。

随着HPCE的广泛应用,毛细管电泳的柱技术将和HPLC中的色谱柱一样,受到更多的关注,并且必将进一步发展。

3. 检测器　检测器是HPCE中的关键部件,除了原子吸收光谱、电感耦合等离子体发光色谱及红外光谱尚未应用于HPCE外,其他检测手段均已用于HPCE。现将常用的检测方法做简要的介绍。

(1)紫外-可见光检测器　紫外-可见光检测器是目前使用最广泛的一种检测器,按其检测方式可分为固定波长或可变波长检测器和二极管阵列检测器两类。前者是采用滤光片或光栅来选取所需的检测波长,具有结构简单、灵敏度高等优点;而后者能提供时间、波长和吸收度的三维图谱,可用来进行未知成分的定性鉴别,但灵敏度不如前一类检测器。

HPCE是柱上检测,“检测池”的透光窗口直接开在毛细管上,不存在死体积和组分混合而产生的谱带展宽等现象。由于毛细管径小,为提高检测灵敏度,可采用设计“泡状池”的方法来增加光程,即在毛细管中形成一个泡状的扩张区,位于检测区域。当被分离组分的区带前沿进入泡状池时,迁移速度减慢,由此出现了样品区带的浓缩或“堆积”,此时,样品区带产生了径向扩张,而不是轴向扩张,尽管体积增大,但样品的浓度没有变,因此,样品区带的光程增加,提高了检测的灵敏度。在 HPLC 中,由于组分受到流动相稀释及扩散等原因,样品到达检测器时的浓度一般只有进样端原始浓度的1%,而在 HPCE 中,样品区带到达检测器时的浓度与进样端开始分离前的浓度相同。而且由于 HPCE 还可以采用“堆积”技术,使样品达到柱上浓缩的效果,这对检测十分有利。从检测器灵敏度的角度来说,HPLC 具有良好的浓度灵敏度,而 HPCE 具有很好的质量灵敏度。

(2)荧光检测器　荧光检测器是目前 HPCE 中所用的第二大类检测器。与紫外-可见光检测器相比,其灵敏度更高,检测限可降低 3 ~4 个数量级,是一种高灵敏度和高选择性的检测器,多用于痕量分析。目前常用的有普通荧光检测器和激光诱导荧光检测器。

1)普通荧光检测器:该检测器在低波长紫外区采用氘灯作为光源,在紫外和可见光区分别采用氙弧灯和钨灯作为光源,其对荧光黄的检测限可达 2 ng/mL。

2)激光诱导荧光检测器:激光具有高光流量、聚光性和单色性等特点,因此使其成为一种理想的激励源。常用的有氦-镉激光器(325 nm)和氩离子激光器(488 nm)。该检测器对荧光黄的检测限为 10^{-11} mol/L。对荧光率较高的物质可以进行单分子检测。

(3)质谱检测器　将具有高分离功能的 HPCE 和能提供结构信息的质谱连用,是分析仪器改进和分析方法优化的一大进步,目前,HPCE-MS 已经研制出,并逐渐推广。与 HPLC-MS 相比,由于 HPCE 流动相体积小,因此使其比 HPLC 更容易与 MS 连接。HPCE-MS中的接口系统,既要保持 HPCE 的高效性,又要满足 MS 的要求。常用的样品离子化技术有快原子轰击和常压离子化两种;接口设计有同轴接口和液体连接接口两类。

1)同轴连续流快原子轰击接口:采用一个 T 形接头将 HPCE 柱嵌入能注入基质溶液的另一内径较大毛细管中,再固定在不锈钢探针轴末端,同轴的两根毛细管与样品靶连接。再用一束快速移动的原子束或离子束轰击样品靶,即可产生离子流,获得质谱峰。

2)电喷雾电离接口:HPCE 毛细管柱流出的样品溶液在高电压作用下,表面带电产生库仑排斥力,使液滴成雾状喷出,引入离子源中的热氮气流使雾状液滴蒸发,形成离子流,经聚焦进入质谱仪,获得质谱峰。

目前的 HPCE-MS 技术,多用于生物化学,如确定肽链序列、蛋白质结构、分子量测定等方面,在其他领域的应用研究还在探索和开展。

(4)其他类型检测器　除以上介绍的常用检测器之外,还用其他检测器也在应用。如电化学检测器,可避免 HPCE 中光学类检测器所遇到的光程太短的问题,也是一种高灵敏度的检测器。化学发光检测器也被应用到 HPCE 中来,该检测器具有结构简单,灵敏度高等特点,多用于生物化学及体内代谢成分的检测。

此外,还有折射率检测器、同位素检测器和激光圆二色检测器等。

四、HPCE 的分离模式

毛细管电泳有多种分离模式,给样品分离提供了不同的选择机会。根据分离原理可分为:毛细管区带电泳(CZE)、胶束电动毛细管色谱(MEKC)、等电聚焦(CIEF)、等速电泳(CITP)、凝胶电泳(CGE)、毛细管电色谱(CEC)等,分别简述如下。

1. 毛细管区带电泳　毛细管区带电泳(capillary zone electrophoresis,CZE),又称毛细管自由电泳,是 HPCE 中最基本,应用最广泛的一种分离模式,其操作简单,多样化。前面介绍的 HPCE 的基本原理即为 CZE 的基本原理。

2. 毛细管凝胶电泳　毛细管凝胶电泳(capillary gel electrophoresis,CGE),是将凝胶装入毛细管中作为支持物进行的电泳。凝胶是一种具有多孔性地聚合物,类似于分子筛作用。当带电粒子在电场力的作用下,在聚合物的网状结构内迁移,其运动受到一定的阻碍,大分子受到的阻碍较小分子的大,因此迁移速度比小分子慢,从而使溶质按其分子大小逐一分离。凝胶的黏度大,能减少溶质的扩散,所得峰形尖锐,柱效和分离效率极高。

凝胶电泳主要用于生物大分子的分离,常用聚丙烯酰胺在毛细管柱内交联生成凝胶,制成凝胶柱,可分离测定蛋白质和 DNA 的分子量和碱基数。

3. 胶束电动毛细管色谱　胶束电动毛细管色谱(micellar electrokinetic capillary chromatography,MECC 或 MEKC)又称电动色谱,是采用 CZE 技术和色谱原理相结合而形成的色谱技术。其原理是将电化合物或分子聚合物溶解于缓冲液以充当载体,溶质在载体(不固定于柱的准固定相)与周围介质(流动相)之间的分配。同时,两相在高压电场中具有不同的迁移。缓冲溶液中加入溶质后,一部分溶质按分配机制与载体结合并随载体迁移,另一部分溶质不与载体结合。非结合型溶质分子随整个缓冲液以电渗流形式迁移,其方向取决于缓冲液与毛细管内壁的双电层电势。结合型溶质分子的迁移速率取决于溶质与载体的结合能力,由于溶质中各组分与载体结合能力不同,从而使溶质各组分达到分离。并可用来分离中性物质,扩展了 HPCE 的应用范围。

在电动色谱中,以含有载体(准固定相)的缓冲液,代替了毛细管区带电泳中的电泳缓冲液。由于载体的类型不同,又可分为胶束电动色谱(micellar electrokinetic chromatography,MEKC),环糊精电动色谱(cyclodextrins electrokinetic chromatography,CDEKC),离子交换电动色谱(ion exchange electrokinetic chromatography,IEEKC)和微滴乳状液电动色谱(micro-emulsion electrokinetic chromatography,MEEKC)。在 MEKC 和 CDEKC 的基础上,环糊精修饰的胶束电动色谱也逐步发展,形成了电动色谱的又一个类型。

4. 毛细管等电聚焦　毛细管等电聚焦(capillary isoelectric focusing,CIEF)是将普通等电聚焦电泳技术转移到毛细管内进行,根据等电点差别分离生物大分子的高分辨率电泳技术。

在 CIEF 中,要用两性电解质在毛细管内建立 pH 梯度,如当施加直流电压(6~8 V)时,管内将建立一个由阳极到阴极逐步升高的 pH 梯度。被分离的蛋白质、氨基酸等组分在毛细管中向各自的等电点聚焦,形成明显的区带。最后改变检测器末端贮瓶内的 pH 值,使聚焦的组分依次通过检测器而得到确认。电渗流在 CIEF 中不利,应尽量消除或减小。

5. 毛细管等速电泳　毛细管等速电泳(capillary isotachorphoresis,CITP)是采用先导电解质和后继电解质，使溶质按其电泳淌度不同而得到分离，常用于分离离子型物质。以负离子分析为例，缓冲液的选择必须使先导电解质中，先导负离子的淌度比所有负离子的有效淌度都大，尾随负离子的淌度则比所有负离子的淌度都小。当施加电场后，负离子开始向阳极移动，由于先导负离子的淌度最大，因此迁移速度最快，紧随其后的是淌度次之的负离子，尾随负离子最后流出，被分离后依次进入检测器进行测定。

目前，CITP 常用于分离单一离子型物质，而不能分离正负离子同时存在的物质，因此应用受到限制。

6. 毛细管电色谱　毛细管电色谱（capillary electrochromatography，CEC）是将 HPLC 的众多固定相微粒填充到毛细管中，以样品和固定相之间的相互作用为分离机制，以电渗流为流动相驱动力的色谱技术。使毛细管电泳色谱既具有多种分配机制，又有电渗流驱动的优点。

在 CEC 中，虽然其柱效较其他几种类型有所下降，但增加了选择性，故此种分离模式还是具有良好的发展前景。

五、HPCE 技术及其在中药分析中的应用及进展

中药研究的大趋势是全成分分析，通过对从单味药到复方的不同配伍、煎煮时间等的研究，才能发现中药中化学成分的变化规律，找到中药机制之间的有机联系。中药成分繁多，且各种成分的性质遍布所有极性段、酸碱范围。实现多成分分析的最简单途径即在一根足够长的色谱柱上，采用温和的流动相，在足够久的时间内洗脱。但这与现代分析要求的简便快速相违。用 HPLC 进行中药成分分析常遇到一些问题，一是分析时间长、分离效率低，即使采用梯度洗脱技术也难以使某些成分完全分离；二是色谱柱容易被污染，而且污染后难于清洗，柱的使用寿命缩短。HPCE 是集 HPLC 和 CE 优势于一身的一种新型电分离微柱液相色谱技术，它是将高效液相色谱的多种填料微粒移到毛细管中，以样品与固定相间的相互作用作为分离机制，以电渗流为流动相驱动力的色谱过程。通过大量的应用研究表明，HPCE 在分析中药成分，尤其在分析高极性化学成分方面有较大优势，在分析大量的复方制剂方面显示了较高的能力。由于毛细管几乎不会出现高效液相色谱分析中常出现的柱床污染现象，而且用过的毛细管柱只需很短的时间进行冲洗后，即可以进行第二个样品的分析，快速高效且分辨率很高。

中药（包括中药材）的有效成分多为生物碱类、黄酮类、有机酸类、香豆素类及各种苷类，这些成分都可以用 HPCE 法进行分析。已经研究过的中药材有麻黄、黄连、黄柏、黄芩、芍药、大黄、甘草、柴胡、厚朴、当归、马钱子、丹参、吴茱萸、淫羊藿等。

1. 应用实例

（1）含生物碱的常用中药分析实例

1）罂粟壳中三种生物活性生物碱的测定[37]

供试品溶液与对照品溶液的制备：精密称取罂粟壳样品粉末，精密加入甲醇 5.0 mL，室温浸泡，再超声 30 min，静置 30 min，取出上清液，经微孔滤膜（0.45 μm）过滤，弃去初滤液，取续滤液进行 HPCE 分析。精密称取吗啡和磷酸可待因对照品约 5 mg，盐酸罂粟碱对照品约 2.5 mg 于 25 mL 量瓶中，加甲醇溶解并定容，作为对照品溶液。

电泳条件：HPCE 仪为 Beckman P/A CE System5010，数据处理软件系统为 System Gold。毛细管柱是无涂层熔融石英毛细管（50 μm×47 cm，有效长度 39.4 cm），缓冲溶液为 80 mmol/L SDS-60 mmol/L 硼砂硼酸溶液（pH 值为 7.8）-10% 甲醇，以气压方式进样，进样时间 1.5 s，运行电压 25 kV，检测波长 214 nm，温度 25 ℃，结果见图 8-36。

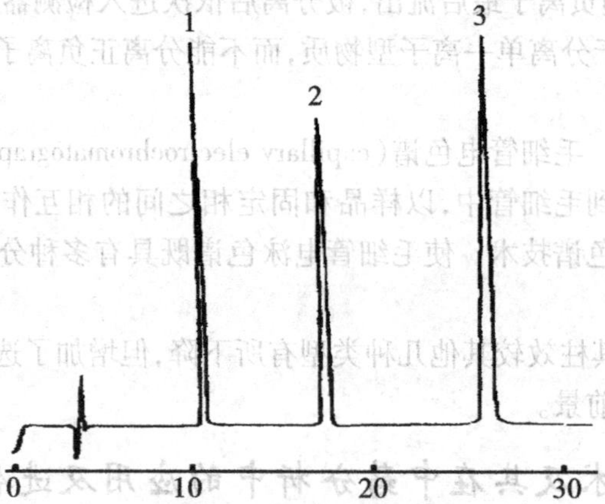

图 8-36　HPCE 法测定罂粟壳中 3 种生物活性生物碱

1. 吗啡；2. 磷酸可待因；3. 盐酸罂粟碱

2）痛宁贴剂中东莨菪碱及乌头碱的含量测定[38]

供试品溶液与对照品溶液的制备：取痹痛宁贴剂 3 cm×3 cm，剪成边长约为 2 mm 左右的小碎块，置于具塞锥形瓶中，加入 50 mL 无水乙醇，精密称重。超声振荡提取50 min，擦干锥形瓶，再次称重，补加乙醇至规定重量。滤过，弃去初滤液，收集续滤液 25 mL，水浴挥干溶剂，残渣用无水乙醇转移至 10 mL 量瓶中，并定容至刻度，作为供试品溶液。精密称取东莨菪碱对照品 2.28 mg，无水乙醇溶解并定容于 10 mL 量瓶中，摇匀。分别取对照品储备液 0.2、0.5、1.0、1.5、2.0、2.5 mL 于 5 mL 量瓶中，用无水乙醇稀释至刻度，摇匀。依次进样，以东莨菪碱浓度为横坐标，峰面积为纵坐标，进行线形回归，东莨菪碱在 9.12～114 μg/mL 范围内与峰面积呈线性关系。回归方程为：$Y=0.650\,5+1.196\,4X$，$r=0.999\,5$。精密称取乌头碱对照品 1.24 mg，无水乙醇溶解并定容至 10 mL 量瓶中，摇匀。分别取对照品储备液 0.1、0.2、0.5、1.0、1.5、2.0、2.5 mL 于 5 mL 量瓶中，用无水乙醇稀释至刻度，摇匀，依次进样，以乌头碱浓度为横坐标，峰面积为纵坐标，进行线性回归，乌头碱在 2.48～62.2 μg/mL 范围内与峰面积呈线性关系。回归方程为 $Y=-0.024\,39+1.247\,8X$，$r=0.999\,7$。

电泳条件：石英毛细管柱（50 μm×32 cm，有效长度 23.5 cm，未涂层），改性剂为 50 mmol/L pH 值为 6.0，磷酸盐缓冲液（含 20% 无水乙醇，使用前脱气），压力进样（2 kPa ×5 s），分离电压 8 kV，检测波长 200 nm，操作温度 30 ℃。每次进样前依次用 0.1 mol/L NaOH 冲洗柱 1 min，两次蒸馏水冲洗 1 min，缓冲液冲洗 2 min。在此分离条件下，分离良好。

3）十大功劳属部分植物茎中生物碱的 HPCE 测定[39]

供试品溶液与对照品溶液的制备：精密称取药材粉末（过 80 目筛）1 g，用甲醇 10 mL 冷浸 1 h，超声提取 0.5 h，1500 r/min 离心 10 min，将上清液移入 25 mL 量瓶中，加甲醇 7 mL重复操作两次，定容。精密吸取此液 5 mL，加入内标溶液 0.55 mL，混匀，通过滤膜（0.45 μm）过滤，滤液作为供试品溶液，用超声波脱气后直接进样。分别精密称取盐酸小檗碱 11.24 mg、盐酸巴马亭 11.08 mg 和盐酸药根碱 11.22 mg 置 10 mL 量瓶中，用甲醇溶解定容至刻度。将此溶液用甲醇稀释成一系列不同浓度的标准溶液，取各标准溶液 5 mL，按样品溶液制备操作。

电泳条件：背景缓冲液为 50 mmol/L 磷酸氢二钠与 50 mmol/L 磷酸二氢钠的混合体系（磷酸调 pH 值为 7.0）-甲醇（2∶1），进样条件为 5 kPa×10 s，分析电压为 30 kV，检测波长 265 nm，温度 20 ℃。缓冲液使用前均用滤膜（0.45 μm）过滤，并用超声波脱气。每次分析之间，用 0.1 mol/L NaOH 溶液冲洗毛细管 2 min，超纯水洗 3 min，缓冲液洗 3 min，平衡 1 min，结果见图 8-37。

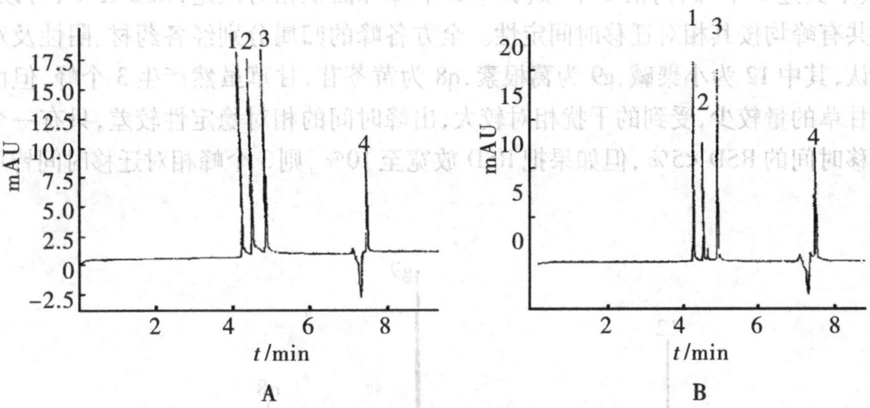

图 8-37　十大功劳属部分植物茎中生物碱的 HPCE 法测定

1. 盐酸小檗碱；2. 盐酸巴马亭；3. 盐酸药根碱；4. 对照品溶液；5. 供试品溶液

（2）含黄酮类的常用中药分析实例

1）槐角丸中四种有效成分的 HPCE 测定[40]

供试品溶液与对照品溶液的制备：取槐角丸样品，干燥后碾碎混匀，精密称取 2 g，以 50% 甲醇（10 mL×3）超声提取，每次 30 min，放冷过滤，滤液置 50 mL 量瓶中。用少量 50% 甲醇洗涤容器与残渣，洗液滤入同一量瓶，以 50% 甲醇定容，摇匀。精密称取染料木素（genistein）、芸香苷（rutin）、黄芩苷（baicalin）、没食子酸（gallic acid）对照品适量，以 50% 甲醇溶解制得浓度分别为 0.62、0.64、0.86、0.58 mg/mL 的溶液，置 4 ℃冰箱保存，测定前稀释得不同浓度的工作溶液。同法制备 0.30 mg/mL 的内标溶液。

电泳条件：毛细管为未涂层石英毛细管（75 μm×57 cm，有效检测长度 48 cm）；运行缓冲液 15 mmol/L 硼砂缓冲液（pH 值为 9.0）-5 mmol/L 磷酸二氢钠溶液，检测波长 214 nm，分离电压 18 kV，温度 28 ℃，重力进样 10 s（高度 10 cm）。毛细管使用前用 0.1 mol/L氢氧化钠溶液、水、0.1 mol/L 盐酸各清洗 10 min 进行活化。每次运行间用水、运行缓冲液各冲洗 5 min。运行缓冲液运行 3 次后进行更换，槐角丸中 4 种成分在 12 min

内分离良好。

2)葛根芩连汤的 HPCE 指纹图谱研究[41]

供试品溶液与对照品溶液的制备:按处方配比(葛根 15 g、黄芩 9 g、黄连 9 g、甘草 6 g)取葛根芩连汤各味药饮片,加水 400 mL 浸泡 15 min,先煎葛根 20 min,余药共煎 30 min,煎 2 次,合并滤液,定容至 1 000 mL,取 4 mL,定量加甲醇 6 mL,超声 10 min,离心,定容至 10 mL,作为供试品溶液。黄连、葛根、黄芩、苷草药材及缺黄连、葛根、黄芩、甘草阴性溶液同法制备。

电泳条件:电解质溶液由 30 mmol/L 磷酸盐和 40 mmol/L 硼酸盐组成,未涂层融硅毛细管(65 cm×5 m,有效长度 43 cm),分离电压 22 kV,进样 1 s,检测波长 254 nm,温度 30 ℃。样品依次进样电泳,全方 HPCE 分离图见图 8-38。根据 10 批葛根、黄芩、黄连、甘草药材供试品溶液 HPCE 谱给出的相关参数,比较供试品谱图,其中黄连 6 个峰,黄芩 8 个峰,葛根 12 个峰,甘草 1 个峰是各批供试品所共有的,因此确定这 27 个峰为共有指纹峰,其中黄连 5 个峰、葛根 6 个峰、黄芩 5 个峰峰面积相对恒定,RSD<5%,可以定量。其余各共有峰均按其相对迁移时间定性。全方各峰的归属分别经各药材、阴性及对照品对照确认,其中 12 为小檗碱,g9 为葛根素,q8 为黄芩苷,甘草虽然产生 3 个峰,但由于在处方中甘草的量较少,受到的干扰相对较大,出峰时间的相对稳定性较差,只有一个峰的相对迁移时间的 RSD <5%,但如果把 RSD 放宽至 10%,则 3 个峰相对迁移时间皆可用于定性。

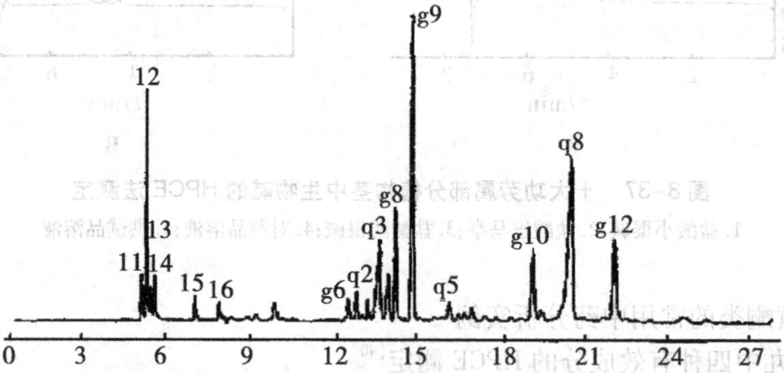

图 8-38 葛根芩连汤的 HPCE 指纹图谱研究

(3)含有蒽醌类化合物的常用中药分析实例

• 番泻叶中番泻苷 A 的含量测定

供试品溶液与对照品溶液的制备:取番泻叶样品 0.2 g,精密称定,精密加入 50% 乙醇 25 mL,超声提取 30 min,放冷,称重,补足减失的重量,摇匀,用微孔滤膜(0.45 μm)滤过,滤液作为供试品溶液。取番泻苷 A 适量,配制成含量为 0.1 mg/mL 的对照品溶液。

电泳条件:熔融石英毛细管柱(57 cm×75 cm,有效长度 50 cm),运行缓冲液为 37.5 mmol/L Tris 溶液,25% 乙腈,1 mmol/L SDS 溶液,用稀磷酸调节 pH 值至 8.9,电压 15 kV,温度 25 ℃,检测波长 214 nm,气动进样时间 5 s,结果见图 8-39。

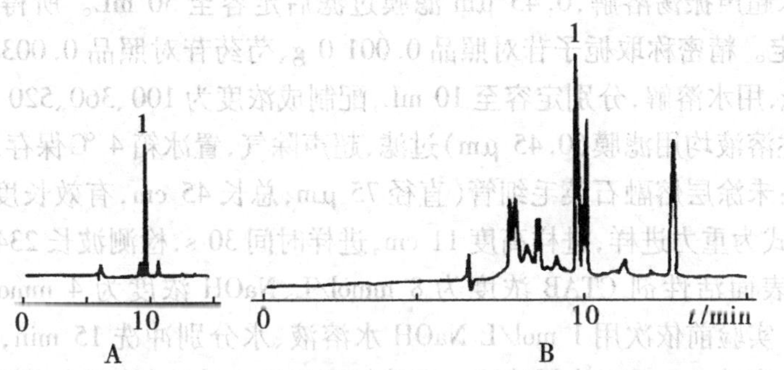

图 8-39 HPCE 法测定番泻叶中番泻苷 A 的含量

A. 对照品溶液；B. 番泻叶样品溶液

(4)含有香豆素类的中药的分析实例

• 克炎肿片中维脑路通和香豆素的含量[42]

供试品溶液与对照品溶液的制备：取克炎肿片 20 片，研细，精密称取细粉 0.1 g，置于 100 mL 容量瓶中，加 50% 甲醇 50 mL，超声溶解，加 50% 甲醇至刻度。过滤，取滤液 2 mL，准确加内标液 1 mL，用运行缓冲液稀释至 10 mL，作为供试品溶液。取维脑路通及香豆素适量，精密称定，加 50% 甲醇溶解并稀释成每毫升分别含维脑路通 500 μg 和香豆素 250 μg 的对照品溶液。另取布洛芬适量，加 50% 甲醇溶解并稀释成每毫升含布洛芬 500 μg的内标溶液。

电泳条件：运行缓冲液为 25 mmol/L 硼砂–硼酸液，其中含 30 mmol/L 十二烷基磺酸钠(pH 值为 9.2)及 10% 乙腈，运行电压 20 kV，检测波长 214 nm，压力进样 3.5 kPa，5 s。先用 0.1 mol/L 氢氧化钠冲洗 2 min，再用水冲洗 2 min，最后用运行缓冲液冲洗 5 min。两次进样之间用运行缓冲液冲洗 2 min，结果见图 8–40。

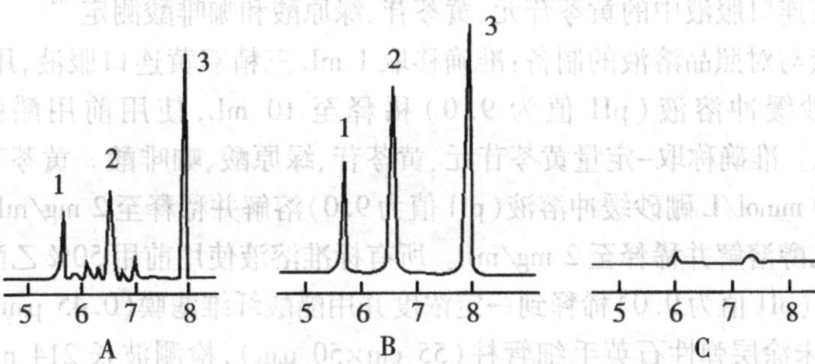

图 8–40 克炎肿片中维脑路通和香豆素的含量测定

A. 样品；B. 对照品(1. 香豆素，2. 维脑路通，3. 内标)；C. 空白对照

(5)含苷类成分的常用中药的分析实例

• 加味逍遥丸中栀子苷、芍药苷及丹皮酚的含量测定[43]

供试品溶液与对照品溶液的制备：取加味逍遥丸 6 g 研磨成粉，准确称取加味逍遥丸粉末 1.000 g，加入 10 mL 甲醇，超声波振荡提取 30 min。放冷至室温，过滤后将滤液旋转

真空挥干，用水超声振荡溶解，0.45 μm 滤膜过滤后定容至 50 mL。所得溶液用水稀释 3 倍后进行测定。精密称取栀子苷对照品 0.001 0 g、芍药苷对照品 0.003 6 g、丹皮酚对照品 0.005 2 g，用水溶解，分别定容至 10 mL，配制成浓度为 100、360、520 μg/mL 的对照品储备液；上述溶液均用滤膜（0.45 μm）过滤，超声除气，置冰箱 4 ℃保存。

电泳条件：未涂层熔融石英毛细管（直径 75 μm，总长 45 cm，有效长度 30 cm），电压 15 kV，进样方式为重力进样，进样高度 11 cm，进样时间 30 s，检测波长 234 nm，环境温度 25 ℃，阳离子表面活性剂 CTAB 浓度为 8 mmol/L、NaOH 浓度为 4 mmol/L，体积分数 2.5% 的甲醇。实验前依次用 1 mol/L NaOH 水溶液、水分别冲洗 15 min，进样前用缓冲液冲洗 30 min，实验 4 h 后更换缓冲液。实验结束后用水冲洗，并用水浸泡过夜。实验所用的溶液进样前均用滤膜（0.45 μm）过滤，并经超声波脱气 30 min。结果见图 8-41。

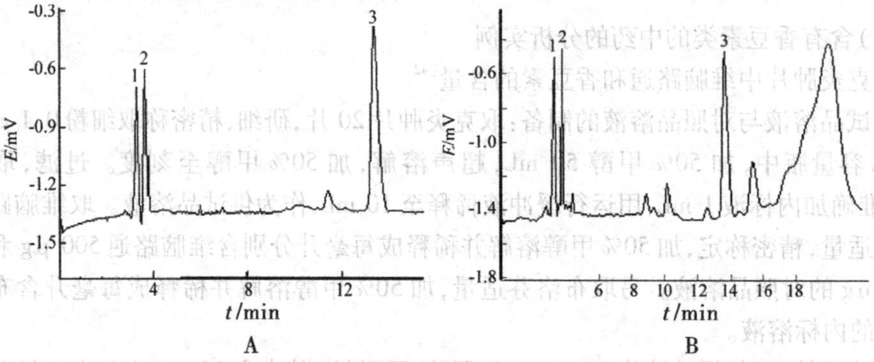

图 8-41　HPCE 分离测定栀子苷、芍药苷及丹皮酚的色谱图

A. 对照品溶液（1. 栀子苷，2. 芍药苷，3. 丹皮酚）；B. 样品溶液

（6）含有机酸类成分的常用中药的分析实例

• 三精双黄连口服液中的黄芩苷元、黄芩苷、绿原酸和咖啡酸测定[44]

供试品溶液与对照品溶液的制备：准确移取 1 mL 三精双黄连口服液，用 50% 乙醇-20 mmol/L 硼砂缓冲溶液（pH 值为 9.0）稀释至 10 mL，使用前用醋酸纤维滤膜（0.45 μm）过滤。准确称取-定量黄芩苷元、黄芩苷、绿原酸、咖啡酸。黄芩苷元、黄芩苷用 50% 乙醇-20 mmol/L 硼砂缓冲溶液（pH 值为 9.0）溶解并稀释至 2 mg/mL。绿原酸和咖啡酸用无水乙醇溶解并稀释至 2 mg/mL。所有标准溶液使用前用 50% 乙醇-20 mmol/L 硼砂缓冲溶液（pH 值为 9.0）稀释到一定浓度并用醋酸纤维滤膜（0.45 μm）过滤。

电泳条件：未涂层弹性石英毛细管柱（55 cm×50 μm），检测波长 214 nm，分离电压 12 kV，压力进样（高度 10 cm，8 s），背景电解质为 20 mmol/L 硼砂缓冲溶液（用 0.2 mol/L HAc 和 0.1 mol/L NaOH 调 pH 值为 9.0），使用前超声脱气 10 min；毛细管使用前用 0.10 mol/L NaOH、水和 pH 值为 9.0 的 20 mmol/L 硼砂缓冲溶液各清洗 10 min，每次电泳后分别用 0.10 mol/L NaOH、水和 pH 值为 9.0 的 20 mmol/L 硼砂缓冲溶液清洗 2、3、5 min。结果见图 8-42。

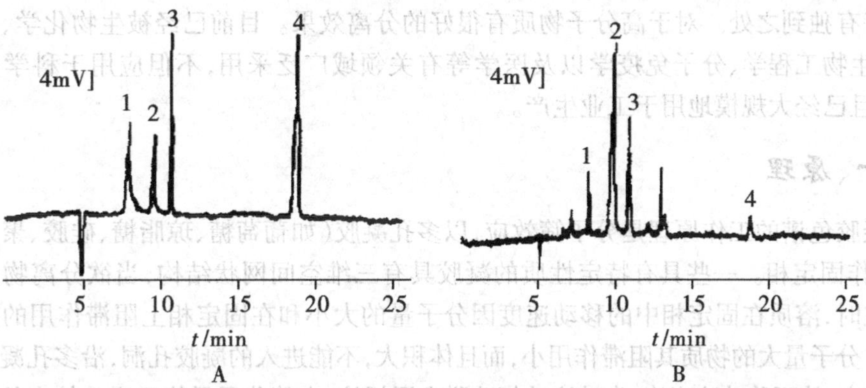

图 8-42　三精双黄连口服液中黄芩苷、黄芩苷元、绿原酸和咖啡酸的含量测定

A. 对照品溶液(1. 黄芩苷,2. 黄芩苷元,3. 绿原酸,4. 咖啡酸);B. 样品溶液

2. 前景和展望　HPCE 以其高效、快速、简便且柱不易受污染而优于 HPLC 法,在中药有效成分的分离、定性定量、中药材鉴别和手性化合物的拆分等方面应用将越来越广泛,目前仍存在重现性较差、线性范围窄和灵敏度较低等缺陷。随着商品仪器经不断改进和完善,加上自动进样器的普遍使用,基本可以克服重现性差的缺陷,与常规 HPLC 法接近;HPCE 在中药成分分析中的应用虽然起步较晚,但发展十分迅速。目前应用范围已从生物碱、黄酮及其苷类扩展到香豆素类、各种苷类、酚酸类等多种成分。HPCE 可作为中药材的鉴别和标准品的纯度检查的方法。很多研究者致力于活性成分含量测定方法的建立,并对药材来源(品种、产地)、制剂工艺(提取方法、炮制方法)及体内代谢进行了广泛的研究。一些新技术也应用于这一领域,如场放大进样技术(FASI)能提高方法的灵敏度,非水毛细管电泳(NACE)可改变分离的选择性,CE-MS 联用可以在定量的同时对每种成分进行结构解析。此外,HPCE 法可与其他进样技术如流动注射联用,不但可提高测定精度,而且能完成连续自动进样及在线分析,方便大批量样品的测定,或采用 CE-MS、CE-NMR 及 CE-MS-MS 联用技术,充分利用 HPCE 的高分离效率和 MS 或 NMR 的高灵敏度与定性鉴定能力,快速完成众多复杂成分的分离与结构鉴定,大大提高和拓宽了 CE 的性能和应用范围,更适用于中药复杂化学成分的分离与测定。另外,新出现的 CEC 模式结合 CE 的高效和 HPLC 的高选择性,将会在中药分析中得到有效的应用。总之,HPCE 作为一种高效、快速、简便的分离技术,在中药分析领域大有可为,相信在不久的将来,随着新型分离技术的应用,它必将在推动中药走向世界的进程中做出巨大贡献。

第十二节　凝胶色谱

凝胶色谱(gel chromatography)属于液相的一种,是 20 世纪 60 年代开始起来的一种分离技术。凝胶色谱在很多文献中又称分子筛色谱,主要由于它的分离原理是分子筛作用。它应用广泛,操作简便,它的突出优点是层析所用的凝胶属于不带电荷的惰性载体,吸附力弱，操作条件比较温和，可在相当广的温度范围下进行，并且对分离成分理化性质的保持有独到之处。对于高分子物质有很好的分离效果。目前已经被生物化学、分子生物学、生物工程学、分子免疫学以及医学等有关领域广泛采用，不但应用于科学实验研究，而且已经大规模地用于工业生产。

一、原理

凝胶色谱的工作原理是分子筛效应，以多孔凝胶（如葡萄糖、琼脂糖、硅胶、聚丙烯酰胺等）作固定相。一些具有特定性质的凝胶具有三维空间网状结构，当欲分离物质通过凝胶柱时，溶质在固定相中的移动速度因分子量的大小和在固定相上阻滞作用的差异而不同。分子量大的物质其阻滞作用小，而且体积大，不能进入的凝胶孔洞，沿多孔凝胶胶粒间隙流出，从而移动速度快，先被流动相洗脱出层析柱；中等分子量物质进入较大的凝胶孔洞，流出较慢；而小分子物质受到较大的阻滞作用，同时进入大部分凝胶孔洞，在不同凝胶孔洞和凝胶胶粒间隙穿梭，在柱中被强制滞留，移动速度慢，最后被洗脱出来（图 8-43）。

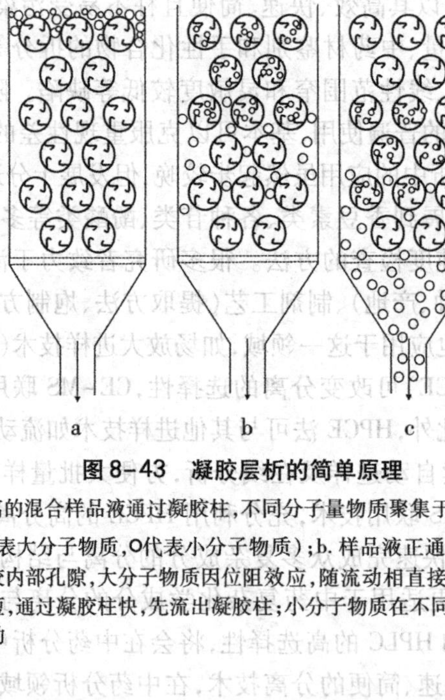

图 8-43　凝胶层析的简单原理

a. 待分离的混合样品液通过凝胶柱，不同分子量物质聚集于柱床表面（代表凝胶，○代表大分子物质，o代表小分子物质）；b. 样品液正通过凝胶柱，小分子物质进入凝胶内部孔隙，大分子物质因位阻效应，随流动相直接往下移动；c. 大分子物质行程短，通过凝胶柱快，先流出凝胶柱；小分子物质在不同凝胶孔隙中移动，逐步往下移动

各种分子筛的孔隙大小分布有一定范围，称为排阻限度（exclusion limit）。根据溶质的不同的分子量大小，可把同种溶液中的不同物质分离开，分别先后流出色谱柱。直径在此范围内的分子才有可能被分离。直径比凝胶最大孔隙直径大的，就会全部被排阻在凝胶颗粒之外，不进入凝胶内部，这种情况叫全排阻。因此两种全排阻的分子即使大小不同，也不能有分离效果。当两种分子都能全部进入凝胶孔隙，即使它们的大小有差别，也不会有好的分离效果。因此，一定的分子筛有它一定的使用范围。

二、凝胶层析的基本参数

物质的分离效果常用洗脱曲线来表示，分离特征直接和洗脱体积有关。一般而言，大部分物质的洗脱体积不会超过总的“床体积”。下面介绍几个基本参数。

1. 柱床体积、外水体积、内水体积、基质体积、洗脱体积　柱床体积就是指凝胶柱所能容纳的总体积；外水体积是指凝胶柱中凝胶颗粒周围空间的体积，也就是流动相在凝胶颗粒间的总体积；内水体积是指凝胶颗粒中孔穴的体积，凝胶层析中固定相体积就是指内水体积；而基质体积是指凝胶颗粒的实际骨架体积；洗脱体积是指将样品中某一组分洗脱下来所需洗脱液的体积。现在我们设柱床体积为 Vt，外水体积为 Vo，内水体积为 Vi，基质体积为 Vg，则有：$Vt=Vo+Vi+Vg$；由于 Vg 相对很小，可以忽略不计，则有：$Vt=Vo+Vi$。

设洗脱体积为 Ve，Ve 一般是介于 Vo 和 Vt 之间的。对于完全排阻的大分子，由于其不进入凝胶颗粒内部，而只存在于流动相中，故其洗脱体积 $Ve=Vo$；对于完全渗透的小分子，由于它可以存在于凝胶柱整个体积内（忽略凝胶本身体积 Vg），故其洗脱体积 $Ve=Vt$。分子量介于二者之间的分子，它们的洗脱体积也介于二者之间。有时可能会出现 $Ve>Vt$，这是由于这种分子与凝胶有吸附作用造成的。

柱床体积 Vt 可以通过加入一定量的水至层析柱预定标记处，然后测量水的体积来测定。外水体积 Vo 可以通过测定完全排阻的大分子物质的洗脱体积来测定，一般常用蓝色葡聚糖-2000 作为测定外水体积的物质。因为它的分子量大（为 200 万），在各种型号的凝胶中都被排阻，并且它呈蓝色，易于观察和检测。

2. 分配系数　分配系数是指某个组分在固定相和流动相中的浓度比。对于凝胶层析，分配系数实质上表示某个组分在内水体积和在外水体积中的浓度分配关系。在凝胶层析中，分配系数通常表示为：

$$Kav=(Ve-Vo)/(Vt-Vo) \tag{22}$$

前面介绍了 Vt 和 Vo 都是可以测定的，所以测定了某个组分的 Ve 就可以得到这个组分的分配系数。对于一定的层析条件，Vt 和 Vo 都是恒定的，大分子先被洗脱出来，Ve 值小，Kav 值也小。而小分子后被洗脱出来，Ve 值大，Kav 值也大。对于完全排阻的大分子，$Ve=Vo$，故 $Kav=0$。而对于完全渗透的大分子，$Ve=Vt$，故 $Kav=1$。一般 Kav 值在 0～1 之间，如 Kav 值大于 1，则表示这种物质与凝胶有吸附作用。

对于某一型号的凝胶，在一定的分子量范围内，各个组分的 Kav 与其分子量的对数成线性关系：

$$Kav=-b\lg MW+c \tag{23}$$

其中 b、c 为常数，MW 表示物质的分子量。另外由于 Ve 和 Kav 也成线性关系，所以同样有：

$$Ve=-b'\lg MW+c' \tag{24}$$

其中 b′、c′为常数。这样我们通过将一些已知分子量的标准物质在同一凝胶柱上以相同条件进行洗脱，分别测定 Ve 或 Kav，并根据上述的线性关系绘出标准曲线，然后在相同的条件下测定未知物的 Ve 或 Kav，通过标准曲线即可求出其分子量。这就是凝胶层析测定分子量的基本原理,这种方法在后面的应用中还将详细介绍。

3. 排阻极限　排阻极限是指不能进入凝胶颗粒孔穴内部的最小分子的分子量。所有大于排阻极限的分子都不能进入凝胶颗粒内部,直接从凝胶颗粒外流出,所以它们同时被最先洗脱出来。排阻极限代表一种凝胶能有效分离的最大分子量,大于这种凝胶的排阻极限的分子用这种凝胶不能得到分离。例如 Sephadex G-50 的排阻极限为 30 000,它表示分子量大于 30 000 的分子都将直接从凝胶颗粒之外被洗脱出来。

4. 分离范围　分离范围表示一种凝胶适用的分离范围,对于分子量在这个范围内的分子,用这种凝胶可以得到较好的线性分离。例如 Sephadex G-75 对球形蛋白的分级分离范围为 3 000 ~ 70 000,它表示分子量在这个范围内的球形蛋白可以通过 Sephadex G-75 得到较好的分离。应注意,对于同一型号的凝胶,球形分子与线形分子的分离范围是不同的。

5. 吸水率和床体积　吸水率是指 1 g 干的凝胶吸收水的体积或者重量,但它不包括颗粒间吸附的水分。所以它不能表示凝胶装柱后的体积。而床体积是指 1 g 干的凝胶吸水后的最终体积。

6. 凝胶颗粒大小　层析用的凝胶一般都成球形,颗粒的大小通常以目数(mesh)或者颗粒直径(mm)来表示。柱子的分辨率和流速都与凝胶颗粒大小有关。颗粒大,流速快,但分离效果差;颗粒小,分离效果较好,但流速慢。一般比较常用的是 100 ~ 200 目。

三、分类

目前常用的凝胶包括 3 个主要类型。

1. 交联葡聚糖类

(1)交联葡聚糖 Polydextran 的商品名称是 Sephadex,是由一定平均分子量的葡聚糖和甘油基以醚桥[—OCH_2—CH_2(OH)—CH_2—O—]形式相互交联形成三维空间的网状结构,而使其成为水不溶的性质。它几乎不溶于溶剂中,亲水性强,能迅速在水和电解质溶液中膨胀,在碱性的环境中十分稳定,所以可以用碱去除凝胶上的污染物。Sephadex 依其吸水量有不同型号(表 8-12),如 G-25、G-75、G-100 或是 G-200,G 后面的数字为凝胶吸水量再乘以 10,以 G-25 为例,表示 1 克干燥的 G-25 凝胶可以吸水 2.5 mL。

表 8-12　交联葡聚糖的技术参数

凝胶过滤介质名称	分离范围	颗粒大小/μm	特性/应用	pH 值稳定性	工作干凝胶溶胀体积/(mL/g)	溶胀最少平衡时间/h	最快流/(cm/h)(室温沸水)
Sephadex G-10	<700	干粉 40 ~ 120	脱盐及交换缓冲液用	2 ~ 13	2 ~ 3	3	1
Sephadex G-15	<1 500	干粉 40 ~ 120	脱盐及交换缓冲液用	2 ~ 13	2.5 ~ 3.5	3	1

续表 8-12

凝胶过滤介质名称	分离范围	颗粒大小/μm	特性/应用	pH 值稳定性	工作干凝胶溶胀体积/(mL/g)	溶胀最少平衡时间/h	最快流/(cm/h)(室温沸水)
Sephadex G-25 Coarse	1 000～5 000	干粉 100～300	脱盐及交换缓冲液用	2～13	4～6	6	2
Sephadex G-25 Medium	1 000～5 000	干粉 50～150	脱盐及交换缓冲液用	2～13	4～6	6	2
Sephadex G-25 Fine	1 000～5 000	干粉 20～80	小分子蛋白质分离	2～13	4～6	6	2
Sephadex G-25 Superfine	1 000～5 000	干粉 10～40	小分子蛋白质分离	2～13	4～6	6	2
Sephadex G-50 Coarse	1 500～30 000	干粉 100～300	小分子蛋白质分离	2～10	9～11	6	2
Sephadex G-50 Medium	1 500～30 000	干粉 50～150	小分子蛋白质分离	2～10	9～11	6	2
Sephadex G-50 Fine	1 500～30 000	干粉 20～80	中等蛋白质分离	2～10	9～11	6	2
Sephadex G-50 Superfine	1 500～30 000	干粉 10～40	中等蛋白质分离	2～10	9～11	6	2
Sephadex G-75	3 000～80 000	干粉 40～120	中等蛋白质分离	2～10	12～15	24	3
Sephadex G-75 Superfine	3 000～70 000	干粉 10～40	中等蛋白质分离	2～10	12～15	24	3
Sephadex G-100	4 000～1.5×10^5	干粉 40～120	稍大蛋白质分离	2～10	15～20	48	5
Sephadex G-100 Superfine	4 000～1×10^5	干粉 10～40	稍大蛋白质分离	2～10	15～20	48	5
Sephadex G-150	5 000～3×10^5	干粉 40～120	较大蛋白质分离	2～10	20～30	72	5
Sephadex G-150 Superfine	5 000～1.5×10^5	干粉 10～40	较大蛋白质分离	2～10	18～22	72	5
Sephadex G-200	5 000～6×10^5	干粉 40～120	较大蛋白质分离	2～10	30～40	72	5
Sephadex G-200 Superfine	5 000～2.5×10^5	干粉 10～40	较大蛋白质分离	2～10	20～25	72	5

(2)Sephacryl 是葡聚糖与甲叉双丙烯酰胺(N,N′-methylenebisacrylamide)交联而成,是一种比较新型的葡聚糖凝胶。Sephacryl 的优点(表 8-13)就是它的分离范围很大,排阻极限甚至可以达到 10^8,远远大于 Sephadex 的范围。所以它不仅可以用于分离一般蛋白,也可以用于分离蛋白多糖、质粒甚至较大的病毒颗粒。Sephacryl 与 Sephadex 相比另一个优点就是它的化学和机械稳定性更高:Sephacryl 在各种溶剂中很少发生溶解或降解,可以用各种去污剂、胍、脲等作为洗脱液,耐高温,Sephacryl 稳定工作的 pH 值一般为 3~11。另外 Sephacryl 的机械性能较好,可以以较高的流速洗脱,比较耐压,分辨率也较高,所以 Sephacryl 相比 Sephadex 可以实现相对比较快速而且较高分辨率的分离。

表 8-13 Sephacryl 的技术参数

凝胶过滤介质名称	分离范围	颗粒大小/μm	特性/应用	pH 值稳定性	工作耐压/MPa	最快流速/(cm/h)
Sephacryl S-100 HR	1 000~100 000	25~75	肽类、小蛋白	3~11	0.2	20~39
Sephacryl S-200 HR	5 000~250 000	25~75	蛋白,如清蛋白	3~11	0.2	20~39
Sephacryl S-300 HR	10 000~1.5×10^6	25~75	蛋白、抗体	3~11	0.2	20~39
Sephacryl S-400 HR	20 000~8×10^6	25~75	多糖、具延伸结构的大分子如蛋白多糖、脂质体	3~11	0.2	20~39

(3)Sephadex LH-20,是 Sephadex G-25 的羧丙基衍生物,能溶于水及亲脂溶剂,用于分离不溶于水的小分子物质。Sephadex LH-20 在许多有机溶剂中都能溶胀,具体见表 8-14,表 8-15。

表 8-14 Sephadex LH-20 干胶溶胀表

溶剂	床体积/(mL 凝胶/g 干胶粉末)
Toluene 甲苯	1.5~1.6
Ethyl acetate 乙酸乙酯	1.6~1.8
Benzene 苯	1.6~2.0
Carbon tetrachloride 四氯化碳	1.8~2.2
Acetonitrile 3 乙腈	2.2~2.4
Acetone 丙酮	2.4~2.6
Dioxane 二氧杂环己烷	3.2~3.5
Isopropanol 异丙醇	3.3~3.6

续表 8-14

溶剂	床体积/(mL 凝胶/g 干胶粉末)
Butanol 丁醇	3.5 ~ 3.8
Ethanol 2 乙醇	3.6 ~ 3.9
Isobutanol 异丁醇	3.6 ~ 3.9
Formamide 甲酰胺	3.6 ~ 3.9
Methylene dichloride 二氯甲烷	3.6 ~ 3.9
Propanol 丙醇	3.7 ~ 4.0
Methanol 甲醇	3.8 ~ 4.1
Methane dichloride 二氯乙烷	3.8 ~ 4.1
Chloroform1 氯仿	3.8 ~ 4.1
Dimethylformamide 二甲基甲酰胺	3.8 ~ 4.2
Saline 生理盐水	3.9 ~ 4.1
Water 水	4.0 ~ 4.4
Pyridine 嘧啶	4.2 ~ 4.4
Dimethyl sulphoxide 二甲亚砜	4.4 ~ 4.6

表 8-15　Sephadex LH-20 性能表

排阻极限	4 ~ 5 KD(与所用溶剂有关)
上样量	取决于所需分辨率
尺寸排阻模式	小于总体积的 20%
正相分配模式	小于总体积的 1%
较粒形状	球形、多孔
颗粒大小(干)	18 ~ 111 μm(直径)
颗粒大小中间值(干)	70 μm(直径)
颗粒大小(甲醇)	27 ~ 163 μm(直径)
颗粒大小中间值(甲醇)	103 μm(直径)
最大线形流速	720 cm/min
线形流速	60 cm/min
pH 的稳定性	
操作中	2-11
清洗中	2-13

2. 聚丙烯酰胺 Polyacrylamide　聚丙烯酰胺 Polyacrylamide 是一种合成凝胶，商品名 Bio-Gel P，干粉颗粒状，在溶剂中自动溶成胶体，依胶的分离范围不同，分成 Bio-Gel P-2 至 Bio-Gel P-300，P 后面的数字乘以 1 000 为最大过滤限度（表 8-16）。Polyacrylamide 的化学性质不活泼，但它在极端的 pH 值下会被水解，水解后产生的-COOH 具有离子交换的性质，因此 pH 值应尽量控制在 2～10。

表 8-16　Bio-Gel P 的技术参数

型号	排阻的下限/Mr	分级分离的范围	膨胀后的床体积/（mL/g 干凝胶）	膨胀所需最少时间（室温，h）
Bio-gel-P-2	1 600	200～2 000	3.8	2～4
Bio-gel-P-4	3 600	500～4 000	5.8	2～4
Bio-gel-P-6	4 600	1 000～5 000	8.8	2～4
Bio-gel-P-10	10 000	5 000～17 000	12.4	2～4
Bio-gel-P-30	30 000	20 000～50 000	14.9	10～12
Bio-gel-P-60	60 000	30 000～70 000	19.0	10～12
Bio-gel-P-100	100 000	40 000～100 000	19.0	24
Bio-gel-P-150	150 000	50 000～150 000	24.0	24
Bio-gel-P-200	200 000	80 000～300 000	34.0	48
Bio-gel-P-300	300 000	100 000～400 000	40.0	48

3. 琼脂糖凝胶 Agarose　琼脂糖凝胶 Agarose 因生产厂家不同而异，商品名分别为 Sepharose（瑞典）（表 8-17）、Bio-Gel A（美国）、Sagavac（英国）（表 8-18）。属于天然凝胶，依凝胶中干胶的百分含量，分为 Sepharose 2B、Sepharose 4B 和 Sepharose 6B。Agarose gel 是一种大孔凝胶，主要用于像核酸或病毒这些分子量 400 000 以上的物质，因其颗粒软，在分离过程有时会阻塞管柱，造成流速减慢，又因其在 50 ℃以上会融化，故需于较低温的环境中进行层析。Agarose 做成凝胶后不能再脱水干燥，所以要在湿态中保存。Sepharose 后的数字表示琼脂糖凝胶的浓度，4 为 4%，6 为 6%。

表 8-17 Sepharose 的技术参数

凝胶过滤介质名称	分离范围	颗粒大小/μm	特性/应用	pH 值稳定性	工作耐压/MPa	最快流速/(cm/h)
Sepharose 6 Fast Flow	10 000 ~ 4 $\times 10^{6}$	平均 90	巨大分子	2 ~ 12	0.1	300
Sepharose 4 Fast Flow	60 000 ~ 20$\times 10^{6}$	平均 90	巨大分子如重组乙型肝炎表面抗原	2 ~ 12	0.1	250
Sepharose 2B	70 000 ~ 40$\times 10^{6}$	60 ~ 200	蛋白、大分子复合物、病毒、不对称分子如核酸和多糖(蛋白多糖)	4 ~ 9	0.004	10
Sepharose 4B	60 000 ~ 20$\times 10^{6}$	45 ~ 165	蛋白、多糖	4 ~ 9	0.008	11.5
Sepharose 6B	10 000 ~ 4 $\times 10^{6}$	45 ~ 165	蛋白、多糖		0.02	14
Sepharose CL-2B	70 000 ~ 40$\times 10^{6}$	60 ~ 200	蛋白、大分子复合物、病毒、不对称分子如核酸和多糖(蛋白多糖)	4 ~ 9	0.005	15
Sepharose CL-4B	60 000 ~ 20$\times 10^{5}$	45 ~ 165	蛋白、多糖	3 ~ 13	0.012	26
Sepharose CL-6B	10 000 ~ 4 $\times 10^{6}$	45 ~ 165	蛋白、多糖	3 ~ 13	0.02	30

表 8-18 Sagavac 和 Bio-Gel A 的技术参数

型号	凝胶内琼脂糖百分含量/(W/W)	排阻的下限/Mr	分级分离的范围/Mr
Sagavac 10	10	2.5×10^{5}	1×10^{4} ~ 2.5×10^{5}
Sagavac 8	8	7×10^{5}	2.5×10^{4} ~ 7×10^{5}
Sagavac 6	6	2×10^{6}	5×10^{4} ~ 2×10^{6}
Sagavac 4	4	15×10^{6}	2×10^{5} ~ 15×10^{6}
Sagavac 2	2	150×10^{6}	5×10^{5} ~ 15×10^{7}
Bio-GelA-0.5M	10	0.5×10^{5}	$<1\times 10^{4}$ ~ 2.5×10^{6}
Bio-GelA-1.5M	8	1.5×10^{6}	$<1\times 10^{4}$ ~ 1.5×10^{6}

续表 8-18

型号	凝胶内琼脂糖百分含量/(W/W)	排阻的下限/Mr	分级分离的范围/Mr
Bio-GelA-5M	6	5×10^6	$1\times10^4\sim5\times10^6$
Bio-GelA-15M	4	15×10^5	$4\times10^4\sim15\times10^6$
Bio-GelA-50M	2	50×10^6	$1\times10^5\sim50\times10^6$
Bio-GelA-150M10	1	150×10^6	$1\times10^6\sim150\times10^6$

4. 聚苯乙烯凝胶　交联的聚苯乙烯是一种芳香碳烃化合物为溶剂的凝胶载体。有两种凝胶，商品名分别为 Styragel，和 Bio-Beads。Styragel 具有大网孔结构，可用于分离分子量 1 600 到 40 000 000 的生物大分子，适用于有机多聚物，分子量测定和脂溶性天然物的分级，凝胶机械强度好，洗脱剂可用二甲基亚砜。另一种 Bio-Beads 主要分级小分子量的非极性物质，上限可达 3 500。

5. 聚丙烯酰胺和琼脂糖交联凝胶　这类凝胶是由交联的聚丙烯酰胺和嵌入凝胶内部的琼脂糖组成。它们主要由 LKB 提供，商品名为 Ultragel。这种凝胶由于含有聚丙烯酰胺，所以有较高分辨率；而它又含有琼脂糖，这使得它又有较高的机械稳定性，可以使用较高的洗脱速度。调整聚丙烯酰胺和琼脂糖的浓度可以使 Ultragel 有不同的分离范围。

6. 多孔硅胶、多孔玻璃珠　多孔硅胶和多孔玻璃珠都属于无机凝胶。顾名思义，它们就是将硅胶或玻璃制成具有一定直径的网孔状结构的球形颗粒。这类凝胶属于硬质无机凝胶，它们的最大的特点是机械强度很高、化学稳定性好，使用方便而且寿命长，无机胶一般柱效较低，但用微粒的多孔硅胶制成的 HPLC 柱也可以有很高的柱效，可以达到 4×10^4 塔板/m。多孔玻璃珠易破碎，不能填装紧密，所以柱效相对较低。多孔硅胶和多孔玻璃珠的分离范围都比较宽，多孔硅胶一般为 $10^2\sim5\times10^6$，多孔玻璃珠一般为 $3\times10^3\sim9\times10^6$。它们的最大缺点是吸附效应较强（尤其是多孔硅胶），可能会吸附比较多的蛋白，但可以通过表面处理和选择洗脱液来降低吸附。另外它们也不能用于强碱性溶液，一般使用时 pH 值应小于 8.5。

7. 其他　另外值得一提的是各类凝胶技术近年来发展得很快，目前已研制出很多性能优越的新型凝胶。例如 Pharmacia Biotech 的 Superdex 和 Superrose（表 8-19），Superdex 的分辨率非常高，化学物理稳定性也很好，可以用于 FPLC、HPLC 分析；而 Superose 的分离范围很广，分辨率较高，可以一次性的分离分子量差异较大的混合物，同时它的机械稳定性也很好。

表 8-19　Superdex 和 Superrose 的技术参数

凝胶过滤介质名称	分离范围	颗粒大小/μm	特性/应用	pH 值稳定性	工作耐压/MPa	最快流速/(cm/h)
Superdex 30	<10 000	24 ~ 44	肽类、寡糖、小蛋白等	3 ~ 12	0.3	100
Superdex 75	3 000 ~ 70 000	24 ~ 44	重组蛋白、细胞色素	3 ~ 12	0.3	100
Superdex200	10 000 ~ 600 000	24 ~ 44	单抗、大蛋白	3 ~ 12	0.3	100
Superose 6	5 000 ~ 5×10^6	20 ~ 40	蛋白、肽类、多糖、核酸	3 ~ 12	0.4	30
Superose 12	1 000 ~ 300 000	20 ~ 40	蛋白、肽类、寡糖、多糖	3 ~ 12	0.7	30

四、实验技术

1. 凝胶的选择　根据实验目的不同及待分离物质分子量的不同选择不同型号的凝胶。我们把分离不同分子量物质的情况分为两种，组别分离和分级分离。如果实验目的是将样品中的大分子物质和小分子物质分开，由于它们在分配系数上有显著差异，这种分离又称组别分离，一般可选用 Sephadex G-25 和 Sephadex G-50，对于小肽和低分子量的物质（1 000 ~ 5 000）的脱盐可使用 Sephadex G-10、Sephadex G-15 及 Bio-Gel-p-2 或 Bio-Gel-p-4。分级分离可以将样品中一些分子量比较近似的物质进行分离。一般选用排阻限度略大于样品中最高分子量物质的凝胶，层析过程中这些物质都能不同程度地深入到凝胶内部，由于 Kd 不同，最后得到分离。

2. 柱的直径与长度　根据经验，组别分离时，大多采用 2 ~ 30 cm 长的层析柱，分级分离时，一般需要 100 cm 左右长的层析柱，其直径在 1 ~ 5 cm 范围内，小于 1 cm 会产生管壁效应，大于 5 cm 则稀释现象严重。长度 L 与直径 D 的比值 L/D 一般宜为 7 ~ 10，但对移动慢的物质宜为 30 ~ 40。

3. 凝胶柱的制备

（1）预处理　凝胶使用前要首先要进行预处理。凝胶型号选定后，将干胶颗粒悬浮于 5 ~ 10 倍量的蒸馏水或洗脱液中充分溶胀，溶胀之后将极细的小颗粒倾泻出去。自然溶胀费时较长，加热可使溶胀加速，即在沸水浴中将湿凝胶浆逐渐升温至近沸，1 ~ 2 h 即可达到凝胶的充分胀溶。加热法既可节省时间又可消毒。首先要根据选择的层析柱估算出凝胶的用量。由于市售的葡聚糖凝胶和丙烯酰胺凝胶通常是无水的干胶，所以要计算干胶用量：干胶用量（g）= 柱床体积（mL）/凝胶的床体积（mL/g）。由于凝胶处理过程以及实验过程可能有一定损失，所以一般凝胶用量在计算的基础上再增加 10% ~ 20%。

葡聚糖凝胶和丙烯酰胺凝胶干胶的处理首先是在水中膨化，不同类型的凝胶所需的膨化时间不同。一般吸水率较小的凝胶(即型号较小、排阻极限较小的凝胶)膨化时间较短,在20 ℃条件下需3~4 h;但吸水率较大的凝胶(即型号较大、排阻极限较大的凝胶)膨化时间则较长,20 ℃条件下需十几个到几十个小时,如Sephadex G-100以上的干胶膨化时间都要在72 h以上。如果加热煮沸,则膨化时间会大大缩短,一般在1~5 h即可完成,而且煮沸也可以去除凝胶颗粒中的气泡。但应注意尽量避免在酸或碱中加热,以免凝胶被破坏。琼脂糖凝胶和有些市售凝胶是水悬浮的状态,所以不需膨化处理。Sephacry 1系列的凝胶是保存在30%的乙醇溶液中的,故不用做膨化处理,依次用去离子水-流动相做交换处理即可。另外多孔玻璃珠和多孔硅胶也不需膨化处理。膨化处理后,要对凝胶进行纯化和排除气泡。纯化可以反复漂洗,倾泻去除表面的杂质和不均一的细小凝胶颗粒。也可以用一定的酸或碱浸泡一段时间,再用水洗至中性。排除凝胶中的气泡是很重要的,否则会影响分离效果,可以通过抽气或加热煮沸的方法排除气泡。

(2)凝胶的装填 将层析柱与地面垂直固定在架子上,下端流出口用夹子夹紧,柱顶可安装一个带有搅拌装置的较大容器,柱内充满洗脱液,将凝胶调成较稀薄的浆头液盛于柱顶的容器中,然后在微微地搅拌下使凝胶下沉于柱内,这样凝胶粒水平上升,直到所需高度为止,拆除柱顶装置,用相应的滤纸片轻轻盖在凝胶床表面。稍放置一段时间,再开始流动平衡,流速应低于层析时所需的流速。在平衡过程中逐渐增加到层析的流速,千万不能超过最终流速。平衡凝胶床过夜,使用前要检查层析床是否均匀,有无“纹路”或气泡,或加一些有色物质来观察色带的移动,如带狭窄、均匀平整说明层析柱的性能良好,色带出现歪曲、散乱、变宽时必须重新装柱。

4. 加样和洗脱 凝胶床经过平衡后,在床顶部留下数毫升洗脱液使凝胶床饱和,再用滴管加入样品。一般样品体积不大于凝胶总床体积的5%~10%。样品浓度与分配系数无关,故样品浓度可以提高。程伟用HPGPC方法改变标准品及样品的浓度,考察了样品浓度对凝胶色谱法低分子透明质酸分子量的影响。实验结果表明:浓度对多糖标准品的色谱峰形影响不大,分子量较低的标准品浓度越低,基线不平稳造成的干扰越明显;浓度对分子量较低的透明质酸钠样品的色谱峰形影响不大;浓度对分子量较高的透明质酸钠样品的色谱峰形影响很大,浓度越小,峰形越好。改变浓度,对分子量的测定结果基本没有影响。但分子量较大的物质,溶液的黏度将随浓度增加而增大,使分子运动受限,故样品与洗脱液的相对黏度不得超过1.5~2.0。

样品加入后打开流出口,使样品渗入凝胶床内,当样品液面恰与凝胶床表面相平时,再加入数毫升洗脱液洗管壁,使其全部进入凝胶床后,将层析床与洗脱液储瓶及收集器相连,预先设计好流速,然后分部收集洗脱液,并对每一馏分做定性、定量测定。

5. 流动相的选择 流动相的选择决定于固定相类型。应选用能溶解样品、沸点比柱温高25~50 ℃,黏度低,与样品的折光率相差大的物质作流动相,以提高柱效和灵敏度。常用的流动相有水、四氢呋喃、甲醇和氯仿。大部分类型的凝胶都用去离子水做洗脱剂,有机溶剂可能造成凝胶的皱缩而难以回复再生。也可采用一定浓度、一定pH值范围内的缓冲溶液,通常凝胶耐碱能力要远大于耐酸能力,因此所用的缓冲液可以是低浓度的弱碱溶液,如0.05~0.5 mol/L的醋酸氨或硫酸钠溶液等。而Sephadex LH-20、Sephadex LH-60则甚至可以用甲醇与水的混合溶剂来分离脂溶性物质。另外二甲基亚砜也被认为是较合适的非水溶剂，经常在以交联聚苯乙烯类的凝胶为载体的层析中使用。

凝胶层析主要依据分子量大小进行分离，因此与样品、流动相间的相互作用无关。因此通常不采用改变流动相的组成来改善分离度。

6. 柱温的影响 在常压凝胶色谱中柱温对样品分离的影响并不明显，而对于近年来运用较多的高效凝胶色谱(HPGPC)来说，柱温对分离度有一定的影响。周德辉曾报道柱温对柱效的影响随 *Vo* 的增大而增大；溶质的洗脱体积与柱温有关，而选择性因子与柱温无关；升高柱温只改善大分子间的分离度，对小分子影响较小；只要保持整个体系恒温并在相应温度下制定一条可靠的校正曲线，柱温对测定结果无影响。

有些高分子量多糖的溶解度随温度升高而上升，因此在应用 HPGPC 分离分析多糖过程中，保持一定温度(通常为 35 ~ 40 ℃)能增加样品溶解性，避免其在凝胶柱中析出而影响分离效果从而增加柱效，提高凝胶柱使用寿命。

7. 凝胶柱的重复使用、凝胶回收与保存 凝胶一次装柱后可以反复使用，不必特殊处理，并不影响分离效果。为了防止凝胶染菌，可在一次层析后加入 0.02% 的叠氮钠，在下次层析前应将抑菌剂除去，以免干扰洗脱液的测定。

如果不再使用可将其回收，一般方法是将凝胶用水冲洗干净滤干，依次用 70%、90%、95% 乙醇脱水平衡至乙醇浓度达 90% 以上，滤干，再用乙醚洗去乙醇，滤干，干燥保存。湿态保存方法是凝胶浆中加入抑菌剂或水冲洗到中性，密封后高压灭菌保存。常用的抑菌剂如下。

(1)叠氮钠(NaN_3) 在凝胶层析中只要用 0.02% 叠氮钠已足够防止微生物的生长，叠氮钠易溶于水，在 20 ℃时约为 40%；它不与蛋白质或碳水化合物相互作用，因此叠氮钠不影响抗体活力；不会改变蛋白质和碳水化合物的层析特性。叠氮钠可干扰荧光标记蛋白质。

(2)可乐酮[$Cl_3C—C(OH)(CH_3)_2$] 在凝胶层析中使用浓度为 0.01% ~ 0.02%。在微酸性溶液中它的杀菌效果最佳，在强碱性溶液中或温度高于 60 ℃时易引起分解而失效。

(3)乙基汞代巯基水杨酸钠 在凝胶层析中作为抑菌剂使用浓度为 0.05% ~ 0.1%。在微酸性溶液中最为有效。重金属离子可使乙基代巯基的物质结合，因而包含巯基的蛋白质可在不同程度上降低它的抑菌效果。

(4)苯基汞代盐 在凝胶层析中使用浓度为 0.001% ~ 0.01%。在微碱性溶液中抑效果最佳，长时间放置时可与卤素、硝酸根离子作用而产生沉淀；还原剂可引起此化合物分解；含巯基的物质亦可降低或抑制它的抑菌作用。

五、应用

1. 脱盐 高分子(如蛋白质、核酸、多糖等)溶液中的低分子量杂质，可以用凝胶层析法除去，这一操作称为脱盐。本法脱盐操作简便、快速、蛋白质和酶类等在脱盐过程中不易变性。适用的凝胶为 SephadexG-10、SephadexG-15、SephadexG-25 或 Bio-Gel-p-2、Bio-Gel-p-4、Bio-Gel-p-6。柱长与直径之比为 5 ~ 15，样品体积可达柱床体积的 25% ~ 30%，为了防止蛋白质脱盐后溶解度降低会形成沉淀吸附于柱上，一般用醋酸铵等挥发性盐类缓冲液使层析柱平衡，然后加入样品，再用同样缓冲液洗脱，收集的洗脱液用冷冻干燥法除去挥发性盐类。

2. 生物大分子的纯化　凝胶层析是依据分子量的不同来进行分离的，由于它的这一分离特性，以及它具有简单、方便、不改变样品生物学活性等优点，使得凝胶层析成为分离纯化生物大分子的一种重要手段，尤其是对于一些大小不同，但理化性质相似的分子，用其他方法较难分开，而凝胶层析无疑是一种合适的方法。根据分子量的不同，可选用不同型号的凝胶对多种大分子物质进行纯化。例如对于不同聚合程度的多聚体的分离，分离纯化蛋白质、酶、多肽、多糖、病毒等。

李璟等采用凝胶过滤色谱建立了苦瓜子蛋白分离纯化的方法，运用HiLoad2660Superdex75预装柱从苦瓜种仁中分离纯化苦瓜子蛋白，最后分离纯化出14个组分的苦瓜子蛋白，它们均为碱性蛋白质，相对分子质量在$(1.3\sim2.9)\times10^4$，等电点在9.3~9.6。陈义烘等根据环节动物S型凝集素的性质，采用惰性分子筛填料Sepharose CL-6B（琼脂糖凝胶CL-6B）作为亲和色谱介质对蚯蚓S型凝集素进行了纯化。以2mmol/L乙二胺四乙酸（EDTA）-MEPBS（4 mmol/Lb-巯基乙醇，150 mmol/L NaCl，20 mmol/L磷酸盐，pH值为7.2）溶液作为平衡液，以氨水（150 mmol/L，pH值为10.5）作为洗脱液得到的蛋白质经SDS-PAGE（十二烷基硫酸钠-聚丙烯酰胺凝胶电泳）、凝血实验及荧光检测等证明了其即为蚯蚓S型凝集素。盛清凯等用Sephadex G-50，将18 mg/mL的苦瓜多肽粗提物溶液进行凝胶柱分离，凝胶层析条件为：缓冲液pH值为5.0，0.2 mol/L醋酸-醋酸钠，凝胶柱：80 cm×2 cm，每管收集溶液3.2 mL。根据UV280 nm蛋白质检测，得到两个洗脱峰，收集后再进行C_{18}反相高效液相纯化，最后得到纯的苦瓜多肽，约为166个氨基酸残基，分子量为11 000 D。因提取方式与动物胰岛素相似，且薄层层析迁移率与动物胰岛素一致，故选用凝胶层析法精制植物多肽也称植物胰岛素，可弥补薄层层析中样品上样量低，不适合大量制备的缺点。

有时所要分离的大分子物质的分子量在凝胶的分离范围之外，此时选用分离范围小于该分子量的凝胶可起到除杂的作用。魏晓蕾在分离中药海藻海蒿子褐藻糖胶过程中用Sephadex G-200作为Q-Sepharose Fast Flow阴离子交换柱分离后的多糖组分的分离材料，结果发现多糖组分仍在凝胶色谱柱上呈不对称分布，分子量分布广泛。主峰为全排阻，可见多糖组分分子量大于G-200的分离范围，但Sephadex G-200能除去大部分色素等小分子杂质。

多糖由于其分子量大，结构复杂，在紫外无特征吸收区域，因此用常用的硅胶吸附色谱和大孔树脂方法并不能达到好的分离效果，又因其含丰富的氢键而在物理沉淀过程中易产生分子间连结而使纯化难以进行，从而不能得到质量较均匀较纯的多糖。多糖是单糖形成糖苷键后相同片段的多次重复，故其分子量必定在一定范围内。根据其分子量范围，选择合适的凝胶可将多糖纯化，得到均一的多糖。目前有多种来源于植物和动物的多糖用凝胶得到了较好的分离。现列举一些运用不同类型凝胶分离多糖见表8-20。

表 8-20　不同类型凝胶分离多糖实例

名称	来源	凝胶类型	分子量
CTP	拓树根	Sephadex A-50、Sephadex G-75	$1.8*10^4$
ODP1，ODP2，ODP3，ODP4，ODP5	仙人掌	Sephadex G-75、Sephadex G-200	2×10^3；1×10^6；4×10^3；9.2×10^5；5×10^3
L-2A	香菇	Sephadex G 200	2.03×10^5
AK	草乌	Sepharose CL-4B	2.8×10^4
木低聚糖	玉米	Bio-Gel P-4	150~600
SDS-1，SDT-1	桑叶	Sephacryl S-200 SF	8.9×10^4；1.54×10^4
LRC	人参	HiPrep 2660、Sephacryl S200	2.4×10^4

3. 测定高分子物质的分子量　高分子物质相对分子质量的测定方法很多，除化学法（端基分析法），还有热力学法、动力学法，光学法、凝胶色谱法。凝胶色谱（GPC）自 20 世纪 60 年代问世以来，发展异常迅速。迄今为止，在高聚物平均分子量及分子量分布的测定方法中，GPC 是最为成功的方法之一。

（1）用一系列已知分子量的标准品放入同一凝胶柱内，在同一条件下层析，记录每一分钟成分的洗脱体积，并以洗脱体积对分子量的对数作图，在一定分子量范围内可得一直线，即分子量的标准曲线。

$$Kav = -b \lg MW + c \tag{25}$$

$$Ve = -b' \lg MW + c' \tag{26}$$

在一定的范围内，各个组分的 Kav 以及 Ve 与其分子量的对数成线性关系。

测定未知物质的分子量时，可将此样品加在测定了标准曲线的凝胶柱内洗脱后，根据物质的洗脱体积，在标准曲线上推出它的分子量。

凝胶层析测定分子量操作比较简单，所需样品量也较少，是一种初步测定大分子物质分子量的有效方法。这种方法的缺点是测量结果的准确性受很多因素影响。由于这种方法假定标准物和样品与凝胶都没有吸附作用，所以一旦标准物或样品与凝胶有一定的吸附作用，那么测量的误差就会比较大；上面公式成立的条件是大分子物质基本是球形的，对于一些细长形状的分子不成立，所以凝胶层析不能用于测定这类分子的分子量；另外由于糖的水合作用较强，所以用凝胶层析测定糖蛋白时，测定的分子量偏大，而测定铁蛋白时则发现测定值偏小；还要注意的是需要选用所用的标准品和所测定的样品都要在线性范围之内的凝胶，即标品和样品的分子量需在凝胶的排阻限度内。

（2）多糖类药物分子量及其分布测定的意义和方法　多糖是由单糖缩合而成的链状结构物质，是自然界中广泛存在的一类生物大分子。由于多糖分布的广泛性、结构的复杂性和生物作用的多样性，使人们对它的药用研究越来越重视，它将作为一类高效、低毒、新型药物广泛应用于人类疑难疾病的治疗。

多糖是天然高分子中具有多分散性的聚合物，为了鉴定一种聚合物，首先必须测定其分子量与分子量分布，这是高分子化合物的最基本参数之一。多糖的分子量测定是研究多糖性质的一项重要工作。多糖的理化性质及活性与多糖的分子量及其分布有关，如右旋糖酐分子量为100 000～200 000时能使血液中红细胞聚集，而分子量为20 000～40 000时，不但不使红细胞聚集，反而使已聚集的红细胞解聚，所以不同分子量的右旋糖酐在临床上有完全不同的应用，这些现象在羟乙基淀粉、羧甲基淀粉及一些果胶中也有类似的情况。又如低分子肝素是近十几年发展起来的新一代肝素类抗血栓药物，其抗血栓作用优于肝素，而抗凝血作用却低于肝素，它具有生物利用度高、体内半衰期长、出血倾向小、口服易吸收等特点，目前已广泛用于临床。因此对于多糖类药物，为了确保生产工艺的稳定性以及临床用药的安全有效性，分子量及其分布的测定是尤为重要的。

目前用于有机高分子分子量测定的许多物理方法，一般也适用于多糖。此外根据多糖的化学特性也另有一些化学方法。多糖分子量测定因其不均一性往往比较困难。通常所测的分子量一般只能是一种统计平均值。离心沉降法、光散射法和渗透压法均可测定多糖的分子量。离心沉降法（沉降速度与沉降平衡法）测分子量要求粒子均匀、大小形状相同，才能得到溶质与溶剂之间的清晰界面。多糖的不均性界面不易清晰。分子量较大的多糖不易制得真溶液。光散射法所测结果因凝集作用很易变大，且对于分子量低于10 000 的样品测定误差大。黏度法是实验室常用且比较简便的方法，但它是一种间接的且相对的分子量测定方法，它需要通过 Mark-Houwink 经验公式换算才能得到黏均分子量。但是对于一种新的多糖其 Mark-Houwink 经验公式是很难得到的。另外还有还原末端法、聚合度法等分子量测定方法，但都存在实验烦琐误差大等缺点，不适合用于多糖类药物质控。20 世纪 70 年代以后，由于耐压合成凝胶的出现，高效凝胶渗透色谱法（HPGPC）开始用于多糖的分子量及其分布的测定，它具有快速、高分辨和重现性好等优点，是多糖类药物分子量测定的较理想质控方法。一般可用不同分子量的葡聚糖或右旋糖苷标准品，用 HPGPC 分别测出它们的出峰保留时间，以分子量对数-保留时间做标准曲线，一般在一定分子量范围内成线性关系。市售的葡聚糖标品和右旋糖苷标品分子量分别从 180～200 万，用合适范围的高效凝胶柱即可测得标准曲线，并根据此计算得到样品的数均分子量。

郝桂堂等经阴离子交换柱层析、凝胶过滤柱层析对夏枯草粗多糖进行纯化分级，通过高效凝胶过滤色谱测得了其主要组分 PLS3 的重均分子量为 8.3×10^5 Da。雨田等采用水相高效凝胶渗透色谱法测定川明参多糖分子量的分布，结果川明参多糖重均分子量为 $9.763\ 2\times10^5$，数均分子量为 5.2270×10^4。谢红旗等采用凝胶过滤色谱测定了从香菇子实体中浸提出香菇多糖 Le1、Le2 和 Le3 的分子量。三种多糖 Le1、Le2 和 Le3 的平均分子量分别为 4.02×10^4、2.16×10^5 和 8.93×10^5。魏晓蕾等选取以海藻海蒿子为原料制备褐藻糖胶多糖组分 F4 用 Q-Sepharose Fast Flow 和 Sephadex G-200 凝胶柱进行分级分离，高效凝胶渗透色谱法（HPGPC）鉴定纯度及相对分子质量，F4 经分级分离得到 3 个级分：P1、P2 和 P3。P1、P2 和 P3 均为均一组分，相对分子质量分别为：494 400、61 500 和 167 600。

吴扬兰等用凝胶渗透色谱（GPC）-示差检测（RI）-多角度激光光散射（MALLS）联用技术测试羟乙基淀粉的分子量和分子量分布的实验技术，给出了测试折光指数增量 dn/

dc 值、分子量和分子量分布实验步骤和方法，并对其分析测试过程中的关键实验技术及实验结果进行了详细的讨论。该方法以 $CH_3COOH-CH_3COONa$ 溶液作为流动相，实验获得了满意的结果，可作为羟乙基淀粉分子量和分子量分布测试的常规分析方法。

4. 高分子溶液的浓缩　凝胶对所吸收的液体介质具有大小选择性，外部条件的变化又可使凝胶释放出液体介质而得到再生，利用凝胶的这一特性可以浓缩稀蛋白质溶液等。例如将干燥的 Sephadex(粗颗粒)G-25 或 50 干胶投入高分子溶液中，Sephadex 可以吸收大量的水，溶液中的水分和小分子物质也会渗透进入凝胶孔穴内部，而大分子物质则被排阻在外。通过离心或过滤去除凝胶颗粒，即可得到浓缩的样品溶液。这种浓缩方法基本不改变溶液的离子强度和 pH 值。

Cussler 利用凝胶浓缩了蛋白质溶液等物质，结果见表 8-21。

表 8-21　不同分子量样品的浓缩效果

物质	分子量	浓缩效果/%
橡胶	70 000 000	95
右旋糖酐蓝	2 000 000	97
明胶	500 000	98
卵白蛋白	45 000	97
维生素 B_{12}	1355	32
尿素	60	2

由上表可看出，凝胶对大分子物质浓缩率较高。

5. 其他　张巍等研究人参蛋白在不同加热温度及时间下的热稳定性，采用中性缓冲液抽提和硫铵分级沉淀法提取人参蛋白，在不同加热温度及时间条件下，对人参蛋白进行 SDS-PAGE 电泳和高效凝胶过滤色谱分析。

6. Sephadex LH-20 葡聚糖凝胶在中药提取分离纯化方面的应用　Sephadex 葡聚糖凝胶是通过表氯醇交联多个葡聚糖得到的。Sephadex G 系列的凝胶是在水溶液中使用的，若要用有机溶剂作为流动相，只有通过羟丙基化将 G 系列转化为可在有机溶剂中溶胀的葡聚糖凝胶，即为 Sephadex LH-20。

该凝胶的层析原理不仅包括凝胶本身的分子筛作用，而且受一定的吸附作用和分配作用的影响。适合用有机溶剂分离亲脂性分子，可以大规模制备各种天然产物。其样品载量可高达 300 mg/mL 凝胶，极少需要再生，分离效果可保持长久。

(1)黄酮类化合物　植物中黄酮与内酯类化合物大部分与糖形成苷，都适合用 Sephadex LH-20 进行分离纯化。分离游离黄酮时，主要靠吸附作用。LH-20 为葡聚糖衍生物，因此含有大量羟基，能与样品中多羟基化合物形成吸附，凝胶对黄酮类化合物的吸附程度取决于游离酚羟基的数目。但分离黄酮苷时，则分子筛的性质起主导作用。在洗脱时，黄酮苷类大体上是按分子量由大到小的顺序流出柱体。因此 Sephadex LH-20 以甲醇洗脱，黄酮苷的三糖苷先被洗脱，二糖苷次之，单糖苷随后，苷元最后被洗脱。许多同分异构体多酚黄酮、内酯多酚可根据酮、内酯的羟基位点或氢键位置的不同，在 Sephadex LH-20上得到好的分离效果。

Markham 曾经研究过 Sephadex LH-20 分离黄酮类化合物的机制。表 3-10 中 *Ve* 为洗脱样品时需要的溶剂总量或洗脱体积；*Vo* 为柱子的空体积。*Ve/Vo* 数值越小说明化合物越容易被洗脱下来。表 8-22 所列数据清楚地表明：苷元的羟基数越多，*Ve/Vo* 越大，越难以洗脱，而苷的分子量越大，其连接糖的数目越多，则 *Ve/Vo* 越小，越容易洗脱。

表 8-22 黄酮类化合物在 Sephadex LH-20(甲醇)上的 *Ve/Vo*

黄酮类化合物	结构特点(取代位置或糖)	V_e/V_0
芹菜素	5,7,4'-三羟基	5.3
木犀草素	5,7,3',4'-四羟基	6.3
槲皮素	3,5,7,3',4-五羟基	8.3
杨梅素	3,5,7,3',4',5'-六羟基	9.2
山奈酚-3-半乳糖鼠李糖-7-鼠李糖苷	叁糖苷	3.3
槲皮素-3-芸香糖苷	双糖苷	4
槲皮素-3-鼠李糖苷	单糖苷	4.9

已发表的例子很多，如分离黎芦中异鼠李素、槲皮素、异槲皮苷；芝麻花中胡麻素等 6 个黄酮类成分；蒲公英中的青蒿亭、槲皮素、木犀草素等。

(2)生物碱　植物中的生物碱类种类繁杂，一般是数种或数十种生物碱共存，且往往来源于同一个前体。仅用传统的溶剂提取方法，难以获得高纯度的单体。Sephadex LH-20 因结合凝胶过滤、分配色谱及吸附层析于一身，可分离结构非常相近的分子，也可以把不同分子量的生物碱分开。采用 Sephadex LH-20 曾经在分离很多中药中的生物碱时得到了好的效果，如在胆木中分离得到了 3 对 C-3 位差向异构生物碱；从北豆根中得到的抗肿瘤成分蝙蝠葛碱和蝙蝠葛苏林碱；云南狗牙花中得到起戒毒作用生物碱部位的以冠狗牙花定碱为主的 9 个吲哚类活性生物碱；在牛心扑子草地上部分中得到抗烟草花叶病毒(TMV)的 3 个具有同一母核的非骈吲哚里西定生物碱。

(3)三萜类　三萜类化合物广泛存在于自然界，多数结构都遵循"异戊二烯定则"，有些以游离形式存在，有些则形成三萜皂苷在植物内共存，如此常常在同一植物体内发现结构相似的三萜类化合物。分离三萜类化合物通常采用硅胶吸附柱色谱，此步骤需反复操作，尚能得到好的分离。Sephadex LH-20 也被人们广泛用于三萜类化合物的分离中，常常在反复硅胶吸附柱操作后，在最后用半制备高效液相分离前上 LH-20 柱，能起保护样品不受损失的作用。运用该法人们在多种中药中分到了越来越多的具有生理活性的三萜类化合物。如分离积雪草、绿升麻、委陵菜、乌骨藤等植物中的化合物。

目前三萜皂苷类化合物的分离纯化常用到大孔吸附树脂，能缩短分离时间，节约成本，但是其分离结果及皂苷得率受树脂吸附作用影响很大，另外树脂的再生比较烦琐，重复利用的效果不令人满意。采用 Sephadex LH-20 分离皂苷类简单、快捷，再生效果好，因此被人们开始使用。

张慧丽等用该凝胶对人参皂苷 Re 分离进行了研究。将人参的超声提取物用 Sephadex LH-20 层析柱纯化 2 次，分别用 50% 和 30% 的乙醇作为洗脱液，用高效薄层硅胶板检测洗脱流分，通过高效液相检测 Re 的纯度。结果表明：通过该方法分离人参皂苷 Re 收率为 58.6%，得到的人参皂苷 Re 的纯度为 96.2%，达到了较好的分离效果。

第九章
大孔吸附树脂技术

第一节　概　述

大孔吸附树脂是20世纪60年代末发展起来的有机高分子聚合物吸附剂，是继离子交换树脂后的一项分离新技术。在化学结构上，它与离子交换树脂相似，不同之处在于大孔吸附树脂不存在酸性或碱性基团，它的吸附作用是通过树脂表面的孔径吸附、表面电性或形成氢键等达到的。大孔吸附树脂具有选择性好、吸附速度快、吸附容量大、解析和再生方便、机械强度高等优点，这种具有三维网状结构的高分子聚合物不溶于任何亲水性有机溶剂(例如甲醇、乙醇、丙酮等)，在常温下十分稳定，但生产过程中会产生一些小分子物质，所以在使用前必须完全清洗掉它们，才能保证这些小分子物质在使用过程中不会被释放出来。大孔树脂随制备条件及原料性质的不同，性能差异很大。不同厂家生产的同一型号的树脂往往存在不同的性能，因此需要重复实验的结果或放大规模，必须认定同一厂家的同一型号大孔吸附树脂。

一、原理

大孔吸附树脂主要以苯乙烯、甲基苯乙烯、甲基丙烯酸甲酯、丙腈等为原料加入一定量致孔剂二乙烯苯聚合而成，是一种具有多孔立体结构人工合成的聚合物吸附剂，根据需要引入极性基团则成为极性大孔树脂，从而增强吸附能力。树脂一般为小球状，粒度多为20～60目，通常分为非极性和极性两大类。极性树脂根据极性大小还可以分为弱极性、中等极性和强极性。从显微结构上看，大孔吸附树脂含有无数网状的孔穴结构，孔穴的孔径有一定的范围，孔径的大小决定吸附化合物分子量的范围，这样一定孔径的大孔树脂在含被吸附的分子溶液流经大孔树脂表面时，借助于范德华引力或生成氢键，把相应分子量的化合物吸附住，而其他化合物流穿，这样就得到有效的分离。洗脱溶剂按照目标化合物的不同要求，可以选择亲水性有机溶剂或碱性溶液，使大孔树脂的孔径涨开，被吸附物游离而随洗脱剂洗脱，不同浓度的溶剂或碱性溶液致大孔树脂的孔径涨开的程度不同，可以相对分离同时被吸附在大孔树脂上的不同化合物，随着溶剂和碱性浓度的增加，大孔树脂的孔径涨开越大。

二、主要性质与特点

大孔吸附树脂的理化性质稳定，在常温下，不溶于任何酸、碱、有机溶剂，热稳定性较好，因它的弹性结构，使其具有较高的机械稳定性，它的较高交联度而使其产生抗化学性。大孔吸附树脂比表面积大，吸附力强，重现性好，使用寿命长，化学性能稳定，选择性高，适用于多种有效成分或有效部位的分离纯化。实验表明，在100多次吸附和再生后，大孔吸附树脂基本保持颗粒机械强度和吸附率不变，比凝胶树脂具有更高的物理及化学稳定性。

三、分类与选择

目前国内常见应用于中草药成分提取分离的大孔吸附树脂类型有：D101型（天津农药股份有限公司树脂分公司），DA-201型（江苏太仓市争光树脂有限公司），SIPI系列（上海医药工业研究院亚东核级树脂有限公司）等。国外常用的有美国Rohm-Haas公司的Amberlite XAD系列，日本Organo（三菱公司）的Diaion HP系列和SP系列。

大孔吸附树脂是一种具有多孔立体结构人工合成的聚合物吸附剂，按照极性可分为非极性、弱极性、中极性和强极性。

非极性大孔吸附树脂是由偶极距很小的单体聚合制得的，如由苯乙烯和二乙烯苯缩合而成，故又称芳香族吸附树脂，不带任何功能基，孔表面的疏水性较强，可通过与小分子内的疏水部分的作用吸附溶液中的有机物，最适于由极性溶剂（如水）中吸附非极性物质。洗脱性能良好，被吸附物可以用极性有机溶剂（如甲醇、乙醇、丙酮等）或碱性水溶液洗脱。由于天然产物中要被分离的目标化合物的化学结构往往具有疏水的链段和苯环，因此这类非极性大孔吸附树脂在应用中最为广泛。

弱极性大孔吸附树脂是由苯乙烯（或甲基苯乙烯）、二乙烯基苯及少量极性单体（如丙烯酸酯等）共聚而成。由于加了极性物质在吸附树脂内较为均匀地分布，因此这类树脂具有对分离纯化对象疏水链段较为亲和的性能，同时由于含有少量的亲水链段，所以对分离纯化对象中的亲水部位也有一定的亲和性。从总体上来说，该类吸附树脂的性能更为全面，使用方法可以与非极性大孔吸附树脂相同。

中极性大孔吸附树脂是由甲基丙烯酸酯和甲基丙烯酸乙二醇酯等中极性交联剂合成，是含酯基的吸附树脂，其表面兼有疏水和亲水两部分，既可在极性溶剂中吸附非极性化合物，又可在非极性溶剂中吸附极性物质。但由于合成制备的原因，其比表面积一般不高，只有100～450 m^2/g，在某种意义上阻碍了它的发展，国内对该类吸附树脂的研究开发和应用工作开展的不多。

强极性大孔吸附树脂主要是指含有腈基、酰胺基、亚砜等极性基团的吸附树脂。主要通过静电相互作用吸附极性物质，从非极性溶液中吸附极性物质，强极性吸附树脂在天然产物及中药有效成分分离纯化过程中应用的最大特点是其对水溶性较强物质的吸附，其他吸附树脂对这类物质往往无能为力。

大孔吸附树脂的种类繁多，其规格、型号不同则粒径范围、含水量、湿密度、干密度、极性、比表面积、孔径、孔容等物理参数各不相同，对天然药物化学工作者来说，分离目标化合物或者有效成分,可以参考文献中应用的大孔吸附树脂,如果没有先例,可以把孔径与化合物分子量作为参考筛选吸附牢固、吸附率高、洗脱容易的吸附树脂。因为同一分子的长度、形状各不相同,目前很难有一个表来列出孔径与分子量之间的关系。再者在活性成分的筛选中,天然药物中的化学成分比较复杂,可能有效成分不是单一的化合物,且不属于同类的,理化性质差异较大,往往很难用一种树脂将有效成分得到分离,通常采用多种不同类型树脂进行联合应用。

四、优点

大孔吸附树脂在树脂内部具有三维空间立体孔结构,因此具有物理化学稳定性高,机械强度好,它比表面积大,使吸附容量高,由于有相对均匀的孔径,使得吸附的化合物的选择性比较好,无机盐存在非但不干扰吸附反而有利于吸附,可从稀溶液里分离出所需物质,再加上它的吸附和解吸速度都比较快,再生处理方便,而且分得的物质灰分低,品种规格多,可根据要求改变吸附剂孔结构或极性,适用于吸附不同的有机化合物,还可根据洗脱物的要求选择不同的洗脱剂,使用周期长,这样既节约成本,又省能耗。

五、应用范围

随着20世纪80年代初,大孔树脂在我国开始应用起,目前已广泛地用于医药、化工、食品、环保、轻纺、临床鉴定等各项领域。随着对大孔吸附树脂研究的进一步深入,有效富集目标化合物,工艺简单操作便利,特别是它的分离机制方面研究的加深,它的应用越来越广泛。

在中药提取分离方面已涉及黄酮、皂苷、生物碱、内酯、天然色素等,对我国天然药物有效成分提取和分离水平的提高起到了很大作用。现在许多应用者对于大孔吸附树脂的应用还处于简单的使用,如果能进一步根据大孔吸附树脂的原理在应用上更深层次,将对中药提取方面做出更大的贡献。

第二节　大孔吸附树脂的使用方法

一、大孔吸附树脂的前处理

除核级树脂(如SIPI核级系列树脂)、净品型(如天津海光化工有限公司)等大孔吸附树脂在出厂前经过反复净化处理外,市售的大孔吸附树脂一般具60%~75%的含水量,用水润湿主要是保护其不致破碎及改变其内部结构(如塌孔),如果暴露在空间太久,易使大孔吸附树脂干燥,特点是树脂在水中浮在面上。这是树脂内的大孔脱水后空气存在的表现,只有把干燥的树脂放在亲水性有机溶剂中如甲醇、乙醇、丙酮等中,大孔涨开溶剂渗入孔中,树脂方会往下沉。在大孔吸附树脂中含有未聚合单体、致孔剂、分散剂、防腐剂和有机溶剂的残留物等,主要为脂溶性物质,故在使用前需要预处理去除。选用多为甲醇、乙醇或丙酮连续洗涤至大约1 mL洗脱液加5 mL水混合后澄清为止,用去离子水洗至无溶剂后备用。各厂出品的大孔吸附树脂需要洗至有机溶剂加水澄清的有机溶剂倍数不等，少则几倍，多则几十倍，遇到比较难洗干净的大孔吸附树脂，最好用索氏抽提的方法，把大孔树脂装在索氏抽提器中用亲水性溶剂（如甲醇、乙醇、丙酮等）回流15～16 h后取出，再装在吸附柱上用二倍量树脂体积的相同亲水性溶剂洗后，用去离子水洗至无溶剂为止、备用。索氏抽提主要是洗掉不挥发的物质，而装柱洗是去除挥发性杂质。也可以考虑用2.5 BV 5%氢氧化钠溶液浸泡数小时后洗脱，用去离子水洗至中性后改用极性有机溶剂2～3 BV洗脱，再用去离子水洗至无溶剂为止，备用。

新购大孔吸附树脂可能含有未聚合的单体、交联剂、致孔剂及残留有机溶剂等，对人体有不同程度的毒性，如摄入苯乙烯引起中毒，会刺激人的皮肤、呼吸道和胃黏膜，二乙烯苯与之类似，也为中等度毒性，对人的皮肤、眼睛、呼吸道有刺激作用，长期接触会引起贫血及神经毒等。一般通过上述处理后，大孔吸附树脂吸附后的洗脱物和残留在大孔吸附树脂中的残留物是极微量的，随着使用次数的增加，大孔吸附树脂的残留物在大孔吸附树脂吸附后的洗脱物呈下降趋势，一般不会对人体健康产生影响。至于大孔树脂应该处理至什么程度才符合要求，目前还没有一种通用或法定的检测方法，这有待于发展来解决问题，制定出科学、简捷、有效的有机残留物检测方法和质量标准。目前对大孔树脂中有机残留物主要采用紫外分光光度法和气相色谱法来检测，要求苯不得超过2×10^{-6}，其他有机残留物不得超过20×10^{-6}。

二、大孔吸附树脂的上样与吸附

大孔吸附树脂采用湿法装柱，湿法上样。一般上样被吸附的溶液以澄清为好，不限于上样溶液的量，而限于上样溶液中被吸附物的量。如果被吸附物超出了大孔吸附树脂的吸附能力则会出现流穿，如果100 g大孔吸附树脂能吸附某类化合物完全饱和为10 g，单根柱吸附上样被吸附物不超过约2/5即4 g，超出了会引起流穿。当然这与流速有很大关系，流速快了可能吸附4 g不到就开始流穿了，流速慢些，可能吸附超过4 g还没有流穿。

上样液的pH值对化合物的吸附有很大影响，一般酸性化合物在适当的酸性溶液中可被充分吸附，碱性化合物则在碱性条件下易被吸附，中性化合物则在中性情况下吸附较好，可根据实际情况加以选择。流速与大孔吸附树脂的装量成正比，与上样溶液中被吸附化合物的浓度成反比。

被吸附化合物是否流穿，天然色素可以直接观察到，在天然药物中许多化合物是无法观察到的，主要依靠快捷、灵敏的定性反应，如环烯醚萜类化合物，取5 mL流出液，加入100 mg谷氨酸和1 mL浓盐酸，在水浴上加热5 min，产生粉红色，说明已有少量环烯醚萜流出，产生深蓝色，说明已有大量的环烯醚萜流出，也可以用紫外检测，吸收波长必须是目标化合物的特征波长，在被分离的杂质中所没有的，否则会造成把杂质当成目标化合物，误以为流穿了。

在实际操作中，有许多样品难溶于水，有些操作者误把大孔吸附树脂当作硅胶，用溶剂溶解样品，拌大孔吸附树脂干燥后再上样，殊不知这样很难达到大孔吸附树脂吸附的效果，大孔吸附树脂的吸附是必须在溶液状态下进行的，既然样品难溶于水，难道拌样后就溶于水了？关于这个问题，在影响大孔吸附树脂吸附和洗脱因素中有详细的讨论。

三、洗脱与洗脱剂的选择

目标化合物被大孔吸附树脂吸附后，先用去离子水约相当于吸附树脂量的 1.5～2 倍洗树脂，流速的控制以吸附时的速度相同为宜。

洗脱剂的选择首先看被洗脱物是目标化合物还是杂质，目标化合物一般用亲水性有机溶剂如甲醇、乙醇、丙酮等。洗脱后回收溶剂即得到目标化合物，杂质用氢氧化钠洗脱中和，洗脱后树脂干净，成本低廉。用亲水性有机溶剂洗脱目标化合物。由于同一孔径的大孔吸附树脂对不同化合物的吸附能力是不同的，大孔吸附树脂在极性溶剂中孔径最小，随着极性的降低，孔径就增大，吸附目标化合物的大孔吸附树脂，在亲水性有机溶剂中孔径放大，而释放出吸附的目标化合物到亲水性有机溶剂中，方得以洗脱，所以不同被吸附化合物对洗脱溶剂有不同的浓度要求，利用这一要求，可以浓度从低到高，例如先用30%洗、50%洗、70%洗，最后用90%的洗，这样可以对被吸附化合物作初步的分离，在科研上可以考虑用甲醇和丙酮等对被吸附化合物洗脱效果的比较。在药物生产上，从安全的角度考虑，基本上都以不同浓度的乙醇作为洗脱溶剂，对非极性大孔吸附树脂，一般极性越小，洗脱力越强，对极性大孔吸附树脂和极性较大的化合物，则用极性强的溶剂更能理想的分离，对弱酸性的化合物可用稀碱来洗，先考虑采用氨水，如果能洗脱则回收溶剂后不存在碱性物质，如果不能，用氢氧化钠 0.5% 洗脱，洗脱液通过酸性离子交换树脂脱碱，浓缩至干。对弱碱性物质可用稀酸来解吸，用 0.25% 的盐酸，洗脱液通过碱性离子交换树脂脱酸后，浓缩至干。

四、大孔吸附树脂的倾析和再生

大孔吸附树脂吸附物质后，最好从柱子中倒入盛放去离子水的烧杯中，用玻璃棒搅拌后，倾去上层的悬浮物。漂洗数次后重新装入柱内，这样可以清除大孔吸附树脂中的有关杂质（被吸附溶液在吸附过程中析出的），同时防止由于多次使用而形成的结块，降低吸附效率。在用去离子水洗，用亲水性溶剂洗脱的洗至无溶剂为止，用碱洗脱的洗至pH值中性，即可再次重复使用，当树脂的吸附量下降 30% 左右时应进行再生处理，当再生后的树脂的吸附量下降 50% 时，不宜再使用。多次使用后，往往树脂颜色变深，受微生物污染影响时，可以用 10% 氯化钠和 2% 的氢氧化钠混合液进行清洗，再用离子水洗至中性，如果污染严重时，可用 0.5% 的 NaClO 和 10% 的氯化钠混合液进行清洗，但一般情况下，不宜过多地使用 NaClO 溶液，清洗后用去离子水洗至无 NaClO 为止。

五、大孔吸附树脂的保存

新的大孔吸附树脂应在湿态下 5～40 ℃温度下保存，避免暴晒。严防低温因含水结冰，将球体涨裂后会影响使用，树脂如果久暴露在空气中易失水，可用甲醇、乙醇和丙酮等亲水性有机溶剂浸泡密封保存。

使用过的大孔吸附树脂可用 5% 的氯化钠水溶液或甲醇、乙醇和丙酮等亲水性有机溶剂浸泡，以防发霉和污染。

第三节　影响大孔吸附树脂吸附与洗脱的因素

一、树脂的种类及性质的影响

大孔吸附树脂种类繁多，其规格、型号不同则粒径范围、含水量、密度、比表面、平均孔径、孔隙率、孔容等物理参数也不一样。由于生产原料、工艺等因素的影响，不同生产厂家的同一型号的大孔吸附树脂的性能也不尽相同。不同型号的树脂对各类成分的吸附性能会有明显的差别，因此考察树脂的型号很重要。

考察大孔吸附树脂的性能主要从两方面入手：一是大孔吸附树脂对目标化合物的吸附性能；二是大孔吸附树脂对目标化合物的分离性能。理想的大孔吸附树脂应吸附量大、吸附速度快，分离目标化合物效果好。

吸附性能也称比值吸附，树脂对所纯化的目标化合物的吸附量，一般的考察方法用定量树脂加入过量的已知成分含量的药液中，缓慢地搅拌，每隔半小时取样分析药液浓度并记录时间，至药液浓度不再下降为止，表明大孔吸附树脂已经吸附达到饱和程度，滤出树脂，用去离子水洗树脂数次后抽干，量取滤液的总体积，测定滤液中已知成分含量再加上几次取样测定的损耗，即可计算出大孔吸附树脂对已知成分的吸附量，同时对几种大孔吸附树脂的比较也可以筛选出吸附速度快且吸附量大的大孔吸附树脂。选择吸附量较大且吸附速度较快的大孔吸附树脂来进行解析性能试验。麻秀萍等比较了 AB-8、X-5、H107、S-8、NKA-9、D3520、D4006、SIPI1300、SIPI1400、R-A 这 10 种大孔吸附树脂对银杏叶黄酮的吸附性能及吸附动力学过程，发现树脂 AB-8 对银杏叶黄酮有优良的吸附性能。秦学功等以总生物碱吸附量和解吸率的指标，从大范围筛选树脂，并研究吸附与解吸优化条件，结果发现，所选出的非极性大孔树脂 DF01，在实验条件下对苦豆子总生物碱的吸附量和解吸率可依次达到 17 mg/mL 和 96%，说明 DF01 型树脂能直接从苦豆子浸取液中吸附分离生物碱，并且吸附快、解吸易、液体流动性好、树脂寿命长，具有良好的产业化前景；张裕卿等比较了 D4020、X-5 和 AB-8 这 3 种大孔吸附树脂对番茄红素和 β-胡萝卜素的吸附和解吸性能，结果发现 X-5 树脂对番茄红素和 β-胡萝卜素的吸附量最大，分别是 7.44 和 11.2 mg/g，并且 X-5 树脂的解吸率最高，所以 X-5 树脂是一种提取番茄红素和 β-胡萝卜素较适宜的吸附剂。

分离性能就是树脂对目标化合物吸附的专属性，考察方法为上述吸附目标化合物饱和树脂，先用去离子水洗脱，再用不同浓度的洗脱溶剂（如甲醇、乙醇、丙酮等），从低浓度到高浓度进行梯度洗脱，测定各浓度洗脱液中目标化合物的含量，可以分析出树脂的分离性能，选择已知成分在洗脱液中较集中、含量高的大孔吸附树脂作为分离和纯化的选择对象。向大雄等在研究大孔吸附树脂分离纯化葛根总黄酮的工艺时，采用 D101 型、D201 型、AB-8 型 3 种大孔吸附树脂对葛根总黄酮进行吸附纯化，以总黄酮收率、纯度为考察指标综合评价，D101 型、D201 型、AB-8 型大孔吸附树脂吸附 3 种方法中静态饱和吸附量以干树脂计分别为 113.5，133.1 和 133.9 mg/g，静态脱吸附率分别为 75.6%，

66.7%,94.2%,以70%的乙醇为洗脱剂洗脱率最高为92.4%,AB-8型吸附树脂饱和吸附-洗脱量为82.0 mg/g,结果发现AB-8型树脂综合性能最好,适合于葛根总黄酮的分离纯化;冯建光等研究了NKA-9、D4020、D4006、X-5、AAS、H-103、AB-8、S-8这8种大孔吸附树脂对母液中大豆异黄酮的吸附与洗脱性能,通过树脂筛选,包括动静态吸附解吸实验,发现D4020树脂适合于从母液中分离纯化大豆异黄酮,它具有吸附量大,吸附、解吸速度快等优点,对大豆异黄酮的吸附方式为单分子层吸附。母液中大豆异黄酮经D4020树脂纯化后,产品的纯度可达40%以上,能够满足市场的要求;刘斌等考察AB-8、X-5、D-4020、NKA-9、NKA-12、ADS-7、ADS-17、HPD-100、HPD-400、HPD-500、HPD-600等13种大孔吸附树脂对蒲黄总黄酮的吸附分离性能,以总黄酮吸附量、总黄酮含量和总黄酮回收率为考察指标,结果表明AB-8型树脂对蒲黄总黄酮有良好吸附分离性能,其乙醇洗脱物中蒲黄总黄酮含量达45%以上,总黄酮回收率达85%以上。

不同类型的树脂具有不同的化学结构。大孔树脂的吸附性能与树脂的孔径、比表面积、孔容、表面电性以及能否与被吸附物形成氢键等有关。引入极性基团可以改变表面电性或使其与某些被分离的化合物形成氢键,影响吸附作用。极性"相似相吸"可作为选择树脂种类的参考。"相似相吸"即指非极性吸附树脂适宜于从极性溶剂(如水、稀醇等)中吸附非极性物质,极性吸附树脂适宜于从非极性溶剂中吸附极性物质,而中极性吸附树脂则对上述两种情况都具吸附力。潘见等研究了X-5、H107、S-8、AB-8、NKA-9、D3520、D4006等10种大孔吸附树脂发现,极性或弱极性的树脂对葛根黄酮吸附量较大,且较高的比表面积、较大的孔径、较小的孔容有利于吸附,如树脂S-8、AB-8、ZTC(黄酮专用)等。这是由于葛根黄酮具有酚羟基和糖苷链,有一定的极性和亲水性,生成氢键的能力较强,有利于弱极性和极性树脂的吸附。相对来说非极性树脂对葛根黄酮的吸附量偏小。

二、大孔吸附树脂粒度和吸附饱和程度的影响

大孔吸附树脂粒度对交换速度有很大的影响,粒度小了,比表面积增加了,交换速度快,同时流体阻力增大,溶液不易通过,这样流速显著的减慢,颗粒太细在漂洗时也容易流失。粒度一般在0.3~1.3 mm为宜,使用时流体阻力小。

大孔吸附树脂吸附的饱和程度对目标化合物得率和含量有显著的影响,选择合适的大孔吸附树脂吸附目标化合物,通常单根柱只能吸附在2/5至约1/2基本饱和后,目标化合物就要出现开始流失了,不可能全部吸饱不出现流穿的现象,为了防止上样样品的流失,不得不洗柱后,用洗脱剂将目标化合物洗脱,洗脱的目标化合物得率少,含量低,这样大孔吸附树脂既没有得到有效的利用,又浪费了洗脱的溶剂。而采用两根柱串联就可以避免上述情况的发生,当第二根柱开始要有流穿时,第一根柱已基本全部吸饱和了,在用去离子水洗后用洗脱剂洗脱目标化合物,与单根相比较,明显的收率多,含量高并有效降低了单位目标化合物的洗脱溶剂,提高了大孔吸附树脂的使用效率。在工业上,一般采用三根柱串联,这主要是考虑在不流穿目标化合物的情况下增加流速,提高生产效率,既提高了单位大孔吸附树脂产品的产量与质量,又降低了洗脱剂与树脂的成本。

三、被分离化合物性质的影响

被分离化合物的结构与性质对大孔吸附树脂的吸附有很大的影响。要想达到比较好的分离效果,必须根据被分离化合物的基本结构与性质来确定分离条件。有机物通过树脂的网孔扩散到树脂网孔内表面而被吸附,因此树脂吸附能力的大小与分子体积密切相关。所以首先要根据分离化合物的分子量、分子的立体构型来估算分子体积的大小,同一分子量的化合物有团状的、链状的,还有扁圆状的等,选择筛选的大孔吸附树脂的孔径是不同的,团状的可能要小些,而扁圆状的可能要大些,这就和超滤膜的选择差不多。10 000 分子量的膜不是说10 000 分子量的化合物都被截留了,有些10 000 以上分子量的化合物,似长面包形状的,竖着的通过了,横着的截住了,而有些不到10 000 分子量扁状化合物也通不过,这就是分子的直径要与大孔吸附树脂的孔径相适应才能有效的吸附。树脂吸附能力大小与吸附质的分子量和构型有关,孔径大小直接影响不同大小分子的自由出入,从而使树脂吸附具有一定的选择性。分子体积较大的化合物选择较大孔径的树脂,否则将影响到分离效果。麻秀萍等进行银杏叶黄酮吸附实验时,发现孔径较大的树脂 S-8 和 AB-8 的吸附量显著高于孔径较小的树脂 D4006 和 SIPI1300,S-8 的吸附量达 126.7 mg/g,AB-8 的吸附量为 102.8 mg/g,而孔径较小的树脂 D4006 和 SIPI1300 的吸附量仅为 19.0 mg/g 和 36.6 mg/g,吸附质银杏叶黄酮糖苷的平均分子量为 760,其分子体积较大。

其次,要根据分子中是否含有酚羟基、羧基或碱性基团等来确定是否要选择极性大孔吸附树脂的型号和分离条件。侯世祥等探索了中药提取液中黄芩苷、栀子苷和芍药苷在大孔吸附树脂上的吸附规律,以中药提取液中黄芩苷、栀子苷和芍药苷为研究对象,考察它们在 D101、JD-KWLD 树脂上的比吸附量、吸附动力学曲线及相互置换情况,结果发现混合提取液中 3 种苷的比吸附量较单独提取液显著减少,非极性树脂对 3 种苷的吸附力大小顺序为黄芩苷<栀子苷<芍药苷。说明大孔吸附树脂对被吸附分子吸附力的大小可能与其分子结构有关,黄酮苷对非极性大孔吸附树脂的吸附作用强于环烯醚萜苷和醇苷,环烯醚萜苷和醇苷对树脂吸附力的大小与其分子的空间位阻有关。

极性较小的化合物适用于非极性大孔吸附树脂和弱极性大孔吸附树脂上分离,分子极性的大小直接影响分离效果,极性大小是相对的概念,要根据分子中极性基因(如羟基、羧基等)与非极性基团(如烷基、苯环、环烷母核等)的数量和大小来决定。非极性化合物考虑非极性大孔吸附树脂上分离,极性较大的化合物一般适于在中极性的大孔吸附树脂分离,例如 500 左右分子量的考虑选择 SIPI1300,700 左右分子量的考虑选择 SIPI1400,900 左右分子量的考虑选择 SIPIDA201,但这不是绝对的,可能分子量 500 左右用 SIPI1400 更合适,而 700 左右分子量的用 SIPI1300 更佳,最终以筛选的结果来决定。极性化合物的吸附强弱的规律一般为生物碱>黄酮>酚性化合物。极性较大的成分考虑中等极性的树脂。例如 SIPI10 和 SIPI40 等不同孔径的中等极性树脂来筛选诸如黄酮和酚类化合物。被分离化合物吸附在大孔吸附树脂主要是依靠范德华力,除此之外,极性大孔吸附树脂对极性化合物增加吸附力,如果树脂和化合物之间产生氢键,吸附作用也将增强。麻秀萍等用极性的 S-8 树脂、弱极性的 AB-8 树脂和非极性的 X-5、SIPI1400

树脂吸附分离银杏叶中黄酮时,S-8 与 AB-8 树脂的吸附量大,而 X-5、SIPI1400 树脂的吸附量小。这是由于银杏叶黄酮具有多酚结构和糖苷链,具有一定的极性和亲水性,有利于弱极性和极性树脂的吸附。

四、样品溶液对大孔吸附树脂的影响

被吸附的溶液是从天然药物中提取得到的,经常会出现絮凝状的物质悬浮于溶液中,如果是杂质则在上柱前需要过滤澄清,否则吸附一段时间后,这些絮凝状物质沉积于大孔吸附树脂的表面,慢慢地降低了流速,严重的能造成阻塞,一点也流不出来,只有在大孔吸附树脂表面搅动一下,絮凝状物质漂浮起来又恢复了流速,但是流不了太久又会阻塞,最好的办法是上柱前能把絮凝状物质处理掉,以免影响流速,污染树脂,有的被吸附液在吸附过程中会慢慢析出这种絮凝状物质,一般不会对第一次吸附造成影响,数次使用后会出现阻塞现象,这不是在大孔吸附树脂表面搅动一下,能暂时解决问题的,主要是絮凝状物质漂浮已经基本上均匀地分布在大孔树脂里面了,这种情况是第一次吸附时发现有少量絮凝状物质,就要漂洗干净再使用,不要造成小洞不补大洞吃苦。

经常碰到这些不易溶物就是要被吸附的目标化合物,也就是说大孔吸附树脂一般在水溶液中进行吸附而不少目标化合物极性比较低,在水溶液中溶解性能比较差,即使用了比较大的体积的水也溶解不了多少被吸附的目标化合物,这可以考虑用稀浓度的醇溶液来溶解样品,例如 10% 乙醇、20% 乙醇、30% 乙醇等,当然 10% 乙醇能溶解的就不用 20% 的了。样品溶液中的乙醇浓度求低不求高,以溶解为准,这样如果用低浓度的乙醇溶解,这就涉及是否要重新选择大孔吸附树脂,就要看原来选择的大孔吸附树脂对样品在稀醇溶液中能否吸附,除了吸附流速要相对慢一些,主要看吸附该样品中目标化合物在该浓度溶剂中吸附后是否会流失,还有可以考虑原选择大孔吸附树脂的洗脱条件。例如样品需要 20% 乙醇才能溶解,而吸附的目标化合物在 20% 乙醇浓度中是难以洗脱的,需要 40% 或者更高的乙醇浓度才能洗脱,那么原来选择的树脂还是可以使用的,相反就要选择其他的大孔吸附树脂,而且考虑的孔径要比原来选择的大孔吸附树脂小一些,因为大孔吸附树脂的孔径在水溶液的孔径就是生产厂家测出后在产品书上说明的孔径,而大孔吸附树脂的孔径是随着溶剂浓度的增加而增加,也就是说选择溶解样品的浓度越大,则选择大孔吸附树脂的孔径要比原来选择的孔径更小来筛选,当然对生产来说会大幅度地增加成本,这种选择实在不能解决问题时也不失为一种解决办法。

样品溶液的适宜浓度需要对可选定的大孔吸附树脂用不同浓度的溶液进行吸附试验。这和化合物的数目成千上万与大孔吸附树脂的种类繁多有关,同种化合物在不同的大孔吸附树脂上会得出不同的结论,不同的化合物在同种大孔吸附树脂上也会得出不同的结论,即使得出了结论,同一化合物含不同的杂质又可能会得出一个不同的结论,这就是为什么许多报道在样品浓度上会得出各自不同的结论。李剑君等以 AB-8 型大孔吸附树脂对葛根素溶液的吸附行为为研究对象,对葛根素的吸附平衡和吸附动力学进行了研究,研究吸附等温曲线认为葛根素分子和树脂之间的亲和力随着葛根素溶液的浓度增加而降低,即葛根素初始浓度增加,吸附率反而减少;李立等研究不同进柱液浓度对大孔吸附树脂吸附洋地黄中强心苷的影响,发现进柱液浓度液增加,平衡吸附时间延长,吸附量增加,吸附率降低;韩金玉等比较了 AB-8、D4020、NKA-9、ABD-4 和 DM-130 这 5 种大孔吸附树脂对银杏内酯 A、B 和白果内酯的吸附及解吸性能,实验结果表明 AB-8 树脂是一种较适宜的吸附剂,对银杏总内酯的吸附率先随浓度的增加而增加。达到一定值后再随浓度增加而减小,而总吸附量则随浓度的增大而增大,达到一定值后基本不再变化;侯世祥等在用 LD605 型树脂对黄连提取液浓度考察时发现,随着浓度增加,小檗碱在树脂上的吸附量也相应增加,且有一定的数学规律,生产过程中如果样品浓度太稀,上柱吸附时间就需要延长,故在天然药物研究中应对提取物的上柱浓度进行考察。

五、流速对大孔吸附树脂吸附的影响

样品溶液通过大孔吸附树脂的流速对工作效率及其目标化合物的吸附有较大的影响。流速与树脂的孔径、孔容、比表面积、粒度、吸附物质分子结构及浓度、操作温度等因素相关。被吸附的目标化合物只有流经大孔吸附树脂表面才能被有效的吸附,吸附与被吸附也有一个过程,如果被吸附溶液快速流过大孔吸附树脂表面,大孔吸附树脂吸附到的目标化合物就比较少,速度慢一些就吸附多一些。大孔吸附树脂与树脂之间的空隙从宏观来看很小,但是从微观来看就是很巨大了,如果流速过快,吸附的效果就差,这样对于同一浓度的上样溶液,吸附流速过大,树脂的吸附量就会下降,而吸附流速过小,吸附时间就会增加,最佳流速可以通过正交设计来确定。

六、洗脱剂的影响

洗脱剂根据洗脱物的不同选择也不同,在实验室中对于洗脱物为目标化合物,常用亲水性有机溶剂甲醇、乙醇、丙酮等。工业上一般采用乙醇,浓度为 50% ~80% 乙醇以利于回收乙醇后反复使用,特别是以食品作为目标化合物,同时还要避免有毒溶剂的使用。对于洗脱物为杂质,则常用氢氧化钠溶液,可根据吸附力强弱选用不同的洗脱剂及浓度,若是非极性树脂和弱极性树脂,洗脱剂极性越小,其洗脱能力越强,对于中极性和极性树脂,则选用极性较大的洗脱剂为宜。在应用中,常设几种不同浓度的洗脱剂洗脱,以确定最佳的洗脱效果。有时为了提高洗脱物中目标化合物的含量,在洗脱前可以考虑用稀洗脱剂或碱液洗一下,检查各种稀洗脱剂它们不同浓度洗脱后溶液中杂质与目标化合物的含量,洗脱剂洗脱后目标化合物的含量,来权衡选择稀洗脱剂的溶剂浓度或碱的浓度,稀碱的洗脱宜采用氨水,一般在 0.5% 以下。有时可二者兼用,能起到更大的效果,以先用稀碱洗,再用稀溶剂洗为好,反之就要为洗去柱子中的氨水至中性而烦恼。稀溶剂洗好后,可以用溶剂直接把目标化合物洗脱下来。

洗脱剂的 pH 值对洗脱能力也有一定的影响。当某些物质不易被洗脱时,可以考虑改变溶剂的 pH 值,使吸附物形成较强的离子化合物容易洗脱,可以提高洗脱率。黄连中的生物碱被树脂吸附后,用 50% 甲醇单独洗脱,小檗碱的回收率低,改用含 0.5% 硫酸的 50% 甲醇洗脱,则回收率明显升高。这和小檗碱在硫酸中形成硫酸小檗碱大幅度增加了溶解度有很大关联。pH 值的影响主要是增加一些有极性的化合物在洗脱剂的溶解度,但是不同化合物的不同盐在洗脱剂中的溶解度各不相同,要选择该化合物在洗脱剂中的溶解度最大的盐为好。使其可以更好更快地溶入洗脱剂。对于小檗碱来说,在酸性环境下溶解度可以增加，但小檗碱的盐酸盐溶解性质就远不如小檗碱的硫酸盐，因此如果上述试验使用改用0.5%盐酸的50%甲醇洗脱要比单用50%甲醇好，但是不如0.5%硫酸的50%甲醇洗脱好。

第四节 大孔吸附树脂技术在中药化学成分分离与纯化中的应用

我国是在20世纪80年代才开始将大孔吸附树脂应用于中药的提取和分离。目前已经得到了广泛的应用，在实际应用中，对一些与其结构骨架相似的分子，如芳香族环状化合物吸附能力尤其强。由于可以人为地控制其微观结构中的孔径大小，并引入强弱不等的极性基团，制造出各种功能不同的大孔吸附树脂，使其具有筛选性能，可选择性地吸附各种不同类型的化合物，针对性强，选择性高，分离效果好，这些优点使大孔吸附树脂在化合物的分离中显示出独特的优越性。主要用来分离纯化黄酮类、苷类、生物碱类、酚酸类、色素类、内酯类和氨基酸类等化合物，除了应用在中药中目标化合物的粗分、化合物有效部位的分离，还用于除去水溶性杂质。由于大孔吸附树脂的种类繁多，为目标化合物的筛选提供了广阔的空间，再加上其具有吸附能力大、操作简便、再生容易、产品质量稳定且易于实现工业化生产等诸多优点，所以大孔吸附树脂技术已经或正在成为中药现代化的一项关键技术。下面介绍大孔吸附树脂技术在中药化学成分分离纯化中的应用实例。

一、黄酮类

经典的黄酮提取方法是萃取法，苷元可以在脱脂后用乙酸乙酯萃取，苷用正丁醇萃取，比较烦琐。随着大孔树脂技术的应用，人们发现大孔吸附树脂技术对于黄酮类化合物的分离特别适用，其特点是吸附容量大、再生简单、效果可靠，因此大孔吸附树脂在黄酮类化合物的分离纯化中应用特别广泛。

传统的提取总黄酮多用醇提取，大孔吸附树脂与之比较，提取分离总黄酮的纯度和收率远远优于醇提。崔成九等用大孔树脂分离葛根中的总黄酮，将用70%乙醇提取的葛根浓缩液加到大孔树脂柱上，先用水洗脱，再用70%乙醇洗脱至薄层色谱（TCL）检查无葛根素斑点为止，结果葛根总黄酮收率为9.92%占生药总黄酮的84.58%，高于正丁醇法的5.42%。两种方法的主要成分基本一致，但用大孔树脂法分离葛根总黄酮具有收率高、成本低、操作简便等优点，可供大生产使用；张纪兴等对地锦草的提取工艺进行了研究，旨在提高总黄酮的收率，选用D101型大孔树脂，以地锦草总黄酮含量为考察指标，采用$L_9(3^4)$正交试验表，以直接影响地锦草总黄酮收率的上柱量、吸附时间及洗脱液的浓度为实验因素。每个因素取3个水平。结果10 mL样品液（每1 mL 75%乙醇液含地锦草干浸膏0.5 g上柱、静置吸附时间30 min、用95%乙醇洗脱地锦草总黄酮为最佳工艺；洗脱液干燥后的总固体物中的地锦草总黄酮含量大于16%，高于醇提干浸膏的7.61%，且洗脱率大于93%。

分离总黄酮时需要对不同型号的大孔树脂进行筛选，找到分离目标总黄酮最佳的树脂，主要依据化合物的分子量、构型和大孔树脂的孔径、极性等参数进行筛选。郑亚杰等为了筛选适合分离纯化山楂总黄酮的大孔吸附树脂并确立纯化工艺参数，以对总黄酮的吸附率、解吸附率及吸附速率为考察指标，采用 D101、DM301、AB-8、SP8254 种型号大孔吸附树脂对山楂总黄酮进行纯化，实验结果表明：4 种大孔吸附树脂对山楂中总黄酮的静态吸附量：D101≥AB-8>DM301>SP825，其解吸附率：AB-8>DM301>D101>SP825，其吸附速率：AB-8>DM301≥D101>SP825，在所选的树脂中，D101、AB-8、DM301 的静态吸附量较大，每 1 g 树脂吸附 95 mg 以上的总黄酮，而且树脂的解吸附率均在 70% 以上，因此在所选树脂中以 AB-8 吸附与洗脱效果最佳；刘彬果等为了研究大孔树脂富集精制黄芩总黄酮的方法，确定最佳工艺条件和参数，以黄芩总黄酮为考察指标，筛选出最适型号树脂，采用正交试验设计，考察样品液浓度、静态吸附时间、洗脱液乙醇浓度等因素对黄芩总黄酮含量的影响。实验结果表明：1300 型号树脂为黄芩总黄酮最佳精制纯化树脂，最佳吸附与解吸条件为样品液质量浓度 4.0 mg/mL（pH 值 5.0）、静态吸附时间 30 min、30% 乙醇洗脱。因此大孔吸附树脂可以用于精制纯化黄芩提取物，提高总黄酮含量。

对于同一种大孔吸附树脂分离总黄酮也应考察在不同条件下大孔吸附树脂对总黄酮的吸附与解析，以求找到最理想的条件。高红宁等采用紫外分光光度法测定苦参中总黄酮的含量，使用 AB-8 型大孔吸附树脂对苦参总黄酮的吸附性能及原液浓度、pH 值、流速、洗脱剂的种类对吸附性能的影响进行了研究，结果 AB-8 型树脂对苦参总黄酮的适宜吸附条件为原液浓度 0.285 mg/mL、pH 值为 4、流速每小时 3 倍树脂体积、洗脱剂用 50% 乙醇时，解吸效果较好，表明 AB-8 型树脂精制苦参总黄酮是可行的。

不同的大孔吸附树脂由于孔径等不一样可以用于分离不同的化合物，在同一植物中往往存在多种化合物，可以利用不同型号的树脂得到有效的分离。史作清等应用 3 种不同规格的大孔吸附树脂分离银杏叶提取物（含黄酮苷、萜内酯、银杏酚酸），结果 ADS-17 型树脂对黄酮苷有吸附选择性，得到高含量黄酮苷的银杏叶提取物。ADS-21 型树脂能选择性地吸附银杏酚酸，而不吸附黄酮苷和萜内酯。ADS-F8 型则选择性地吸附黄酮苷，而不吸附萜内酯。3 个规格树脂合用可将黄酮苷、萜内酯和银杏酚酸分开，获得 3 个产品。

二、皂苷和其他苷类

皂苷的传统分离方法一般先用甲醇或乙醇提取植物，回收溶剂后，将浸膏分散于水中，用石油醚脱脂后，再用乙酸乙酯萃取，然后水相用正丁醇萃取可得到总皂苷。此分离过程比较烦琐，成本高。而使用大孔吸附树脂，水提取后，只需用水和乙醇洗脱，避免了使用价格昂贵和危险的其他有机溶剂，成本低，使用方便，并且对水溶性苷类的分离特别适合。因此大孔吸附树脂技术在天然药物苷类成分的研究中有广泛的应用。

大孔吸附树脂对皂苷及其他苷类的吸附分离方法和吸附分离黄酮的方法一样，也远优于传统的提取分离方法。金京玲等用大孔吸附树脂法提取蒺藜总皂苷，将蒺藜的提取液上 D101 型大孔树脂柱，用水洗至流出液无色后，用 800 mL/L 乙醇洗脱至薄层检查无蒺藜总皂苷为止，这样制得的蒺藜总皂苷可有效去除糖类等水溶性杂质及大部分脂溶性杂质,皂苷的得率也明显优于传统方法。杜江等将 D3520 型大孔吸附树脂用于黄褐毛忍冬总皂苷的提取分离并与原工艺有机溶媒提取法进行比较。结果显示,大孔吸附树脂法提取的总皂苷纯度、得率均明显高于原法,由原来的 3.50% 提高到 5.85%,皂苷纯度由原来的 31.78% 提高到 57.76%,且工艺简化,成本降低。

大孔吸附树脂分离皂苷也需要筛选树脂,通过多种树脂的考察,选择吸附与洗脱都满意的大孔吸附树脂对提高收率和纯度是十分重要的。用 DA-201 型大孔树脂分离白芍中苷类成分,先用水洗至还原糖反应呈阴性,继而用乙醇洗脱至苷类反应呈阴性,得到的芍药总苷的含量占提出物的 70% 以上。后经进一步改进利用新型树脂 ADS-7 提取芍药苷也得到了较好的产品,芍药苷的含量可达 65%;李朝兴等通过对 7 种吸附树脂进行筛选实验,通过对树脂孔径和比表面积的比较发现 AASI-2 树脂对绞股蓝皂苷的吸附量大,速率快,且易于洗脱,回收率高;对于甘草中的甘草苷用国产多孔树脂 D101 和日本产树脂 HP-20 各用 50% 和 60% 乙醇洗脱,所得甘草苷纯品得率分别达到了 60% 和 86%。

选择合适的大孔吸附树脂应用于分离提纯总皂苷的报道也不少。刘中秋等将 D 型大孔树脂用于分离三七皂苷,结果吸附量为 174.5 mg/g,用 50% 乙醇解吸,解吸率达 80%,产品纯度 71%。蔡雄等用大孔树脂吸附技术纯化人参总皂苷。将人参提取液上 D101 大孔树脂柱,用蒸馏水及 50% 乙醇依次洗脱,人参总皂苷富集于 50% 乙醇洗脱液部分,洗脱率在 90% 以上。纯化前总固物中人参总皂苷含量为 14.9%,纯化后总皂苷固物中人参总皂苷含量为 60.1%,精制度达到 403.3%。从精制程度、解吸度方面分析,大孔树脂适宜于人参总皂苷的分离、纯化。

大孔吸附树脂不仅可以提取分离总皂苷,也常可以用来纯化单体化合物,以便于采用结晶等手段分得高纯度的化合物。吕茂平等首次用 AB-8、D301R、D296 和 D396 等 4 种型号树脂分离栀子苷。先将栀子用乙醇提取浓缩成浸膏,加水溶解,调 pH 值为 3.5,分别上柱水洗至洗脱液无色,70% 乙醇洗脱,高效液相色谱测定含量。结果 4 种型号水洗脱液收率分别为:AB-8 为 43.2%,D301R 为 0,D296 为 40.2%,D396 为 36.6%。醇洗脱液收率:AB-8 为 25.6%,D301R 为 65.0%,D296 为 32.2%,D396 为 26.3%。试验结果表明,D301R 型树脂分离效果好,栀子苷全部集中在醇洗脱液中。姜换荣等用大孔吸附树脂分离赤芍总苷,芍药以 70% 的乙醇回流提取,减压浓缩,过大孔吸附树脂柱,分别用水、20% 乙醇洗脱,收集 20% 乙醇洗脱液,减压浓缩得赤芍总苷,并用 HPLC 对所得赤芍总苷中的芍药苷含量进行测定,赤芍总苷的收率为 5.4%,其中芍药苷的含量为 75%。本法操作简便,得率稳定,产品质量稳定。毕跃峰等利用 Diaion HP-20 和 Toyopearl HW-40 等柱色谱技术从马尾松松针中分离出 3 个木脂素苷类化合物,其中两个为新化合物。

三、生物碱类

生物碱具有多种分离方法:萃取法、离子交换法或大孔吸附树脂吸附法等。可以根据其化学结构及理化性质采用不同的分离方法。如小檗碱利用其碱性溶解度大,酸性溶解度小,采取酸碱法;马钱子碱使用包结结构分离法得到纯度较高的马钱子碱。萃取法与离子交换法和大孔吸附树脂比较不足之处很明显,工艺较复杂,效率低,耗费大量溶剂,提取物纯度不高等。离子交换法与大孔吸附树脂法比较,离子交换法不采用溶剂,但水溶性差的生物碱由于溶解性不能交换，对酸碱不稳定的生物碱要慎用，而大孔吸附树脂吸附法避免了上述的缺陷。朱浩等用大孔吸附树脂吸附纯化含生物碱、黄酮、水溶性酚性化合物和无机矿物质4种中药有效部位的单味药材（黄连、葛根、丹参、石膏）。此项基础性研究不仅充分证明了大孔吸附树脂技术用于生物碱类成分的分离精制是有效可行的方法；同时也为其提供了一定的理论和实验依据。因生物碱类成分多具有不同程度的疏水性功能基团，而大孔吸附树脂则能吸附生物碱类成分，吸附作用随吸附对象的结构不同而有所差异，且易被有机溶剂洗脱。

阳离子交换树脂可以用于生物碱的分离，但洗脱时需用酸、碱或盐类洗脱剂，给后面的分离造成困难，用吸附树脂可以避免引入外来杂质，同时也有较好的吸附分离效果，Williams 和 Panye 做了相关的研究。

用大孔吸附树脂分离生物碱也需要首先筛选合适的树脂，对筛选出的树脂作最佳工艺研究。相关分离总生物碱筛选树脂的研究有很多，杨桦等采用大孔吸附树脂比较并筛选乌头类总生物碱提取分离最佳工艺条件，将川乌水提取液制备成 8 mL/g 浓缩液，上柱，测定总生物碱含量，该方法可以分离出样品85%以上的乌头类生物碱，同时除去浸膏总量82%的水溶性固体杂质。为提高中药复方制剂中有效成分的含量，缩小服用剂量具有重要的意义。赵骏等利用几种不同型号的大孔吸附树脂纯化荷叶生物碱，以荷叶醇提液经处理后的水液为样本，分别在 D101、D4006、A13-8、NKA-9 型4种树脂上进行平行吸附试验，采用不同浓度的乙醇进行梯度洗脱实验结果表明：树脂型号和乙醇浓度对提纯效果都有较大影响，采用梯度洗脱可使荷叶碱产率达0.8%，产品纯度（重量百分比）在50%～70%。刘俊红等将3种大孔吸附树脂（D、DA-201、WLD-3）应用于延胡索生物碱的提取分离，方法是让延胡索水提取液通过已处理过的树脂柱，用水洗至流出液无色，然后分别用30%、40%、50%、60%、70%、80%、90%、95%乙醇依次洗脱，收集各段洗脱液，进行薄层鉴别。结果从树脂上洗脱的延胡索乙素占总生药量 D 型为0.069%，WLD-3 型为0.072%，DA-201 型为0.053%。树脂柱用40%乙醇洗脱后除去了干扰性成分，便于用 HPLC 测定，保护了色谱柱，且经过大孔吸附树脂提取分离的延胡索生物碱成品体积小，相对含量高，产品质量稳定具有良好的生理活性。

相关分离单体化合物筛选树脂的报道也不少，罗集鹏报道了用大孔吸附树脂对黄连药材及其制剂中小檗碱进行富集，并用 HPLC 去进行定量分析，结果表明 D101 型大孔吸附树脂对醛式或醇式小檗碱具良好的吸附作用，且不易被弱碱水解吸附，含0.5%硫酸的5%甲醇解吸附能力最强，在左金丸中吴茱萸生物碱成分对小檗碱的富集和高效液相色谱分离均没明显影响，平均回收率为100.03%，结果小檗碱与其他生物碱能很好地分离，可用于黄连及其制剂尤其是含糖制剂中小檗碱的富集和水溶性杂质的去除。张红等考察了7种大孔树脂发现 AB-8 吸附及解吸效果较好，是一种较适宜的吸附剂，并对其工艺进行考察，结果27 ℃、1 mol/L 盐离子浓度、pH 值为8的水相为最佳上样条件，洗脱剂为 pH 值为3的氯仿-乙醇（1∶1）混合溶剂。Amberlite XAD-4、XAD-7 在罂粟细胞培养中吸附血根碱；Amberlite XAD-4、XAD-7 吸附吲哚生物碱，发现 XAD-7 的吸附容量比 XAD-4 低，但是比 XAD-4 更具有选择性，D151，XAD-4 和 XAD-7 对麻黄碱的吸附效果较好，静态吸附容量分别为240.4 mg/mL、122.1 mg/mL、87.2 mg/mL，3种树脂最佳吸附

pH 值均为 11，D15 和 XAD-7 采用 0.08 mol/L 的盐酸洗脱，XAD-4 采用 0.02 mol/L 的盐酸-甲醇（1∶1）混合液洗脱，将 3 种树脂直接对麻黄草提取液进行麻黄碱分离提取，回收率均在 90% 以上，纯度在 80% 以上，一次性吸附提纯倍数为 15～19 倍。

张效林等利用不同型号的大孔吸附树脂分离茶树叶提取液中的茶多酚、咖啡碱。通过对树脂吸附，脱附性能的实验研究，确定了用 PA 树脂和 XDA 大孔吸附树脂二级吸附法生产茶多酚和咖啡碱的新工艺，该工艺避免使用有毒的溶剂，无外添加物质，工艺简单，能耗低，污染小。将溶解度参数理论应用于脱附剂选择，理论预测与实验结果吻合较好，在脱附剂选择的定量理论指导方面进行了新的尝试。

四、酚酸类

酚酸类化合物常用的分离方法是用极性溶剂提取，非极性溶剂脱脂后进行层析。随着大孔吸附树脂在中药化学成分的分离与纯化中的应用，大孔吸附树脂也成功地应用于酚酸类化合物的分离。

大孔吸附树脂用于酚酸类的富集有不少报道。王志平等使用大孔树脂对丹参中丹参素、原儿茶醛等水溶性成分进行了富集。马双成等在川芎提取、纯化工艺条件的实验研究中发现乙醇回流提取，浓缩提取液后上大孔吸附树脂柱，先用水洗脱，再用 30% 乙醇洗脱，所得洗脱液浓缩即为川芎总提取物，其中川芎嗪和阿魏酸的含量占 25%～29%，总收率为 0.6%，此法简便、准确，适用于生产。张军等使用大孔树脂对丹参提取液进行精制，结果丹酚酸 B 的平均保留率可达 93.7%，而固形物得率由上柱前的 41% 降至过柱后的 8%，即在可有效的保留丹酚酸 B 的同时，可显著降低固形物的得率，有利于提高制剂载药量。

大孔吸附树脂也有不少用于分析样品的预处理，取得了较满意的效果。郭丽冰等用气相色谱法测定徐长卿中的丹皮酚含量时用大孔树脂对样品进行预处理，有效地避免了杂质的干扰，回收率为 99.42%，RSD 为 2.28%。张英华等在用双波长扫描法测定芪冬颐心口服液中绿原酸的含量时，将提取液上 D101 型大孔吸附树脂柱，水洗脱后用 20% 的乙醇洗脱，即为含绿原酸的流分，浓缩定容后即可进行含量测定。此法避免了溶剂提取法效果不好，薄层色谱图中绿原酸斑点拖尾严重，且有杂质斑点夹杂其中的缺点。

五、色素类

色素类化合物在植物中分布比较广，有黄酮类、花青素类、蒽醌类、叶绿素和四萜色素，而通常所指的植物色素主要是指叶绿素及四萜色素，也有些是三萜和二萜色素，但比较少，这类化合物均属于脂溶性化合物，当萜类色素引入糖后，水溶性明显增加了，如藏红花素（Crocin）的水溶性特别好。大孔吸附树脂对色素的分离纯化表现出独特的优越性。

大孔吸附树脂应用于色素类分离的报道很多，这些报道的化合物多为黄酮类、花青素类和蒽醌类，而应用于萜类色素的不多，这可能和萜类色素的溶解度有关，本节在生产的应用实例中提到的藏红花素（从栀子中提取分离的）为二萜苷类，也属于大孔吸附树脂在色素类分离中的实例，但在萜类色素中这种水溶性好的化合物比较少见。也有大孔吸附树脂 DA101 提纯胡萝卜红色素的报道,大孔树脂的吸附饱和容量为 0.088 g/mL 湿树脂,选用乙醇-盐酸作为色素的解吸溶剂,胡萝卜红色素可以较好地被分离提纯。

六、内酯类

大孔吸附树脂应用于内酯类的富集和分类也取得了很好的效果。陈冲等使用大孔树脂分离得到银杏提取物(GBE),质量合格稳定,其银杏黄酮和内酯含量分别达到 26% 和 6%。韩金玉采用大孔吸附树脂对银杏内酯及白果内酯的吸附性能进行了考察,发现 AB-8 树脂吸附及解吸性能良好。范云鸽等确定了 ADS-7 作为提取分离穿心莲总内酯的材料,其吸附量高、脱附容易且能与杂质分离,有利于得到质量较好的产品。黄雪松等使用 D101 型大孔树脂对三裂叶蟛蜞菊中倍半萜内酯 A、B(WTA、WTB)进行了富集,采用气相色谱法测定 WTA 和 WTB,并以 WTA 和 WTB 的含量、洗脱率、精制度为考察指标,研究 D101 大孔树脂吸附 WTA 和 WTB 的工艺条件及参数。结果显示 WTA 和 WTB 的洗脱率达 90%,50% 乙醇洗脱部分中 WTA 和 WTB 的含量为总固物的 4.01% ~4.09%。

第五节　大孔吸附树脂在工业生产中的应用

在工业上使用大孔吸附树脂应考虑生产出的产品质量要高,生产成本要低,工艺必须简单、工人容易操作等特点。大孔吸附树脂柱的柱身不宜过高,如果高度过高,底部的大孔吸附树脂容易降低耐压强度被损坏,反冲洗树脂,压力太大,树脂很难松动。如果用压缩泵反冲,压力过大也容易损坏树脂,增加了设备,也给操作带来不便。上法兰上面除了要有提取液进料口、去离子水进料口和洗脱剂进料外的管道还应有一个真空阀门和放气阀,下法兰上的出料口除了可以出料外还要在出料口处连接下一根柱进料口的管道,在上法兰和下法兰上面应有不锈钢网筛,柱身上下各有一个树脂进料阀门和出料阀门,便于树脂的进料和排放,柱身上下还各有一个视镜,可以观察液面、吸附和洗脱情况及树脂的状态,以平板视镜为宜。

大孔吸附柱一组 4 根,根根串联,操作时三根串联工作,一根备用。当第一根柱吸附饱和后,与后面的二根断开并洗脱,原第二根柱变成第一根柱,原第三根柱变成第二根,备用柱变成第三根开始工作,等第一根柱洗脱后,再作为备用柱,循环生产。大孔吸附树脂生产设备见图 9-1。

一、大孔吸附树脂吸附操作程序

1. 装柱　洗净的大孔吸附树脂加去离子水后,搅成糊状,通过树脂进料口进入柱内,装柱的大孔吸附树脂量以树脂沉降后处于上视镜的中间为佳,以便于观察。

2. 操作

(1)准备工作:A、B、C、D 柱分别放入去离子水,各自控制一定的水位高度。

(2)开始吸附:控制好 A、B、C、D 柱各自的洗脱液进料阀门、提取液进料口阀门、去离子水进料口阀、真空阀、树脂进料口、放气阀门、柱连接阀门和出料阀,提取液从 A 柱提取

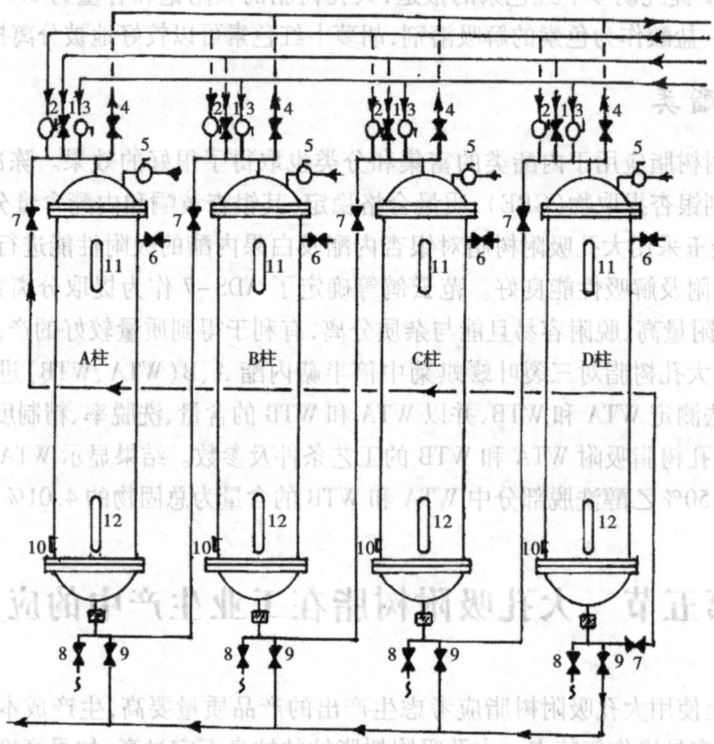

图 9-1 大孔吸附树脂生产设备示意

1. 提取液进料口阀;2. 去离子水进料口阀;3. 洗脱液进料口阀;4. 真空阀;5. 放气阀;6. 树脂进料口阀;7. 柱连接阀;8. 出料口阀;9. 排放阀;10. 树脂排放出口;11. 上视镜;12. 下视镜

液进料口进入开始吸附,依次流经后面的柱。如果每根柱的密封性能好的话,那么每根柱上视镜应看到液面保持在树脂上方 5 ~ 10 cm,如果那根柱易流干,可能该柱有漏气的地方。

(3)流速应根据柱子中树脂装量和各被吸附目标化合物的被吸附的难易程度来进行控制,如果目标化合物有颜色,可以根据流出液的颜色变化来判断,如果目标化合物没有颜色,应以化学反应来检出是否有目标化合物的流穿,也可以用紫外等检出手段,一般参照实验进行流速控制,在生产中进行修正。

(4)吸附饱和度的判断:如果目标化合物有颜色,可以以 A 柱上视镜中树脂和 B 柱上视镜中的吸附树脂的颜色作比较,如果基本一致,那么说明该柱子已经吸附饱和了,如果目标化合物没有颜色,流速也要始终控制在相应的范围内,通过检测流出液中的目标化合物来判断是否吸附饱和。

(5)洗脱:A 柱吸附饱和,断开与 B 柱的连接后用洗脱液开始洗脱。一般洗脱剂量是树脂的 1.5 ~2 倍,流速较吸附时相对慢一些,也可参考实验时的流速,C 柱一般是处于不饱和状态,目标化合物的流失会降低到最低程度,否则相同流速,目标化合物流出的浓度会越来越高。洗脱时目标化合物有颜色的则可以看洗脱色带,没有颜色的往往前面流出的是柱中原有的洗柱的去离子水，到目标化合物出来时溶液颜色经常变深，洗至洗脱剂在树脂中流干为止。A 柱洗脱的同时，B、C、D 柱串联开始第二轮的吸附。

(6)再生：A 柱内大孔吸附树脂的再生，就是除尽柱内的洗脱剂和提取液在吸附过程中析出的絮凝状物质，搅动大孔吸附树脂，以免时间久了压实结块，降低吸附和洗脱效率。通常首先关闭出料口和洗脱液进料口，开启去离子水进料口，至去离子水灌至上视镜上面为止，然后利用真空使柱内树脂振荡，让结块的大孔吸附树脂充分的散开，絮凝状物质游离在水中，最后将大孔吸附树脂内的水液排尽，再重复 2 次后即可。

注意：柱上的上下法兰和网筛管道时间久了易积絮凝状物质，应定期进行清洗。

(7)树脂的排放：为了更新大孔吸附树脂或暂时不用该吸附树脂，可以从柱子的树脂排放出口放出，关闭各进料口和出料口、放入去离子水至上视镜顶部后，使树脂从树脂出料阀门流出，如果在树脂没有流出完而干了，可以再加去离子水重复操作一次，至树脂全部流出为止。

二、大孔吸附树脂生产的应用实例

1. 栀子色素　栀子色素是从茜草科植物栀子(*Gardenia jasminoides* Ellis)果实中提取分离的以藏红花酸(Crocetin)为苷元的系列化合物，主要含藏红花素(Crocin)，是藏红花酸的双龙胆糖酯，mp. 215 ℃，分子式 $C_{44}H_{64}O_{24}$，化学结构见图 9-2。

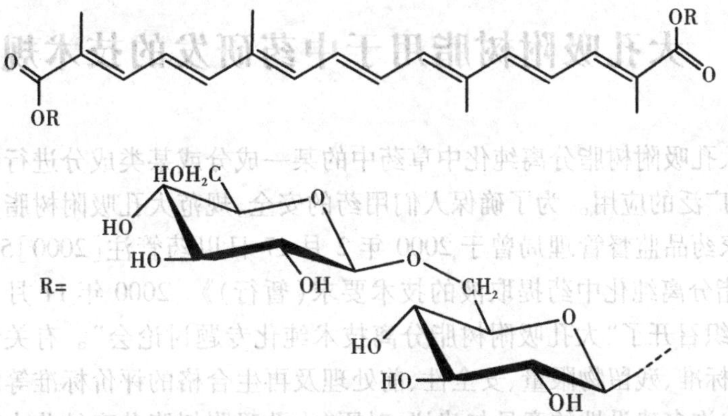

图 9-2　藏红花素的结构

藏红花素及系列化合物的栀子色素在水溶液中溶解度很好，但从栀子果实的水提取中比较多的化合物还有以栀子苷为主要化合物的环烯醚萜类化合物，以绿原酸为主要化合物的多酚类化合物和大量的果胶，为了有效的控制提取的杂质，有关厂家根据提取各类化合物在紫外中的特征吸收，藏红花素最大吸收 440 nm，栀子苷最大吸收 238 nm，绿原酸最大吸收 320 nm，要求 238 nm/440 nm>0. 45，320 nm/440 nm>0. 4，也有厂家规定，$E_{1\ cm}^{1\%}$ >400，栀子苷含量 HPLC 测定小于 3%。栀子色素在医药方面主要用于降血脂，在食品方面作为天然食品添加剂。

选用已经处理过的 SIPI DA201 大孔吸附树脂按照大孔吸附树脂在工业生产中应用，

装柱后先按照操作项下的(1)准备工作做好操作前的准备工作。

栀子色素工业生产的操作程序:

(1)吸附:串联A、B、C柱,控制好各柱的进料口、去离子水进料口、放气阀门、真空阀门、树脂进料口阀门、提取液进料口阀门和柱连接阀门,提取液从A柱提取液进料口进入开始吸附,依次流经B柱、C柱。

(2)流速根据提取液的浓度来确定,一般控制在1~3 BV/h(按单根柱计),通过流出液的颜色来判断目标化合物是否流失,也可根据柱子的吸附情况来判断,一般流出液应为微黄色混浊液。

(3)吸附饱和度的判断:检查A柱上视镜和B柱上视镜树脂的颜色,如果是一致则表示已经吸附饱和,否则还处于未饱和状态,还继续吸附。

(4)洗脱:当A柱处于饱和状态,则用1.5~2倍量去离子水洗,流速较吸附时相对慢一些,去离子水洗完后,开启洗脱液进料口开始洗脱,一般洗脱剂量为80%乙醇1.5~2 BV,流速0.1~0.5 BV/h至洗脱剂洗完为止。A柱洗脱同时,B、C、D柱串联开始第二轮吸附。

(5)再生按照大孔吸附树脂在工业生产应用的操作项下再生进行。

洗脱的乙醇溶液干燥后:收率10%左右(与树脂的比值),产品的$E^{1\%}$ =450左右,238 nm/440 nm>0.45,320 nm/440 nm>0.4。

第六节　大孔吸附树脂用于中药研发的技术规范问题

当前,以大孔吸附树脂分离纯化中草药中的某一成分或某类成分进行新药的研究开发越来越得到广泛的应用。为了确保人们用药的安全,规范大孔吸附树脂在新药开发方面的使用,国家药品监督管理局曾于2000年2月17日以药管注[2000]56号文下发了《大孔吸附树脂分离纯化中药提取液的技术要求(暂行)》。2000年11月28日,国家药品审评中心组织召开了"大孔吸附树脂分离技术纯化专题讨论会"。有关专家就大孔吸附树脂的规格标准、残留物限量、安全性、前处理及再生合格的评价标准等问题进行了充分的讨论,提出许多建设性的意见与建议,对原"大孔吸附树脂分离纯化中药提取液的技术要求"进行了补充完善,具体归纳的技术要求和补充说明如下。

一、中药用大孔吸附树脂的技术要求

1. 规格标准　标准内容应包括"大孔吸附树脂分离纯化中药提取液的技术要求(暂行)"所要求的内容,并增加重金属含量检查。苯乙烯骨架型大孔吸附树脂残留物检查项目暂订为:苯($<2\times10^{-6}$)、甲苯($<890\times10^{-6}$)、二甲苯($<2170\times10^{-6}$)、苯乙烯、烷烃类、二乙基苯类(二乙烯基)及树脂残留物总量检查;其限量不能高于国家标准或国际通用标准。关于树脂残留物总量检查,建议可参照美联邦条例3卷21条(98年修订)有关交换树脂残留有机物的限量规定及检测方法。若采用其他类型的大孔吸附树脂,或在树脂生产过程中应用了其他可能有安全性问题的致孔剂等添加剂,则应对相应基团或添加剂进行检

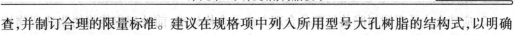

查,并制订合理的限量标准。建议在规格项中列入所用型号大孔树脂的结构式,以明确其骨架上是否有其他基团。

2. 使用说明书　使用说明书应提供规格标准中所要求检查的树脂残留物的检查方法及控制其限量的方法。说明书中应就树脂的安全性提供相关说明。

二、大孔吸附树脂用于中药分离纯化工艺的技术要求

1. 采用依据　应明确纯化目的、充分说明采用树脂纯化的必要性及合理性。应提供采用大孔树脂纯化药物的安全性及有效性研究资料。对已使用的同牌号苯乙烯型大孔吸附树脂,可免做动物安全性实验,但需根据树脂残留物可能产生的毒性反应,在新药的毒理学实验中适当延长观察周期,增加观察项目,如考察对神经系统、骨髓等的影响。对从未做过动物安全性试验,第一次用于新药申报的大孔树脂,应以定型产品进行动物安全性实验,提供安全性研究资料,以说明应用该树脂的安全性。中药注射剂采用大孔树脂纯化应慎重,需提供充足的依据,确保经树脂纯化药物的安全性和有效性。注射剂纯化用大孔树脂,应选用同类树脂中有机残留物量最低者,或采用注射剂专用树脂。用大孔树脂纯化技术制备的药物,应建立成品中树脂残留物及裂解产物的检测方法,制订合理的限量(二类以上新药可仅控制原料),并列入质量标准正文。中药复方采用大孔树脂纯化者,应对树脂纯化前后的药物按新药药效学研究要求进行对比研究,以充分保证上柱前与洗脱后药物的"等效性"。

2. 大孔吸附树脂的前(预)处理　应建立大孔吸附树脂前处理的合理方法及合格标准,前处理应能将树脂残留物控制在安全范围内。树脂投入使用前应按前处理合格树脂的有关标准进行验收,残留物量及吸附性能等指标符合要求后方可使用。

3. 药液的上柱吸附分离　上柱、吸附、洗脱为大孔树脂纯化的主要步骤,建议以比吸附量、比洗脱量、保留率及纯度等为指标,考察树脂纯化各步骤对有效成分的影响,防止有效成分的泄漏或漏洗。应提供树脂用量、上柱及洗脱流速、洗脱剂种类及用量确定的依据,建立树脂吸附泄漏点及洗脱终点的判定方法。对于中药复方应尽可能考察树脂对每味药中有效成分(或指标成分)含量的影响,考察树脂对相关成分的吸附选择性,以保证纯化工艺的有效性和稳定性。应提供树脂纯化的具体工艺参数(如:树脂柱的径高比;吸附温度;药液浓度;药液的 pH 值等)。

4. 大孔吸附树脂的再生　树脂的再生工艺应能保证再生后树脂性能的相对稳定。建议以有效成分的比吸附量、比洗脱量、保留率及纯度等为评价指标,考察再生树脂的性能,并制订树脂再生合格的标准,以保证树脂纯化工艺的稳定性。对树脂的再生工艺研究,还需考察再生次数对树脂吸附性能的影响,积累数据,为树脂使用期限的确定提供依据。一般情况下,纯化同一种药物的大孔树脂,当其吸附量下降 30% 以上时,则应视为不宜再用。

三、关于"大孔吸附树脂分离纯化中药提取液的技术要求"的补充说明

1. 非苯乙烯骨架型大孔吸附树脂应增加安全性动物试验。

2. 应建立大孔吸附树脂前处理的合理方法及合格标准，前处理应能将树脂残留物控制在安全范围内。

3. 上柱、吸附、洗脱为大孔吸附树脂纯化的主要步骤，建议用比上柱量、比吸附量、比洗脱量、保留率及纯度等参数来评价纯化效果。防止有效成分的泄漏和漏洗。

4. 一般情况下，纯化同一种药物的大孔树脂，当其吸附量下降30%以上时，则应视为不宜再用。

5. 大孔吸附树脂纯化复方时，应充分说明采用大孔吸附树脂纯化的必要性与方法的合理性，除尽可能用每味药中有效成分（或指标成分）的含量为指标评价其合理性外，还应进行药效学对比试验（以有效部位和有效成分投料的新药用有效成分为指标即可），以确保上柱前后药物的“等效性”。

6. 应在成品中建立树脂残留物或裂解物的检测方法，制订合理的限量（二类以上新药可仅控制原料），并列入质量标准正文。若为苯乙烯骨架型大孔吸附树脂残留物检查项目暂定为：苯（$<2\times10^{-6}$）、甲苯（$<890\times10^{-6}$）、二甲苯（$<2\,170\times10^{-6}$）、苯乙烯、烷烃类、二乙基苯类（二乙烯基）及其他可能因树脂引入的有机残留物等，其限量不能高于国家标准或国际通用标准。若采用其他类型的大孔吸附树脂，或采用其他类型的制孔剂等添加剂，则应对相应基团或添加剂等进行限量。

（四）前景与展望

大孔吸附树脂从20世纪60年代末发展起来至今，已在医药、化工、食品、环保、轻纺等领域得到了广泛的应用，特别是在中药化学成分的分离中作了巨大的贡献，使以前难以分离的水溶性成分的分离水平上了一个新的台阶。目前种类繁多的大孔吸附树脂正在发挥着其选择性好、吸附速度快、吸附容量大、解析和再生方便、机械强度高等的优势，随着科学技术的进步，大孔吸附树脂的发展和应用必定会再上新的台阶。对于中药有效成分的提取分离与筛选变得更加有针对性和便捷。多种大孔吸附树脂与离子交换树脂的联合应用，可以分离出一些中药的大部分化学成分，有些甚至可以分离出单体化合物，这样的应用，大孔吸附树脂对中药中分离的化学成分提供了更广阔的平台，必将会推动天然产物化学专业的发展，为我国中医药事业做出重大的贡献。

第十章
离子交换树脂技术

第一节 概 述

最早人类使用的离子交换树脂是天然的无机化合物硅铝酸钠（泡沸石）等天然产物来净水，由于它交换量小，纯度和物理性能均较差，20世纪50年代，随着高分子化学的发展，合成离子交换树脂越来越多的应用到各个领域。在天然产物的分离工作中，目前离子交换树脂已经是一种常用的分离方法。

一、原理

离子交换树脂是利用一种不溶性高分子的多元酸或碱的化合物，它的分子中具有解离型基团（交换基），在水溶液中能与溶液中的其他阳离子或阴离子起交换作用，这种交换反应都是可逆的，这种可逆是遵循普通化学中的化学平衡规律的，但在层析柱上，这种平衡由于是动态的、新的溶液不断地进入，原来的溶液逐渐往下移，这种平衡不断地往正反应方向进行直至反应完全。离子交换树脂就是当含一定正离子或负离子的浓度溶液进入阴离子交换树脂或者阳离子交换树脂，通过交换正离子或者负离子的浓度下降，在下移的过程中，不断的交换，浓度逐渐下降，最后溶液中几乎不存在正离子或负离子，这些正离子或负离子基本上都被吸附在阴离子交换树脂或阳离子交换树脂上，运用这一原理可以分离天然产物中的含有游离离子基团的化合物如有机酸、生物碱和氨基酸（两性物质）等，与无游离离子基团的中性化合物进行有效的分离。

二、离子交换树脂的基本类型

离子交换树脂是一种合成的高分子化合物，一般为淡黄色至深褐色球状颗粒，直径0.3~1.2 mm，可以分为两大类：阳离子交换树脂和阴离子交换树脂，按照功能基的不同又可以分为以下类型。

- 离子交换树脂
  - 阳树脂
    - 强酸 $R-SO_3H$
    - 中强酸 $R=PO_3H_2$
    - 弱酸 R-COOH
  - 阴树脂
    - 强碱 $R-NR_3^+X^-$
    - 弱碱
      - 中强碱
        - 仲胺 R_2NH
        - 叔胺 R_3N
      - 弱碱——伯胺 RNH_2

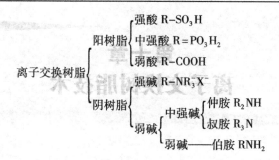

1. 强酸性阳离子交换树脂　强酸性阳离子交换树脂凝胶型为淡黄色球状颗粒，具有交换容量高、交换速度快、机械强度好等特点，并且抗污染性强，淋洗水耗低，再生效率高。可以重复使用几千次，不溶于酸、碱和有机溶剂，对弱氧化剂稳定，如长时间浸泡在5%氢氧化钠、0.1%高锰酸钾、过氧化氢水溶液、0.1 mol/L 硝酸中也不会改变性能，可在任何 pH 值下进行工作，强酸性阳离子交换树脂可耐 120～130 ℃，产品吸水性好，一般含有 50%～60% 的水。

磺酸型强酸阳离子交换树脂是由苯乙烯与二乙烯苯经过悬浮共聚，再进行磺化而制成，其反应过程如图 10-1。

磺酸型强酸性阳离子交换树脂的功能基相当于硫酸的半个（SO_2OH）PK＝1～2。磺酸型强酸性阳离子交换吸水性很强，可在水中与各种离子进行交换，功能基在交换以后，可在过量的稀酸中再生后洗至中性，恢复使用。

在稀溶液中对金属离子的选择顺序为：

$La^{3+}>Ce^{3+}>Pr^{3+}>Nd^{3+}>Sm^{3+}>Eu^{3+}>Y^{3+}>Sc^{3+}>Al^{3+}>Ba^{2+}>Pb^{2+}>Sr^{2+}>Ca^{2+}>Ni^{2+}>Cd^{2+}>Cu^{2+}>Co^{2+}>Zn^{2+}>Mg^{2+}>Mn^{2+}>Tl^{+}>Ag^{+}>Cs^{+}>Rb^{+}>K^{+}>Nh^{4+}>Na^{+}>H^{+}>Li^{+}$

磺化苯乙烯链节单元的分子量为 184.2，为一个功能基，按照理论交换量计算为5.43 mmol/g，工业产品为4.5～5.0 mmol/g（干）。在水中的体积交换量约为2 mmol/mL。

强酸性阳离子交换树脂的盐型较稳定，用水继续洗涤也不水解，把这类树脂的游离型交换后成盐型时，体积的变化较小。当进行交换时，无论游离型变成盐型或者盐型变成游离型都能迅速地进行。

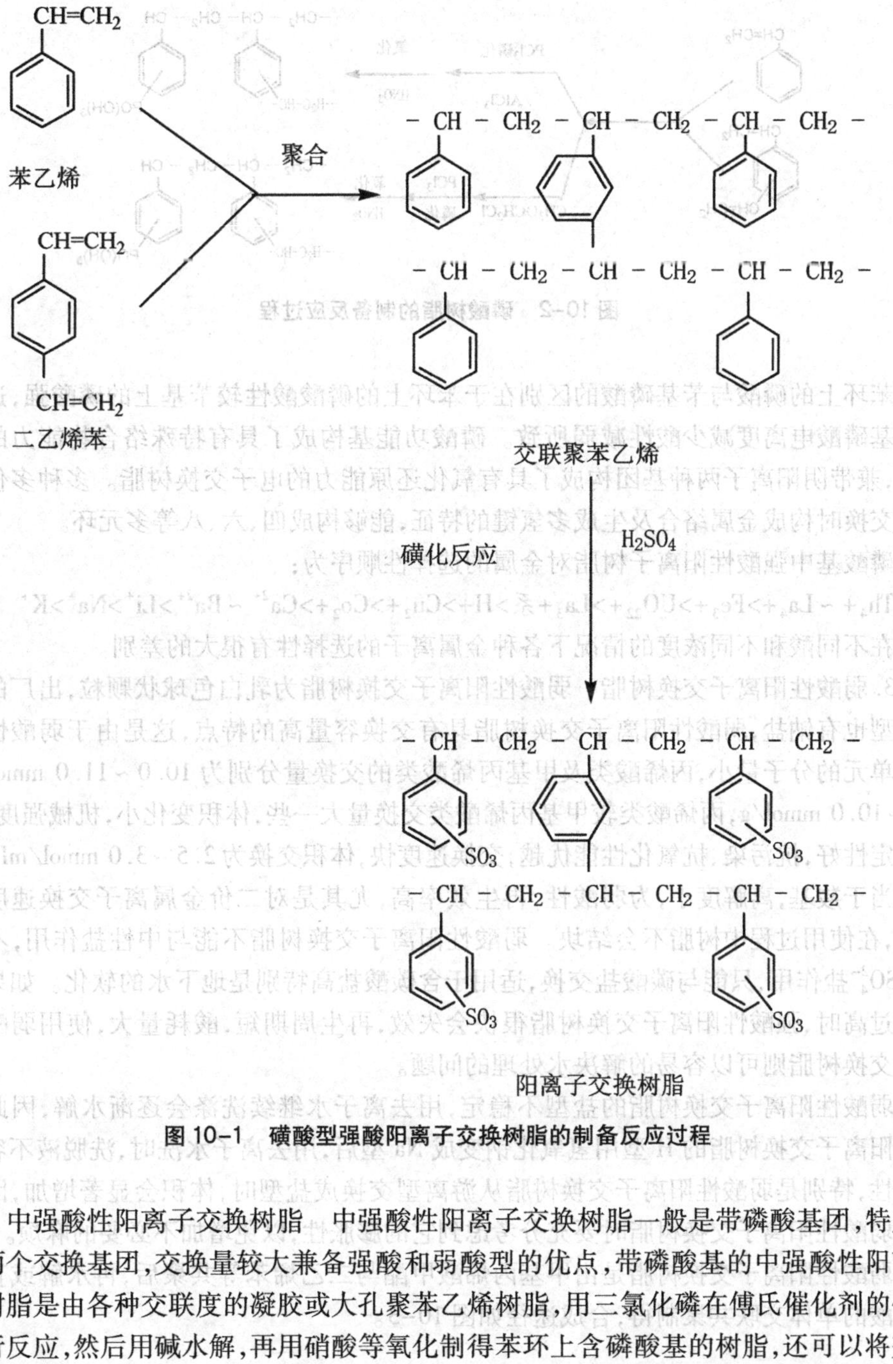

图 10-1　磺酸型强酸阳离子交换树脂的制备反应过程

2. 中强酸性阳离子交换树脂　中强酸性阳离子交换树脂一般是带磷酸基团，特点是具有两个交换基团，交换量较大兼备强酸和弱酸型的优点，带磷酸基的中强酸性阳离子交换树脂是由各种交联度的凝胶或大孔聚苯乙烯树脂，用三氯化磷在傅氏催化剂的作用下进行反应，然后用碱水解，再用硝酸等氧化制得苯环上含磷酸基的树脂，还可以将交联聚苯乙烯先经过氯甲基化后，再经过磷化、氧化，得到带苄基磷酸基团的树脂，其反应过程如图 10-2。

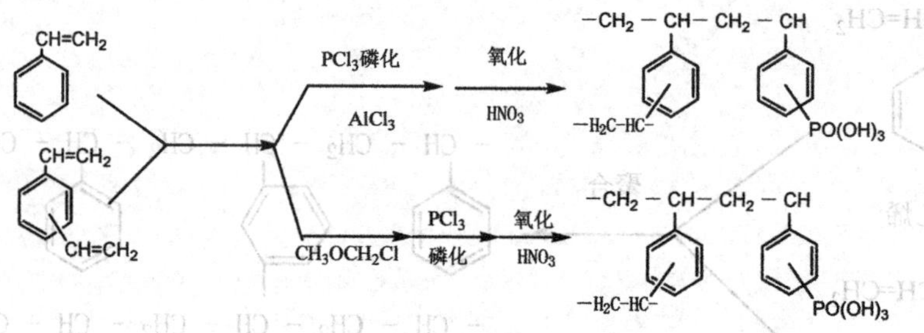

图 10-2 磷酸树脂的制备反应过程

苯环上的磷酸与苄基磷酸的区别在于苯环上的磷酸酸性较苄基上的磷酸强,这主要是苄基磷酸电离度减少酸性减弱所致。磷酸功能基构成了具有特殊络合物能力的螯合树脂,兼带阴阳离子两种基团构成了具有氧化还原能力的电子交换树脂。多种多价金属离子交换时构成金属络合及生成多氢键的特征,能够构成四、六、八等多元环。

磷酸基中强酸性阳离子树脂对金属的选择性顺序为:

$Th_4+ \sim La_4+ > Fe_3+ > UO_{22}+ > La_3+$系$> H+ > Cu_2+ > Co_2+ > Ca^{2+} \sim Ba^{2+} > Li^{+} > Na^{+} > K^{+}$

在不同酸和不同浓度的情况下各种金属离子的选择性有很大的差别。

3. 弱酸性阳离子交换树脂　弱酸性阳离子交换树脂为乳白色球状颗粒,出厂的产品有氢型也有钠盐,弱酸性阳离子交换树脂具有交换容量高的特点,这是由于弱酸性树脂链节单元的分子量小,丙烯酸类及甲基丙烯酸类的交换量分别为 10.0 ~ 11.0 mmol/g 及 8.0 ~ 10.0 mmol/g,丙烯酸类较甲基丙烯酸类交换量大一些,体积变化小,机械强度高,化学稳定性好,抗污染、抗氧化性能优越,交换速度快,体积交换为 2.5 ~ 3.0 mmol/mL,功能基相当于羧基,离解度小,为弱酸性,再生效率高,尤其是对二价金属离子交换速度选择性高,在使用过程中树脂不会结块。弱酸性阳离子交换树脂不能与中性盐作用,不能与 Cl^-、SO_4^{2-} 盐作用,只能与碳酸盐交换,适用于含碳酸盐高特别是地下水的软化。如果钙镁离子过高时,强酸性阳离子交换树脂很快会失效,再生周期短,酸耗量大,使用弱酸性阳离子交换树脂则可以容易的解决水处理的问题。

弱酸性阳离子交换树脂的盐型不稳定,用去离子水继续洗涤会逐渐水解,因此把弱酸性阳离子交换树脂的 H 型用氢氧化钠变成 Na 型后,用去离子水洗时,洗脱液不容易变成中性,特别是弱酸性阳离子交换树脂从游离型交换成盐型时,体积会显著增加,因此在使用弱酸性阳离子交换树脂时要充分考虑到它的膨胀性,以免增加不必要的麻烦。

弱酸性阳离子交换树脂是由甲基丙烯酸甲酯与二乙烯苯等共聚后,再水解或直接由丙烯酸的单体交联共聚制得,合成途径如图 10-3。

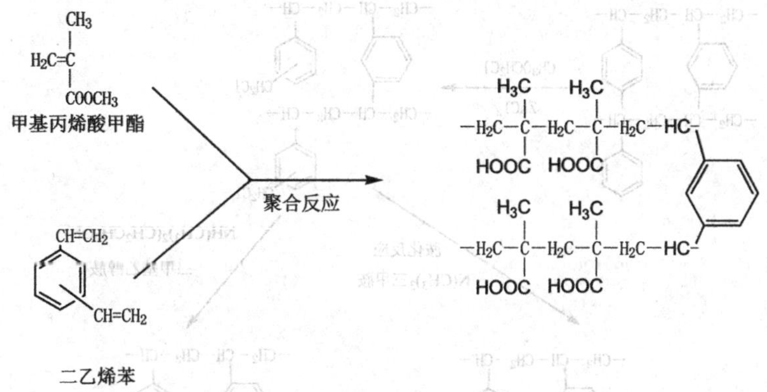

图 10-3　弱酸树脂制备反应过程

弱酸性阳离子交换树脂耐热性能较差，一般要小于 100 ℃，pH 值为 4 ~ 6 时，在稀溶液中选择性顺序如下：

$Fe^{3+}>Al^{3+}>H^{+}>Ba^{2+}>Sr^{2+}>Ca^{2+}>Mg^{2+}>K^{+}>Na^{+}>Li^{+}$

4. 强碱性阴离子交换树脂　强碱性阴离子交换树脂多为淡黄色至金黄色的颗粒，出厂的产品为氯型。强碱性阴离子交换树脂是在苯乙烯-二乙烯苯共聚交联结构的高分子基体上带有季铵基的离子交换树脂，有Ⅰ型和Ⅱ型之分，Ⅰ型较Ⅱ型的碱性强，Ⅰ型能彻底交换水中的硅酸等弱酸，而Ⅱ型则去除硅酸的能力比较差，不能除去比乙酸弱的弱酸，在水中含硅量大于 25% 时则不宜使用，在阳树脂没交换完全而流穿的 Na^{+} 存在时，硅在阴离子交换树脂上流穿显著增多，不宜用于除硅高的工艺中。强碱性阳离子交换树脂耐热温度和使用寿命都不如阳离子交换树脂，Cl^{-} 型<80 ℃，OH^{-} 型<60 ℃，2 ~ 3 千个周期。Ⅱ型树脂的再生效率、再生速度比Ⅰ型高、交换量都比Ⅰ型树脂大，但Ⅱ型树脂对氯离子的选择性远低于Ⅰ型，因此Ⅱ型树脂交换量不受水中氯离子含量的影响。

两型强碱性阴离子交换树脂在重量交换量 3 ~ 4.5 mmol/g，体积交换量 0.8 ~ 1.4 mmol/mL。

强碱性阴离子交换树脂和强酸性阳离子交换树脂一样，在盐型时较稳定，用去离子水继续洗涤也不水解，把这类树脂的游离型交换成盐型时，体积的变化不大。当进行交换反应时，无论是游离型转化成盐型还是盐型转化成游离型都能迅速地进行。

Ⅰ型与Ⅱ型树脂的选择性顺序如下：

Ⅰ型：$SO_4^{2-}>HSO_4^{-}>NO_3^{-}>NO_2^{-}>Cl^{-}>HC^{-}O_3>CH_3CO_2^{-}>OH^{-}>F^{-}$

Ⅱ型：$SO_4^{2-}>HSO_4^{-}>NO_3^{-}>NO_2^{-}>Cl^{-}>HCO_3^{-}>OH^{-}>CH_3CO_2^{-}>F^{-}$

强碱性阴离子交换树脂由交联聚苯乙烯经氯甲基化后，用三甲胺进行胺化得Ⅰ型树脂，用二甲基乙醇胺进行胺化为Ⅱ型树脂，合成途径如图 10-4。

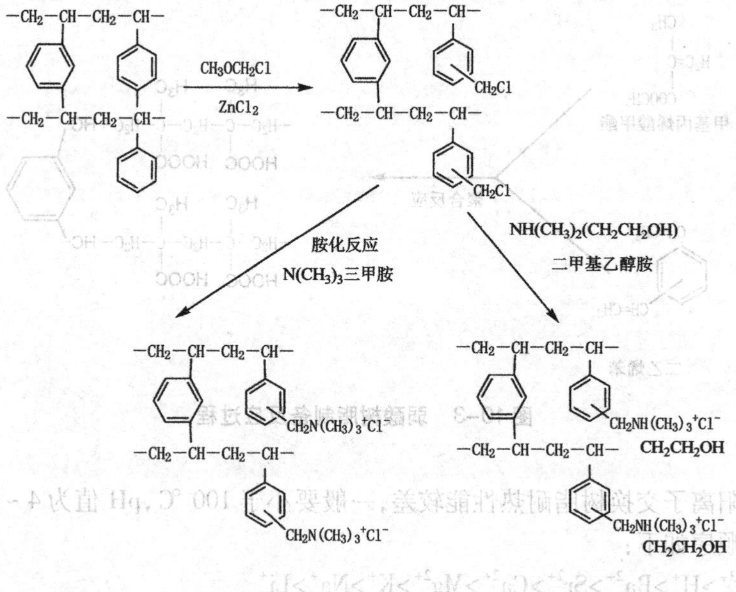

a. 强碱Ⅰ型　　b. 强碱Ⅱ型

图 10-4　强碱性阴离子交换树脂的制备反应过程

5. 弱碱性阴离子交换树脂　弱碱性阴离子交换树脂多为半透明状乳黄色颗粒，出厂产品为游离胺，弱碱性阴离子的功能基团是胺，分为伯胺(—NH_2)、仲胺(—NRH)和叔胺(—NR_2)，三者碱性依次递增，可根据出厂说明书中所带功能基团来判断弱碱性阴离子交换树脂的碱性强弱，如功能基为 N 则是弱碱性阴离子交换树脂中碱性最强的，功能基为—NH、═NH、和 ≡N 的碱性为中等，功能基为—NH_2的为最弱。

弱碱性阴离子交换树脂具有交换速度较快、交换容量大、再生效率高、耐有机污染、机械强度高等特点。弱碱性阴离子交换树脂重量交换量为 5 ~ 7 mmol/g，体积交换量为 2 ~ 3 mmol/mL，缩聚类的可达 8 ~ 9 mmol/g。

弱碱性阴离子交换树脂的盐型不稳定，用去离子水继续洗时会像弱酸性阳离子交换树脂那样逐渐的水解。

弱碱性阴离子交换树脂在稀溶液中的选择顺序为：

$OH^- > pHSO_3^- > Cit^{3-} > CrO_4^{2-} > SO_{42-} > Tart^{2-} > Oxa^{2-} > PO_4^{3-} > AsO^{3-} > MoO_4^{2-} > NO_3^- > I^- > Br^- > SCN^- > Cl^- > F^- > HCO_2^- > AcO^- > HCO_3^-$

注：Cit 为柠檬酸；Tart 为酒石酸；Oxa 为草酸；Ac 为醋酸。

OH 型伯、仲、叔胺的弱碱树脂的另一顺序为：

$OH^- > Fe(CN)_6^{3-} > Fe(CN)_6^{4-} > Zn(CN)_6^{4-} > Cu(CN)_4^{2-} > Ni(CN)_4^{2-} > CrO_4^{2-} > SO_4^{2-} > HPO_4^{2-} > NO_3^- > NO_2^- > SCN^- > Cl^- > Cit^{3-} > Tart^{2-} > C_2O_4^{2-} > F^- > CH_3COO^- > HCO_3^- > HSiO_3^- > CN^- > H_2BO_3^-$

弱碱性阴离子交换树脂制法与强碱性树脂相似，只是所用的胺碱性较弱，也有些是由环氧氯丙烷和多乙烯多胺通过逐步共聚合及苯酚、甲醛和各种胺通过缩聚反应制得，如图 10-5 所示。

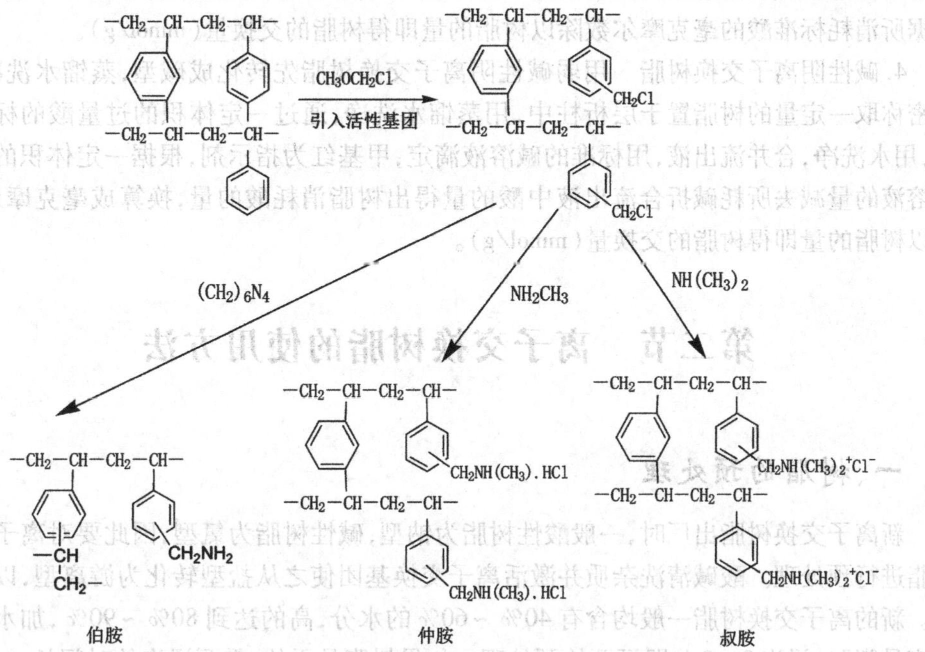

图 10-5　弱碱性阴离子交换树脂的制备反应过程

三、交换量

离子交换树脂的交换量按照重量(干树脂)是指每克干树脂可以交换离子的毫克摩尔数。按照体积(湿树脂)是指每毫升树脂可以交换离子的毫克摩尔数。根据被交换离子的毫克摩尔数即可以计算出每克干树脂或每毫升湿树脂可以交换的离子重量。交换量一般在产品说明书的理化性能指标中有说明,必要时也可以对交换量进行测定,方法如下。

1. 强酸性阳离子交换树脂　用强酸性阳离子交换树脂先转化成 H^+ 型,精密称取一定量的树脂置于层析柱中,用蒸馏水洗至中性,再用过量的约5%的氯化钠溶液通过强酸性阳离子交换树脂层析柱,先流出的为酸性溶液,至流出液到中性为止,用标准的氢氧化钠溶液滴定流出的溶液,甲基红为指示剂,根据消耗的氢氧化钠的毫克摩尔数除以称取的树脂重量即得到树脂的交换量(mmol/g)。

2. 弱酸性阳离子交换树脂　用弱酸性阳离子交换树脂先转化成 H^+ 型,精密称取一定量的树脂置于层析柱中,用蒸馏水洗至中性,再用一定体积过量的标准碱溶液通过弱酸性阳离子交换树脂,用水洗干净后,合并流出液,用标准的酸溶液滴定,甲基红为指示剂,根据一定体积标准碱溶液的量减去所耗酸折合流出液中碱的量得出树脂所耗碱的量(以毫克摩尔数计)除以称取的树脂的重量即得到该树脂的交换量(mmol/g)。

3. 强碱性阴离子交换树脂　用强碱性阴离子交换树脂先转化成 OH^- 型,蒸馏水洗至中性后,精密称取一定量的树脂置于层析柱中,用蒸馏水洗至中性,通过过量的5%氯化钠溶液，先流出液为碱性，到流出液为中性为止，用标准的酸溶液滴定，甲基红为指示剂，根据所消耗标准酸的毫克摩尔数除以树脂的量即得树脂的交换量(mmol/g)。

4. 碱性阴离子交换树脂　用弱碱性阴离子交换树脂先转化成碱型，蒸馏水洗净后，精密称取一定量的树脂置于层析柱中，用蒸馏水洗净，通过一定体积的过量酸的标准溶液，用水洗净，合并流出液，用标准的碱溶液滴定，甲基红为指示剂，根据一定体积的标准酸溶液的量减去所耗碱折合流出液中酸的量得出树脂消耗酸的量，换算成毫克摩尔数，除以树脂的量即得树脂的交换量(mmol/g)。

第二节　离子交换树脂的使用方法

一、树脂的预处理

新离子交换树脂出厂时，一般酸性树脂为钠型，碱性树脂为氯型，因此要对离子交换树脂进行预处理。酸碱清洗杂质并激活离子交换基团使之从盐型转化为游离型，以备使用。新的离子交换树脂一般均含有40% ~60%的水分，高的达到80% ~90%，加水后比较容易膨胀，浸泡2 ~3 h即可开始预处理。如果树脂是干的，需要浸泡的时间长一些，使之充分吸水膨胀后再可以进行处理。首先将在水中膨胀后的树脂装入层析柱中，如果在树脂中有气泡，用玻璃棒搅动使气泡全部逸出，树脂下沉后，放出多余的水使液面与树脂面相同。

1. 强酸性离子交换树脂的预处理　用2 mol/L盐酸溶液10 BV冲洗树脂，流速宜4 ~6 BV/h，使树脂变成H型后，用去离子水或蒸馏水洗至流出液呈中性，然后用2 mol/L的5 BV氢氧化钠(或食盐)溶液进行交换，使之变为钠型，再用去离子水或蒸馏水洗至无钠离子为止，最后用1 mol/L盐酸10 BV交换成H型，用去离子水或蒸馏水洗至中性为止。

2. 弱酸性阳离子交换树脂的预处理　用1 mol/L盐酸溶液10 BV冲洗树脂，流速宜4 ~6 BV/h，使之变成H型后，用去离子水或蒸馏水洗至流出液呈中性，然后用1 mol/L的10 BV氢氧化钠溶液进行交换，使之变为钠型，这时树脂的体积会膨胀起来，再用去离子水或蒸馏水洗，这时由于水解的原因，流出液洗至中性比较困难，洗至呈弱碱性即可，最后用1 mol/L盐酸10 BV使树脂转变成H型，用去离子水或蒸馏水洗至中性为止。

3. 强碱性阴离子交换树脂的预处理　用1 mol/L氢氧化钠溶液10 BV冲洗树脂，使之变成OH型后，用去离子水或蒸馏水洗至流出液pH值为7 ~8，再用1 mol/L的10 BV盐酸溶液使之变成氯型，再用去离子水或蒸馏水洗至中性。使用之前，用1mol/L氢氧化钠10BV使之转变成OH型，再用去离子水或蒸馏水洗至中性。因为OH型长时间放置容易吸附空气中的二氧化碳。

4. 弱碱性阴离子交换树脂的预处理　用1 mol/L氢氧化钠溶液10 BV冲洗树脂，使之变成OH型后，用去离子水或蒸馏水洗至流出液pH值为7 ~8，再用1 mol/L的10 BV盐酸溶液使之变成氯型，不容易用去离子水或蒸馏水洗至中性，这是水解的原因，一般洗至偏中性就可以。再用1 mol/L氢氧化钠10 BV使之转变成OH型后用去离子水或蒸馏水洗至偏中性为止。

使用后的酸性或碱性树脂的再生一般就按照盐转化为游离型的方法操作。

注：BV 为体积倍数，是指洗涤时树脂的倍数体积。

二、离子交换树脂的操作

使用离子交换树脂可以装在柱内操作，也可以直接将树脂倒入容器内与溶液中的离子交换，多选择装柱操作，把离子交换树脂放入烧杯中，加去离子水或蒸馏水充分搅拌，如果上层水液混浊，倾去混浊液，重复几次，直至上层水液透明，然后倒入底部有玻璃垂熔板和口上有磨口的玻璃柱中，底部没有玻璃垂熔板的玻璃柱可以用药用棉花，离子交换树脂倒入前用玻棒压着，防止棉花浮起，倒入树脂后，使树脂沉下，树脂如有气泡，用玻璃棒搅动使气泡逸出，让多余的水流出，防止让水层低于树脂层，树脂面上可以加一些玻璃丝或加些空心玻璃球，避免水液进入时冲击树脂层面，一般在玻璃柱上加一个有磨口的滴液漏斗，如果需要交换的溶液量大，可以在高位放一个大瓶，用玻璃管插到大瓶的底部，橡皮管接到有磨口的接头上连接玻璃柱，采用虹吸的方法操作。

三、离子交换树脂的保存

1. 离子交换树脂的保存形态　离子交换树脂应分类存放，并有明显标志。树脂要在性能最稳定的形态中保存：强酸型的阳树脂为钠型，强碱型的阴树脂为氯型，弱酸型的阳树脂为氢型，弱碱型的阴树脂为游离胺型。

2. 离子交换树脂的存放湿度　离子交换树脂在出厂时通常本身都含有一定量的水分，由于各个型号的不同，含水量从35%～85%不等，所以存放时应保持充分湿润，尽量保持其本身的含水量不变。树脂要防止脱水，如果发现树脂有脱水现象，切勿马上就用水浸泡，因为干树脂遇水后体积会溶胀而破裂，此时应采用澄清的饱和食盐水浸泡数小时，然后逐步稀释食盐水。

3. 离子交换树脂的存放温度　离子交换树脂存放时应注意温度，周围环境温度尽可能保持在5～40 ℃，尽可能存放于室内。既要防冻，又要防止受热。存放温度绝不能低于0 ℃，因为树脂的内部水分在低温下会结冻而可能造成树脂颗粒崩裂。当环境温度达到0 ℃或以下时，如无条件保温时，应根据气温条件，将树脂存放于一定浓度的食盐水中，防止冰冻。保存于室外的树脂，还要避免日光直接照射，防止树脂加速老化。

4. 使用过树脂的长期存放　使用过的树脂要长期存放时，应注意定期换水，因为水溶液的表面容易滋生青苔和微生物，必要时也可用1.5%的甲醛溶液浸泡，但应注意甲醛对环境的污染。

第三节　影响离子交换树脂的相关因素

运用离子交换树脂分离目标化合物，为了达到理想的目的，应当注意影响离子交换树脂交换的相关因素，一般包括被交换离子溶液的 pH 值、浓度、温度、溶液中化合物的解离常数以及溶液中溶剂的含量等方面。下面就有关的问题进行讨论。

(一)被交换溶液的 pH 值

离子交换树脂可以简单地理解为一种不溶性酸或碱高分子,可以吸附溶液中的阴离子或阳离子,在适当条件下解析这些离子的介质。因此,被交换的溶液的 pH 值对离子的交换有很大的影响。在阳离子交换树脂交换溶液中的阴离子时,溶液中由于氢离子浓度比较高而产生同离子效应,抑制了阳离子交换树脂中酸性基团的解离,这样离子交换就很难进行,甚至于不进行。一般要求强酸性阳离子交换树脂交换的溶液 pH 值应大于 2,弱酸性阳离子交换树脂交换的溶液 pH 值在 6 以上。同样,在阴离子交换树脂交换溶液中的阳离子时也会出现相同的情况,要求强碱性阴离子交换树脂交换溶液的 pH 值应在 12 以下,弱碱性阴离子交换树脂的 pH 值在 7 以下。

(二)被交换物质在溶液中的浓度

离子交换树脂顾名思义就是在离子状态下进行交换的,这样在水溶液或含水的极性溶剂中,化合物有利于解离和与离子交换树脂进行交换,低浓度的溶液对离子交换树脂的选择性比较大,在高浓度时化合物的解离会逐渐减少,有时会影响吸附次序及选择性。浓度过高时,还会引起树脂表面及内部交联网孔的收缩,影响离子进入网孔,所以被交换物质溶液的浓度应在合适的范围,太稀和太浓都不利于提取分离。

(三)交换温度的影响

就稀溶液而言,温度的改变对离子交换的性能影响不大,而浓度在 0.1 mol/L 以上时,温度对水合倾向大的离子就容易交换吸附,同时离子的活性系数也增大,对弱酸和弱碱性离子交换树脂的交换率有较大的影响。随着温度的升高,离子交换的速度加快,在洗脱时也可以提高洗脱的能力。但对热敏感的离子交换树脂如一般离子交换树脂的氢氧型不能超过 60 ℃,有些弱碱性丙烯酸系阴离子交换树脂甚至不能大于 40 ℃,要注意离子交换的温度,避免引起离子交换树脂的破坏。

(四)被交换离子的选择性

离子交换树脂对被交换化合物来说,主要取决于化合物的解离、离子的电荷、半径及酸碱性的强弱。解离常数和酸碱越大离子交换越容易,相反洗脱相对来说较难,解离离子价数愈高,电荷越大,则它的吸附性越强,越容易交换在离子交换树脂上。碱金属、碱土金属及稀土元素还与它们的原子序数有关,前者原子序数越大,则交换吸附越强,稀土元素的原子序数越小,其交换吸附越弱。

(五)溶液中溶剂的影响

离子交换树脂是在离子状态下进行交换的,一般都选择在水中进行交换,有时被交换化合物在水中的溶解度比较小,采用含水的极性溶剂溶解进行交换,应当控制极性溶剂的浓度,极性溶剂浓度越大,化合物越不易解离,离子交换就越不容易进行。

此外不同的离子交换树脂的交联度各不相同,交联度大的离子交换树脂的结构中网眼较小,大分子的离子就不容易进入,反之交联度小,网孔直径就大,则易于离子的扩散和交换。因此可以根据被交换化合物离子的情况选择离子交换树脂的交联度大小。树脂颗粒的大小也会影响离子交换速率和流速，树脂颗粒越小，表面积越大，有利于与溶液中的离子接触、增加交联速度，但会影响流速。

第四节　离子交换树脂在中药中的应用

离子交换树脂的应用是相当广泛的，在中药提取分离中，主要用于生物碱、有机酸、酚类、氨基酸和肽类等有极性的化学成分，这些化学成分应在水中的溶解度比较好，以便于在离子交换树脂上进行离子交换，根据化合物是酸性或碱性选择阴离子交换树脂或阳离子交换树脂，有些化合物如氨基酸、肽类和含酚基的生物碱既有酸性又有碱性，则阴离子交换树脂和阳离子交换树脂都可以使用。分离有两种目的，一是吸附有极性的目标化合物，使不需要的非极性化合物流穿，另一个目的则相反，分离掉有极性的化合物，需要的是不吸附的非极性化合物，以分离化合物为目的，用阳离子树脂分离生物碱类，用阴离子交换树脂分离有机酸、酚类化合物，而分离氨基酸阴阳离子都可以用。

一、成分部位的分离

有许多中草药的有效部位是水溶性的，离子交换树脂是一种分离水溶性有效部位的重要手段。如果有效成分是极性物质，可以是以吸附有效成分为目的的分离，分离的效果更好；如果有效成分是非极性物质，极性物质作为杂质，可以是以去除极性物质为目的。水提取液通过阳离子交换树脂和阴离子交换树脂，流穿的作为非极性的水溶性部位，阳离子交换树脂用氨水洗脱的部分（氨水可以在浓缩时挥发掉）作为弱碱性水溶性部位。阳离子用强酸洗脱的部分再通过阴离子交换树脂处理掉过量的酸和氯化铵得到强碱性水溶性部位。阴离子交换树脂用氨水洗脱的部分作为弱酸性水溶性部位，阴离子用强碱洗脱的部分浓缩除去氨水后，再通过阳离子交换树脂处理掉过量的碱，得到强酸性水溶性部位。氨基酸一般在弱碱性水溶性部位，不排除一些强碱性的氨基酸没有洗脱在弱碱性水溶性部位，可能随强酸洗脱后通过阴离子交换树脂时吸附在阴离子交换树脂上了，有必要在蒸馏水洗阴离子交换树脂后，用强酸或强碱洗脱中和洗脱液进行氨基酸检查（茚三酮反应），如果阴性反应则不必考虑，如果阳性反应，则可以将提取液首先通过阴离子交换树脂再通过阳离子交换树脂，这样氨基酸一般在弱酸性水溶性部位，同样也不排除一些特别强酸性的氨基酸没有洗脱在弱酸性水溶性部位，可能随强碱洗脱后在通过阳离子交换树脂时吸附在阳离子交换树脂上，有必要在通过蒸馏水洗净后，用强酸或强碱洗脱中和洗脱液进行氨基酸检查，阴性反应则不考虑，阳性反应说明氨基酸的酸碱性都很强，只能用强酸或强碱洗脱中和了（产生盐），但这种氨基酸在植物中比较少见。在实际应用中，阳离子交换树脂用强酸洗脱的部分和阴离子交换树脂用强碱洗脱的部分，应该很好的计算交换量，否则达不到脱酸、脱碱和脱盐的效果。

二、成分的分离

阳离子交换树脂交换的生物碱等碱性化合物和阴离子交换树脂交换的有机酸等酸

性化合物都可以用不同浓度的氨水进行洗脱，达到初步分离的效果。如果氨水达不到洗脱效果，则考虑阳树脂用强酸性洗脱后通过阴离子树脂得到强碱性化合物，而阴树脂用强碱性洗脱后通过阳树脂得到强酸性化合物。氨基酸这样的两性物质对于阴离子交换树脂和阳离子交换树脂均可以交换，交换后也可以用不同浓度氨水或不同 pH 值的缓冲溶液梯度洗脱达到分离的目的。

三、中和作用

苷类在检出糖时除生物水解外，经常用酸水解，如果糖中没有酸性糖，可以用 OH 型碱性阴离子中和酸解液，用 H^+型酸性阳离子交换树脂中和酯解液，一般操作为酸水解或碱酯解后，用有机溶剂萃取苷元，水液加阴树脂或阳树脂中和后，过滤浓缩即得。

第五节 离子交换树脂在中药中的应用实例

按前面离子交换树脂预处理，树脂用酸或碱处理成游离型后用蒸馏水或去离子水洗净，即可通过样品进行离子交换，全部样品通过后以去离子水或蒸馏水洗去柱留的残液，再进行洗脱，洗脱剂一般用酸、碱或盐溶液进行，常用酸洗脱阳树脂、碱洗脱阴树脂，洗脱过程也是被吸附离子的交换过程，同时也是再生的过程，如果有些阳树脂吸附需要碱洗脱，那么树脂还要用酸再生，如有些氨基酸需要阳树脂吸附，氨水洗脱后再生。

操作者往往碰到样品量与树脂的比例问题，这与每种离子交换树脂的交换量有关。前节介绍了交换当量的测定，一种是按照干离子交换树脂计算每克树脂能交换的毫克摩尔数，一种是按照体积计算离子交换树脂每毫升树脂能交换的毫克摩尔数，例如 001×7 强酸性苯乙烯阳离子交换树脂交换量为 4.2 mmol/g（干），用于交换左旋多巴，左旋多巴的分子量为 197.17，就是说 1 克树脂能够交换 197.17×4.2＝828.114 mg 左旋多巴，如果是体积交换量计算，那么就是每毫升树脂能够交换左旋多巴的量。一般阳离子交换树脂，样品可以加到交换量的一半，例如 10 g 左右的左旋多巴样品则需要 10/0.828×2＝24.15 g阳离子交换树脂，而阴离子交换树脂样品则加到交换量 1/4～1/3。

一、生物碱

生物碱在植物中分布很广，常常是很多中草药中的有效成分，除酰胺生物碱外，大多为碱性，碱性的强弱不等。一般能与无机酸成盐而溶于水，而酸性生物碱具有两性，既有酸性又有碱性，利用生物碱能与酸类形成盐并在水中解离成离子，可以用阴离子交换树脂将生物碱吸附，然后再将生物碱碱化，使生物碱游离，并用有机溶剂洗脱。由于生物碱的分子量一般都比较大，应该选择低交联度的聚苯乙烯磺酸型阳离子交换树脂为宜，因为这种阳离子交换树脂具有多孔性，比较适合大的离子交换。用阳离子交换树脂分离总生物碱一般都要稀酸水提取，离子交换后，用蒸馏水或去离子水冲洗，由于许多游离型生物碱在碱性溶液都难溶于水，阳离子交换树脂都在过量的碱性条件下，用有机溶剂提取得到总生物碱。如王浴铭用阳离子交换树脂提取一叶萩碱（Securinine），具体操作是这样的：取一叶萩干叶和嫩茎的粉末 1 kg，0.3%硫酸 1 L 润湿后，放置 1 h 后，装入渗漉筒中，加 0.3%硫酸的溶液浸泡 24 h 后渗漉，流速 4～5 mL/min，共收集渗漉液 8～10 L，将渗漉液通过装 150 g(干重)的聚苯乙烯磺酸氢型阳离子交换树脂(柱高 100 cm，内径 5 cm)，流速 800～1 000 mL/(cm^2·h)，渗漉液全部通过后，将树脂倒出，用蒸馏水洗涤数次，置空气中干燥后(水分不超过 60%)，倒入烧杯中，加适量 10%氨水，边加边搅拌，到树脂全部湿润为止，静置 20 min，装入索氏抽提器中用乙醚回流洗脱，回收乙醚，即可得到金黄色一叶萩总生物碱。

在离子交换树脂分离生物碱时，也可以利用生物的碱性强度的不同把交换在离子交换树脂上的总生物碱分别游离出来，如分离总莨菪碱和东莨菪碱。东莨菪碱的碱性较莨菪碱弱，用弱碱和有机溶剂先把交换在离子交换树脂上的东莨菪碱分离，再用稍强的碱和有机溶剂分离莨菪碱，肖崇厚取白曼陀罗花(洋金花)粗粉，用 0.1%盐酸渗漉，渗漉液通过强酸阳离子交换树脂(交联度 8%)柱，水洗至无色，将阳树脂从交换柱中倒出，晾干，用 10%的碳酸氢钠适量与树脂拌匀，置索氏提取器中，用乙醚回流提取。乙醚提取液用无水硫酸钠干燥后，回收乙醚，得油状物，加 3 倍量丙酮，用 40%氢溴酸调至刚果红试纸显蓝色，冰箱放置，析晶后过滤，得氢溴酸莨菪碱。将乙醚提取过的树脂再用氨水碱化，乙醇提取，乙醇提取液浓缩后放置，析出莨菪碱，过滤即得。

一些含羧基或酚基的生物碱也可以用强碱性离子交换树脂，利用强酸性离子交换树脂交换后的总生物碱，再用阴离子交换树脂，其他生物碱被吸附而含羧基或酚基的生物碱能吸附得到有效的分离，如果提取的植物中不含其他酚类，有机酸或氨基酸等化合物，含羧基或酚基的生物碱水溶性又好，可以直接用强碱性的离子交换树脂进行交换。

二、有机酸和酚类

有机酸是含有羧基(—COOH)的一类化合物，在中草药中大多以有机酸盐的形式存在，少见游离的有机酸。酚类是芳香族化合物，包括苯、萘、蒽、菲等，芳香环上存在一个或多个羟基，而这种羟基一般具有不同强度的酸性。有机酸和酚类化合物都具有酸性，可以用阴离子交换树脂进行分离。尹莲等为研究治疗痛风加味四妙丸的质量标准及药效物质基础，对该处方中有机酸部位进行总量测定及分离纯化研究，比较用强碱型阴离子交换树脂法、石-硫法及大孔树脂法分离纯化有机酸提取物的方法，结果发现用强碱型阴离子交换树脂法分离纯化有机酸部位的方法最好，提取物纯度为 88.9%，纯化得率为 89.1%。

三、氨基酸

氨基酸是广泛存在于植物与动物中的一种含氮的有机化合物，在分子中同时存在氨基和羧基，表现出既有酸性又有碱性，多为无色结晶，大部分易溶于水，难溶于有机溶剂。由于具有两性，在水溶液中根据分子结构的不同显现出不同的酸碱性，有的呈现中性(甘氨酸)，有的显现酸性(谷氨酸)，还有的呈现碱性(赖氨酸)。离子交换树脂是中草药中分离氨基酸的常用方法，多为用去离子水或蒸馏水提取，通过离子交换树脂，用不同 pH 值的水溶液洗脱，根据需要，既可以用阳离子交换树脂交换，也可以用阴离子交换树脂交换。

上海医药工业研究院用阳离子交换树脂分离了大蒜中的蒜氨酸。大蒜为百合科植物蒜 Allium satisvum L. 的鳞茎，为多年生草本植物，蒜氨酸是含硫的氨基酸，是大蒜中的主要活性成分，具有多方面的药理作用。工艺如下：去皮蒜瓣 1 kg 在沸水中加热 10 min，取出后用研磨捣烂加 95% 乙醇 2 kg 搅拌 1 h 后，倾析上清液，再加 70% 乙醇 2 kg 搅拌1 h 后，倾析上清液，合并两次提取的上清液，过滤，滤液 70 ℃减压浓缩至无醇味，用去离子水稀释至 500 mL，稀释液上样 PC11（H 型，50 cm×4 cm）阳离子交换树脂，流速 2 mL/min，用 1 L 去离子水洗后，8 L 0.5% 氨水洗脱，收集有蒜氨酸的斑点，浓缩至干（可直接用 70% 乙醇结晶但析出量少，有时不能析出）再上硅胶柱（200～300 目）（88 cm×6 cm），洗脱剂乙酸乙酯-乙醇-水（1.5：1：0.3），收集有蒜氨酸的斑点，浓缩至干加 70% 乙醇溶解，放置析出结晶 15 g。

在中草药中的化学成分是极其复杂的，用离子交换树脂分离目标化合物，应当考虑到该植物中是否有与目标化合物相同的离子干扰，为了达到满意的分离效果，经常需要用两种或者两种以上的树脂进行分离，如分离生物碱。在植物中同时存在氨基酸和无机盐，可以考虑阳离子交换树脂和弱极性大孔树脂的联合应用。分离有机酸和酚类化合物，同时有氨基酸和无机盐存在，则用阴离子交换树脂和弱极性大孔吸附树脂联合应用。分离氨基酸同时有无机盐和生物碱时，可先用阴离子交换树脂，再用阳离子交换树脂；有无机盐、有机酸和酚类化合物，使用的树脂顺序则相反。如果同时存在生物碱、有机酸、酚类化合物和无机盐时，根据存在化合物的各自特性，可采用大孔吸附树脂和离子交换树脂不同顺序的联合方式。

离子交换树脂工业生产中的应用，可参考第三章第九节中关于大孔吸附树脂在工业生产上的应用。

第六节　离子交换树脂分类、命名及型号

1. 分类　离子交换树脂以官能团的性质分为强酸、弱酸、强碱、弱碱、螯合、两性及氧化还原树脂（氧化还原树脂也可称电子交换树脂，从性能、用途等方面属离子交换树脂这一大类，故不再单独列类）等 7 类，如表 10-1 所示。

表 10-1　离子交换树脂的分类

分类名称	官能团
强酸性	磺酸基（—SO_3H）
弱酸性	羧酸基（—COOH），磷酸基（—PO_3H_2）等
强碱性	季铵基—$N(CH_3)_3$，—$N(CH_3)_2(CH_2CH_2OH)$

续表 10-1

分类名称	官能团
弱碱性	伯、仲、叔胺基（$-NH_2$，$-NHR$，$-NR_2$）等
螯合性	胺羧基 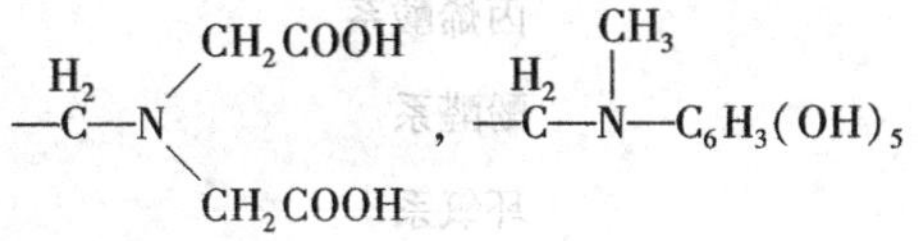 等
两性	强碱-弱酸（$-N(CH_2)_2-COOH$） 弱碱-弱酸（$-NH_2-COOH$）
氧化还原	硫醇基（$-CH_2SH$），对苯二酚基等

2. 命名

（1）命名原则　离子交换树脂的全名称由分类名称、骨架（或基团）名称、基本名称排列组成。离子交换树脂的型态分凝胶型和大孔型两种。凡具有物理孔结构的称大孔型树脂，在全名称前加“大孔”两字以示区别。

因氧化还原树脂与离子交换树脂的特性不同，故在命名的排列上也有不同。其命名原则由基团名称、骨架名称、分类名称和树脂两字排列组成。

（2）基本名称　离子交换树脂。

凡分类属酸性的，应在基本名称前加一“阳”字；分类属碱性的，在基本名称前加一“阴”字。

3. 型号

（1）为了区别离子交换树脂产品同一类中的不同品种，在全名称前必须有型号。

（2）离子交换树脂产品的型号主要以 3 位阿拉伯数字组成。第一位数字代表产品的分类，第二位数字代表骨架的差异（代号见表 10-2，表 10-3），第三位数字为顺序号，用以区别基团、交联剂等的差异。离子交换树脂型态、分类、全名称、结构与型号的对照见附录。

表 10-2　离子交换树脂型号的第一位数字代表的分类

代号	分类名称
0	强酸性
1	弱酸性
2	强碱性
3	弱碱性
4	螯合性
5	两性
6	氧化还原

表 10-3 离子交换树脂型号的第二位数字代表的分类

代号	分类名称
0	苯乙烯系
1	丙烯酸系
2	酚醛系
3	环氧系
4	乙烯吡啶系
5	脲醛系
6	氯乙烯系

(3)凡大孔型离子交换树脂,在型号前加“大”字的汉字拼音的首位字母“D”表示。

(4)凝胶型离子交换树脂的交联度值,可在型号后用“×”号联接阿拉伯数字表示。如遇到二次聚合或交联度不清楚时,可采用近似值表示或不予表示。

4. 命名手续 各生产单位可将生产上已经成熟产品向技术归口单位晨光化工研究院申请型号名称,申请时应附有产品的鉴定资料:①产品鉴定书;②简要生产工艺;③技术指标及检验方法;④与国内外同类产品标准比较及样品等,经归口单位审核(必要时组织讨论)后,给予产品型号、名称,并报石油化学工业部备案。

注:试制产品的编号,不得使用3位阿拉伯数字,以免混乱。

第十一章
膜技术

第一节　概　述

(一)膜技术的定义及特点

膜技术,也称膜分离技术(membrane separation technique),是利用天然或人工合成的,具有选择透过性的薄膜,以外界能量或化学位差为推动力,对双组分或多组分体系进行分离、分级、提纯或富集的技术。膜分离技术作为一种新型的分离方法,具有设备简单、单级分离效率高、能耗低、无相变、无污染等特点。

(二)膜技术的基本原理

一是根据混合物物质的大小、体积、质量和几何形态的不同,用过筛的方法将其分离;二是根据混合物的不同化学性质分离物质,物质通过分离膜的速度(溶解速度)取决于进入膜内的速度和进入膜的表面扩散到膜的另一表面的速度(扩散速度)。而溶解速度完全取决于被分离物与膜材料之间化学性质的差异,扩散速度除化学性质外还与物质的分子量、速度有关,速度愈大,透过膜所需的时间愈短,混合物透过膜的速度相差愈大,则分离效率愈高。

(三)常用的膜分离技术

常用的膜分离技术有微滤(microfiltration, MF)、超滤(ultrafiltration, UF)、纳滤(nanofiltration, NF)、反渗透(reverse osmosis, RO)、电渗析(electric dialysis, ED)等,其特性见表 11-1。

表 11-1　膜分离技术的特性

种类	分离机制	推动力	主要功能
微滤(MF)	筛分	压力差	滤除≥50 nm 的颗粒
超滤(UF)	筛分	压力差	滤除 5 ~ 100 nm 的颗粒
纳滤(NF)	筛分	压力差	滤除超滤和反渗透间的颗粒
反渗透(RO)	溶解-扩散、优先吸附毛细管流动	压力差	水溶液中溶解盐类的脱除
电渗析(ED)	离子荷电	电位差	水溶液中无机酸盐的脱除

(四)膜的分类

1. 以膜的形状、孔径和结构分类 按膜的形状分有平板膜(flat membrane)、管式膜(tubular membrane)和中空纤维膜(hollow fiber)。按膜孔径的大小分有多孔膜和致密膜(无孔膜)。按膜的结构分有对称膜(symmetric membrane)、非对称膜(asymmetric membrane)和复合膜(composite membrane)。

2. 以组成膜的材料分类 不同的膜材料具有不同的化学稳定性、热稳定性、机械性能和亲和性能。目前已有数十种材料用于制备分离膜,分别为有机材料的纤维素类、芳香聚酰胺类和杂环类、聚酰亚胺类、聚砜类、聚烯烃类、硅橡胶类、含氟聚合物;无机材料的陶瓷(氧化铝、氧化硅、氧化锆等)、硼酸盐玻璃、金属(铝、钯、银等);天然物质改性或再生而制成的天然膜。

近年来,无机膜,特别是陶瓷膜,因其化学性质稳定、耐高温、机械强度高等优点,应用十分广泛,特别是在微滤、超滤分离中的应用,充分显示其优点。

(五)膜组件

膜组件是将膜、固定膜的装置等组装构成的一个单元。工业上应用的膜组件主要有中空纤维式、卷式、板框式、管式等。

第二节 膜技术在中药提取分离、制备中的应用实例

膜技术在中药提取分离、制备中的应用主要包括以下几个方面:中药注射液和口服液等的制备;中药有效部位的富集;中药有效成分的分离纯化等。下面以膜技术在两个中药有效部位富集的应用实例来说明其在中药提取分离、制备中的应用。

(一)实例一:膜技术在微波提取的黄芪多糖富集纯化工艺上的应用

在对固元多糖苷提取物的研究中,对其中的黄芪多糖(APS)的富集纯化工艺采用了膜分离技术。

首先在实验室规模将APS提取液用不同分子截留值的超滤膜(规格:φ80 mm,型号:CXA,分子截留值:5 kD、10 kD、50 kD,上海亚东核级树脂有限公司)或结合醇沉工艺与二次醇沉法进行比较所得多糖的纯度,结果见表11-2。

表11-2 超滤法精制APS

不同工艺	两次醇沉	50 kD膜+醇沉1次	50 kD膜	10 kD膜+醇沉1次	10 kD膜	5 kD膜+醇沉1次	5 kD膜
多糖纯度/%	40.26	65.29	65.12	66.32	63.95	76.85	55.47

从表12-2结果可见,2次醇沉法所得APS的纯度最低,3种规格的膜过滤和膜过滤结合1次醇沉的方法所得APS的纯度都比二次醇沉法高。其中采用5 kD膜过滤后再醇沉1次所得APS纯度最高,故选择5 kD膜+醇沉工艺。

其次在实验室研究的基础上，对 APS 的富集纯化工艺进行了放大研究。

1. 材料和仪器

陶瓷膜实验机 P19（意大利水气研究公司）。

超滤膜实验机 P2B200（意大利水气研究公司）。

陶瓷膜（HAR-1.4 μm，HAR-0.8 μm，HAR-0.2 μm，HAR-300 kD，HAR-150 kD，HAR-10 kD，HAR-8kD，HAR-5 kD，HAR-3 kD，意大利水气研究公司）。

超滤膜（HAR-NF-TCM，意大利水气研究公司）。

2. 方法和结果

（1）微滤膜的选择　在小试时采用 APS 提取液离心后直接过超滤膜的方法。由于工厂中没有大的离心设备，考虑用陶瓷膜进行微滤，同样可以起到除去不溶性颗粒状杂质，保护超滤膜的作用（不溶性颗粒状杂质极易损坏超滤膜）（图 11-1）。

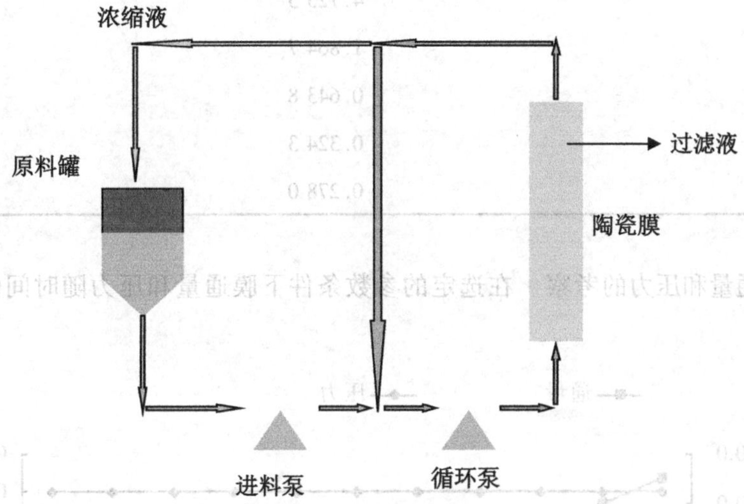

图 11-1　膜系统原理

本实验考察了以下几种规格的陶瓷膜的微滤效果，以能最大限度地透过有效成分为佳。将微波提取液过 300 目绸布，再过不同规格的微滤膜。

除了 1.4 μm 膜被迅速污染堵塞，实验未能进行下去外，其他 4 种规格的膜透过液均为澄清透明的，表明这 4 种膜除去不溶性微粒的效果都很好。表 11-3 数据显示，0.2 μm 膜透过率最高，达 82.20%，且通量较高，故选择此种规格陶瓷膜进行料液的粗处理。

（2）加水量的考察　在微滤的过程中，为了使有效成分能够尽可能地通过微滤膜，可以在微滤的过程中不断加水稀释。若透出的有效成分浓度较低并趋于稳定，说明此时的加水量是适宜的。

表 11-4 的数据表明，加水 2.3 倍后透过膜的黄芪多糖的浓度是最初透过液浓度的 6.86%，此后再加大量的水也只能透过少量的黄芪多糖。因此加水量定为原料液的 2.3倍。

表 11-3 微滤膜的筛选

膜规格	透过率/%	截留率/%	平均通量/[L/(M^2×h)]
1.4 μm	/	/	极低,膜迅速被污染堵塞
0.8 μm	51.27	45.07	13
0.2 μm	82.20	14.88	86
300 kD	67.65	27.73	80
150 kD	72.51	24.91	91

表 11-4 加水量的考察

加水倍数	透过 APS 浓度/(mg/mL)
0	4.725 5
1	1.864 7
2	0.643 8
2.3	0.324 3
3	0.278 0

(3)膜通量和压力的考察　在选定的参数条件下膜通量和压力随时间的变化如图11-2所示。

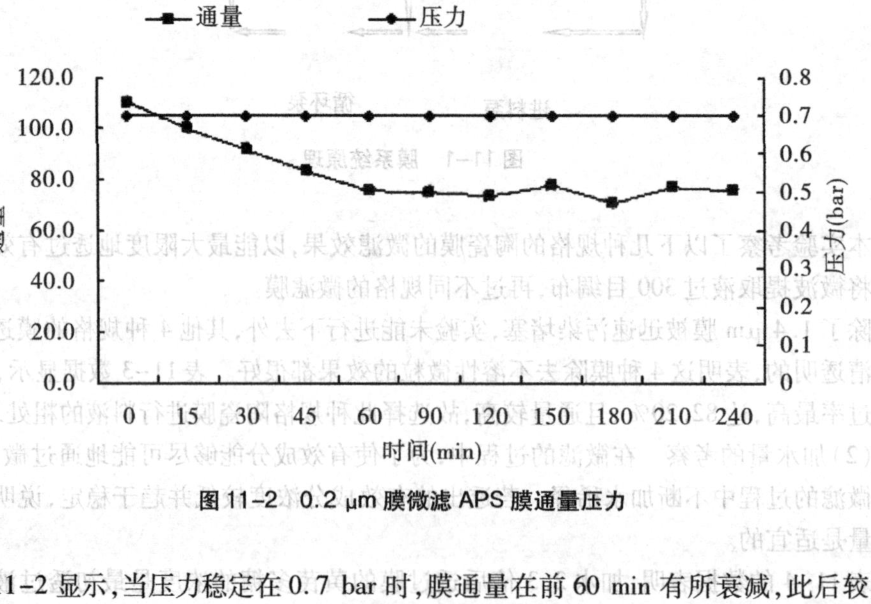

图 11-2 0.2 μm 膜微滤 APS 膜通量压力

图 11-2 显示,当压力稳定在 0.7 bar 时,膜通量在前 60 min 有所衰减,此后较为稳定,维持在 80 L/(M^2·h)左右。表明选定的膜规格、加水量、压力等参数较为合理,膜设备的运行情况较为稳定。

(4)超滤膜的选择　在小试的过程中采用自制的超滤杯进行超滤,属于重过滤(diafiltration)的操作模型,而中试设备为错流(crossflow)过滤的操作模型。因此在小试数据的基础上进行了深入研究。

将0.2 μm的透过液分别过以下几种规格的超滤膜,截留液醇沉,干燥,得APS,数据如表3-33。以能最大限度的截留有效成分并提高纯度为佳。

表11-5数据显示,陶瓷膜的通量较高,但大部分APS被透过,无法起到浓缩的作用,而且纯度极低。而有机膜虽然通量相对较低,但截流率高,所得APS的纯度亦能达到满意的效果。可以通过增加膜面积的方法来弥补通量低的不足。选择5 kD有机膜进行超滤浓缩。

表11-5　超滤膜的筛选

膜规格	透过率/%	截留率/%	纯度/%	通量/[L/(M^2·h)]
10 kD(陶瓷)	78.91	19.29	6.83	43
8 kD(陶瓷)	69.05	25.21	8.53	40
5 kD(陶瓷)	65.27	33.51	9.07	38
5 kD(有机)	3.11	98.76	78.62	22
3 kD(陶瓷)	63.46	39.76	11.38	30

(5)膜通量和压力的考察　在选定的参数条件下膜通量和压力随时间的变化如图11-3所示。

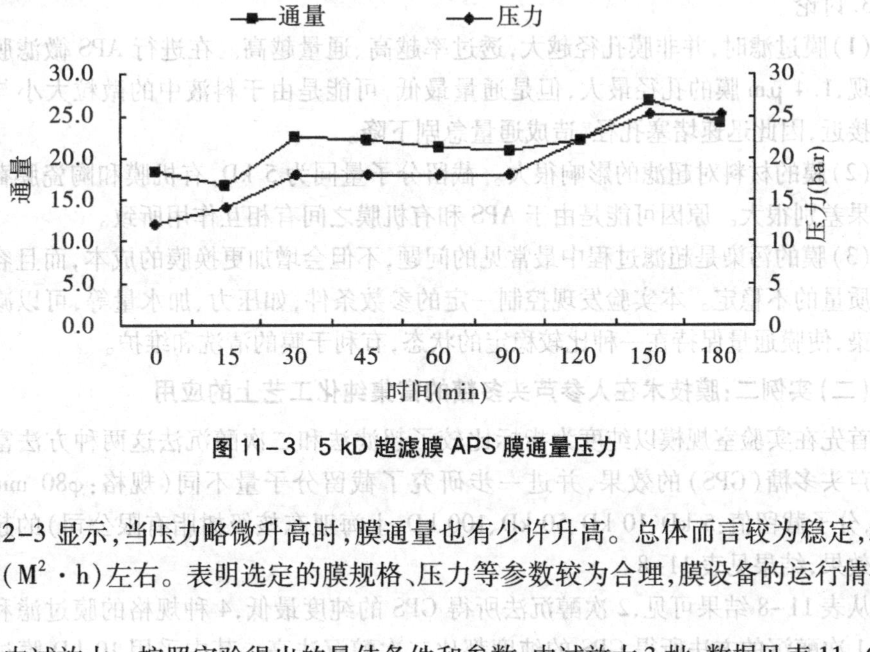

图11-3　5 kD超滤膜APS膜通量压力

图12-3显示,当压力略微升高时,膜通量也有少许升高。总体而言较为稳定,维持在20 L/(M^2·h)左右。表明选定的膜规格、压力等参数较为合理,膜设备的运行情况较为稳定。

(6)中试放大　按照实验得出的最佳条件和参数,中试放大3批,数据见表11-6。

表11-6 放大工艺试生产

批次	0.2 μm膜			5 kD膜			纯度/%
	透过率/%	截留率/%	通量[L/(M^2·H)]	透过率/%	截留率/%	通量[L/(M^2·H)]	
1	87.22	11.27	92	4.38	98.76	25	81.86
2	85.63	14.47	80	3.90	96.61	20	89.73
3	90.29	10.92	83	6.16	95.17	22	88.27

经计算,所得多糖纯度的RSD为4.83%,表明该工艺稳定可行。

3批共投料6 kg药材,得APS 489.03 g,经检测,纯度为85.74%。

用回流法提取APS一批,用同样的方法过膜富集纯化,数据如表11-7。

表11-7 回流法提取APS

0.2 μm膜透过率	0.2 μm膜截留率	5 kD膜透过率	5 kD膜截留率	纯度
57.73%	41.18%	8.19%	93.56%	78.19%

表11-7数据显示,回流提取和微波提取所得APS用0.2 μm陶瓷膜过滤时显示出了较大的差别,回流提取所得黄芪多糖的透过率远远低于微波提取所得APS。二者在用5 kD有机膜浓缩时差别不大。投料1 kg黄芪药材,得64 g APS。

3.讨论

(1)膜过滤时,并非膜孔径越大,透过率越高、通量越高。在进行APS微滤膜的筛选时发现,1.4 μm膜的孔径最大,但是通量最低,可能是由于料液中的微粒大小与膜孔径大小接近,因此迅速堵塞孔径,造成通量急剧下降。

(2)膜的材料对超滤的影响很大。截留分子量同为5 kD,有机膜和陶瓷膜截留APS的效果差别很大。原因可能是由于APS和有机膜之间有相互作用所致。

(3)膜的污染是超滤过程中最常见的问题,不但会增加更换膜的成本,而且容易造成产品质量的不稳定。本实验发现控制一定的参数条件,如压力、加水量等,可以减少膜面的污染,使膜通量保持在一种比较稳定的状态,有利于膜的清洗和维护。

(二)实例二:膜技术在人参芦头多糖的富集纯化工艺上的应用

首先在实验室规模以纯度为指标比较了超滤法和二次醇沉法这两种方法富集纯化人参芦头多糖(GPS)的效果,并进一步研究了截留分子量不同(规格:φ80 mm,型号:CXA,分子截留值:5 kD、10 kD、50 kD、100 kD,上海亚东核级树脂有限公司)的超滤膜的纯化效果,结果见表11-8。

从表11-8结果可见,2次醇沉法所得GPS的纯度最低,4种规格的膜过滤和膜过滤结合1次醇沉的方法所得GPS的纯度都比二次醇沉法高。其中采用10 kD膜过滤后再醇沉1次所得GPS纯度最高,故选择10 kD膜+醇沉工艺。

其次在实验室研究的基础上,对 GPS 的富集纯化工艺进行了放大研究。

表 11-8　超滤法精制 GPS

不同工艺	两次醇沉	100 kD 膜+醇沉1次	100 kD 膜	50 kD 膜+醇沉1次	50 kD 膜	10 kD 膜+醇沉1次	10 kD 膜	5 kD 膜+醇沉1次	5 kD 膜
多糖度/%	48.25	56.91	51.24	50.14	53.96	79.87	53.26	60.05	70.49

1. 材料和仪器

陶瓷膜实验机 P19(意大利水气研究公司)。

超滤膜实验机 P2B200(意大利水气研究公司)。

陶瓷膜(HAR-0.8 μm,HAR-0.45 μm,HAR-0.14 μm,HAR-300 kD,HAR-15 kD,HAR-10 kD,HAR-8 kD,意大利水气研究公司)。

2. 方法和结果

(1)微滤膜的选择　将提取过皂苷的人参芦头药渣加相当于生药量的 12 倍水提取 3 次,每次 2 h。收集提取液,过 300 目绸布。再过以下几种不同规格的微滤膜,以能最大限度的透过有效成分为佳。

这 3 种规格的膜透过液均为澄清透明的,表明这 3 种膜除去不溶性微粒的效果都很好。表 11-9 数据显示,其中 0.8 μm 膜透过率最高,达 84.91%,通量亦为最高,选择此种规格陶瓷膜进行料液的粗处理。

表 11-9　微滤膜的筛选

膜规格	透过率/%	截留率/%	平均通量[L/(M^2·h)]
0.8 μm	84.91	15.75	142
0.45 μm	26.30	68.94	110
0.14 μm	8.64	84.73	88

(2)加水量的考察　在微滤的过程中,为了使有效成分能够尽可能地通过微滤膜,可以在微滤的过程中不断加水稀释。若透出的有效成分浓度较低并趋于稳定,说明此时的加水量是适宜的。

表 11-10 的数据表明,加水 1 倍后透过膜的 GPS 的浓度是最初透过液浓度的 14.40%,此后再加大量的水也只能透过少量的 GPS。因此加水量定为原料液的 1 倍。

表 11-10 加水量的考察

加水倍数	透过 GPS 浓度/(mg/mL)
0	2.839 2
0.5	1.035 8
1	0.408 8
1.5	0.318 2
2	0.266 2

(3)膜通量和压力的考察　在选定的参数条件下膜通量和压力随时间的变化如图 11-4所示。

图 11-4 显示,当压力稳定在 0.6 bar 时,膜通量在前 45 min 比较平稳,45 min 以后有所衰减,但总体而言较为稳定,维持在 140 L/(M^2·h)左右。表明选定的膜规格、加水量、压力等参数较为合理,膜设备的运行情况较为稳定。

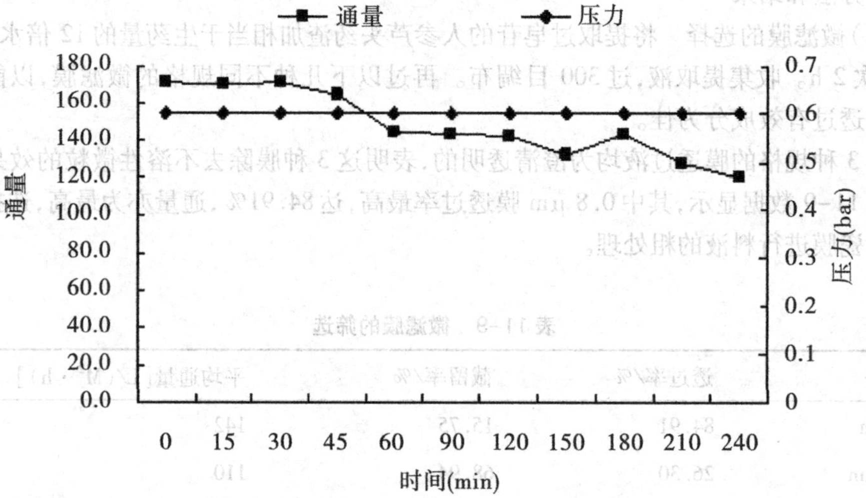

图 11-4　0.8 μm 膜微滤 GPS 膜通量压力

(4)超滤膜的选择　在小试的过程中采用自制的超滤杯进行超滤,属于重过滤(diafiltration)的操作模型,而中试设备为错流(crossflow)过滤的操作模型。因此在小试数据的基础上进行了深入研究。

将 0.8 μm 的透过液分别过以下几种规格的超滤膜,截留液干燥,得人参芦头多糖,数据如表 11-11。

由于这 4 种规格的超滤膜截流率的差别并不大,而纯度和通量也是很重要的评价指标。因此用加权法综合评价,选择加权值最高的 15 kD 陶瓷膜作为浓缩膜。

中试时发现,15 kD 陶瓷膜截留液的纯度已达到 75% 以上,为了简化工艺、降低成本,将截留液直接干燥得 GPS 进行醇沉步骤。

表 11-11　超滤膜的筛选

膜规格	透过率/%	截留率/%	纯度/%	平均通量/[L/(M² · h)]	加权值
300kD	19.52	76.85	70.21	50	222.90
15kD	15.98	80.71	77.38	110	291.06
10kD	23.94	74.52	75.21	89	262.18
8kD	13.02	88.63	74.02	74	265.69

(5)膜通量和压力的考察　在选定的参数条件下膜通量和压力随时间的变化如图 11-5所示。

图 11-5 显示,当压力稳定在 1.4 bar 时,膜通量在前 30 min 比较平稳,30 min 以后有一定程度的衰减,但总体而言较为稳定,维持在 110 L/(M² · h)左右。表明选定的膜规格、压力等参数较为合理,膜设备的运行情况较为稳定。

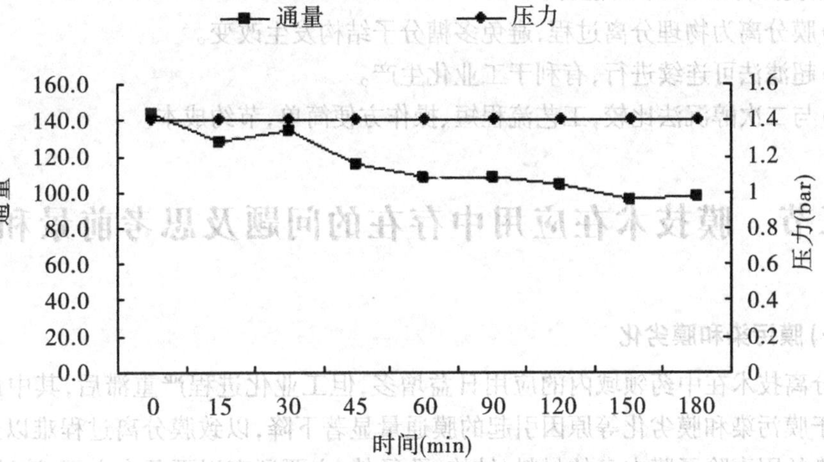

图 11-5　15 kD 膜超滤 GPS 膜通量压力

(6)中试放大　按照实验得出的最佳条件和参数,中试放大 3 批,数据如表 11-12 所示。

表 11-12 放大工艺试生产

批次	0.8 μm 膜 透过率/%	0.8 μm 膜 截留率/%	0.8 μm 膜 通量/[L/(M^2·h)]	15 kD 膜 透过率/%	15 kD 膜 截留率/%	15 kD 膜 通量/[L/(M^2·h)]	纯度/%
1	90.75	12.60	150	17.93	81.14	104	75.62
2	92.52	9.97	161	17.01	80.62	117	76.13
3	89.16	14.83	147	14.16	84.13	108	80.95

经计算,所得多糖纯度的 RSD 为 3.79%,表明该工艺稳定可行。

3 批共投料 3.72 kg 药材,得 GPS 330.57 g,经检测,纯度为 77.54%。

3. 讨论　本实验选取用超滤膜过滤后再醇沉 1 次代替传统的二次醇沉法,除了所得多糖纯度更高之外,还具有以下几个方面的优势。

(1)超滤在除去提取液中小分子杂质的同时浓缩提取液,中间不需加热浓缩过程,即避免多糖受热分解,又节约能源。

(2)膜分离为物理分离过程,避免多糖分子结构发生改变。

(3)超滤法可连续进行,有利于工业化生产。

(4)与二次醇沉法比较,工艺流程短、操作方便简单,节约成本。

第三节　膜技术在应用中存在的问题及思考前景和展望

(一)膜污染和膜劣化

膜分离技术在中药领域内的应用日益增多,但工业化进程严重滞后,其中最主要的就是由于膜污染和膜劣化等原因引起的膜通量显著下降,以致膜分离过程难以进行。影响膜污染的因素除了膜本身的材料、结构、孔径外,主要还有以下几个方面:溶液温度、溶液浓度、溶液的 pH 值、溶液的离子强度、流速、压力等。

膜污染和膜劣化的预防应贯穿于整个膜分离过程中:膜过程前,采取粗滤、絮凝、调整 pH 值等手段,针对药液中主要污染物进行前处理;使用对膜有更强吸附作用的物质对膜作预吸附处理,以改良膜面性能。膜过程中,流速、压力、温度和浓度等操作参数的优化以及改善膜面水力学条件(膜面搅拌、脉冲等);外加电场、磁场、利用电泳、电渗和磁动力学原理减少电荷物质在膜面堆积,改变待滤液表面张力等方法的选择。膜过程后,膜清洗剂(酸、碱、酶等)、清洗时间、清洗方式的优选。

(二)适合中药体系的专用膜设备和操作工艺研究有待加强

中药尤其是复方成分复杂,针对该体系的专用膜设备较少,因此加强适合中药体系的专用膜设备的研究也是十分迫切的。

规范的操作工艺可以改善膜分离的效果,以超滤为例,预处理效果好,会减少膜污染和膜劣化，提高膜设备的清洗效果，并能够延长膜的使用时间。由于中药提取液预处理方式的多样化，深入研究有效的预处理方式对提高膜技术至关重要。

（三）前景和展望

目前，我国膜产业面向医药产业市场需求，开发出了一些适应工业化和节能环保的新技术。微滤、超滤、电渗析、反渗透仍将占有相当的市场分额。预计到2010年我国膜科学与技术水平将达到20世纪90年代初期的国际先进水平，国产膜的市场份额将达到50亿~80亿元人民币，年增长速度为10%~15%；到2020年国产膜的市场份额将达到100亿~200亿元人民币，年增长速度为15%，并将进入世界膜工业强国，国产膜约占世界膜总量的1/10。

由于膜技术具有富集效率高、节约能耗、不破坏活性成分、生产周期短、选择范围广等优点，因此在医药领域尤其在中药的研究和制剂生产方面的应用日益广泛。随着膜技术研究的不断深入，只要解决了生产工艺的规范化和标准化、膜的污染和劣化等问题，研究出适于中药生产的专用膜分离装置，膜分离技术在中药现代化的应用前景会越来越广阔。

第十二章
逆流色谱法

第一节　逆流色谱概念及发展

逆流色谱是一种液-液分配技术，它利用不同物质在两相不混溶的溶液中的分配系数不同，经过类似于连续萃取的过程，对物质进行分离。逆流色谱可以定义为：利用不混溶的两相作为溶剂体系，且其中一相均匀的纵向的分布在一根空管或一系列的腔体中，而另一相以一定的速度通过第一相并与之混合的色谱技术。但是随着逆流色谱的发展，逆流色谱的技术和仪器已经超过了上面定义的范围，逆流色谱工作者更倾向把那些在逆流色谱仪上实现的色谱行为称为逆流色谱。

早在20世纪50年代逆流分溶法(countercurrent distribution，CCD)就已经应用于天然产物的分离。Craig把多个分液漏斗连接在一起，制成了非连续逆流分溶装置。该装置就是现在逆流色谱仪的鼻祖。

到20世纪70年代早期，连续性的逆流色谱法(countercurrent chromatography，CCC)就开始发展了。与以往应用的传统色谱不同，这种方法的固定相是由液体组成，不含有固体支撑物，因而不会使样品产生不可逆吸附、失活等问题。

但是当时的逆流色谱仪本身存在很多问题，最常应用的逆流色谱仪有两种类型，第一种是螺旋逆流色谱现在又叫环形线圈逆流色谱(toroidal coil countercurrent chromatography)。分析型的环形线圈逆流色谱的理论塔板可以达到上千，但是要运行一次需要整晚的时间。第二种是液滴逆流色谱(droplet countercurrent chromatography，DCCC)。用液滴逆流色谱分离30 mg样品需要3 d的时间。所以逆流色谱被认为是一种耗时的分离方法。

此后，Y. Ito等研究出用离心力固定液态固定相的逆流色谱，改变了以往逆流色谱耗时这一缺点。这种靠离心力固定液态固定相的色谱仪有两个发展方向，一是Y. Ito在美国进一步研究并发展成的“CCC”(逆流色谱仪)，另一个是K. Nunogaki在日本进一步研究开发成的“CPC”(离心分配色谱仪)。

Y. Ito开发出“CCC”也就是现在所说的高速逆流色谱(high-speed countercurrent chromatography，HSCCC)，而K. Nunogaki开发的CPC，经过进一步研究开发，也就成了高效离心分配色谱(high performance centrifugal partition chromatography，HPCPC)，现在所使

用的逆流色谱仪主要就是这两种仪器。

我国在 HSCCC 技术的研发方面,同首创国美国的美国国家健康研究院(NIH)并驾齐驱。建立了分析型 HSCCC、半制备型 HSCCC、两维制备型 HSCCC、pH 区带精制型 HSCCC、正交轴型 HSCCC(用于大分子蛋白质分离)等一系列的专利技术和自主知识产权,而且还具有美国发明专利。是国际上此项技术配备最齐、推广应用量最大的国家之一。在应用技术领域,我国在天然产物(包括中草药、农产品、生化制品等)成分分离纯化与制备方面,居国际领先的地位。我国的 HSCCC 领头人张天佑教授在国内外发表了多部专著。

第二节　逆流色谱的基本原理

逆流色谱技术的关键是其分离部分如何有效地保留液体固定相,按照逆流色谱保留固定相的方式可以把逆流色谱粗略的分为以下几种。

(一)仅靠重力来保留固定相的逆流色谱

DCCC 就是用这种方式来保留固定相的。该装置利用重力场将固定相保留在一系列的管形柱中,流动相再以液滴的形式通过,进行连续的逆流分离(图 12-1)。这种逆流色谱早在 1972 年就实现了商品化,但是该色谱分离时间长,清洗困难,使用的溶剂系统非常有限,现在基本已经不使用了。

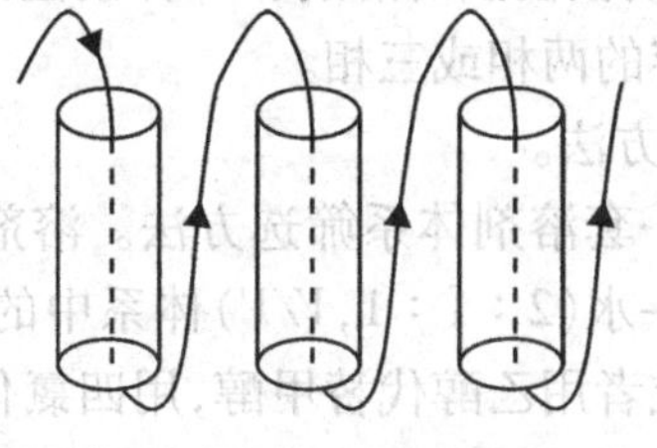

图 12-1　液滴逆流色谱装置示意

(二)依靠离心力来保留固定相的逆流色谱

此类色谱可以分为两种体系。

1. 流体静力学平衡体系　此类体系代表性仪器为 HPCPC。该体系的特点为:①分离核心部分是离心转子;②该转子上镶嵌了由多个金属块组成的腔体或刻有多个小槽;③转子上有管路或通道将腔体或小槽连接;④通过上下两个旋转密封接头与外界连接;⑤只有一个旋转轴;⑥离心力场恒定。用这种仪器进行的色谱分离,通常称为离心分配色谱(CPC)。

2. 流体动力学平衡体系　用此类体系代表性仪器为 HSCCC。该体系的特点是:①有一个或多个(大多数是多个)缠绕多层聚四氟乙烯的线轴(鼓);②与流体静力学平衡体系相比,该体系没有旋转密封接头;③仪器的齿轮传动装置上有两个旋轴;④产生的离心力场可变。用这种仪器进行的色谱分离,通常称为逆流色谱。

(三)逆流色谱的溶剂选择及洗脱方式

1. 溶剂体系一般的准备过程

(1)根据欲分离物质的性质和对逆流色谱溶剂体系的了解以及以往的经验选定可能合适的溶剂体系。

(2)测定欲分离物质在选定溶剂体系中的分配系数,以分配系数 K 在 0.5 ~ 2 为最佳。且欲分离物质的分离度要达到 1.5 以上。

(3)如果条件允许,可先在分析型的逆流色谱上做预实验。再在制备或半制备的逆流色谱上进行物质的分离。

2. 溶剂体系的选择原则　溶剂体系是逆流色谱分离物质的关键,它构成逆流色谱的固定相和流动相。溶剂体系的选择是否恰当直接决定了化合物的分离是否能成功。对于逆流的分离体系应该满足以下几方面的要求:①应该形成稳定的两相。②不造成样品的分解与变性。③溶剂体系对样品有足够高的溶解度。④样品在系统中有合适的分配系数值。⑤固定相能实现足够高的保留率。

一般来说,要使固定相能实现足够高的保留率,那么溶剂体系的分层时间不能太长。而溶剂体系的分层时间遵循以下规律:①疏水性溶剂体系分层时间短。②亲水性溶剂体系分层时间长,一般都大于 30 s。③中间极性溶剂体系的分层时间在 30 s 以内。④适当地提高温度可以降低亲水性溶剂体系的分层时间。

3. 溶剂体系的选择策略

(1)溶剂体系的组成。溶剂体系中至少含有一种最佳溶剂能大量溶解被分离的样品,还含有一种极性比最佳溶剂极性强的溶剂和一种极性比最佳溶剂极性低的溶剂。且上述溶剂必须能组成的不混溶的两相或三相。

(2)多元溶剂体系的选择方法。

1)Ito 方法:Ito 等建立了一套溶剂体系筛选方法。溶剂体系的筛选是从氯仿体系开始。先测定样品在氯仿-甲醇-水(2∶1∶1,V/V)体系中的分配系数,如果在 0.2 ~ 5,那么可以调整溶剂体系的比例或者用乙醇代替甲醇,用四氯化碳或二氯甲烷部分的代替氯仿。当样品不均匀的分布在其中一相中,表明氯仿体系不合适作为分离该样品的溶剂体系。如当样品在氯仿体系中主要分布在非水相时,则应该试验一种脂溶性更强的溶剂体系,如正己烷体系,石油醚体系等。当样品在氯仿体系中主要分布在水相时则应该试验一种水溶性稍强的溶剂体系,如乙酸乙酯体系,正丁醇体系等。对于溶剂体系的选择,除了 Ito 方法外,还有 Oka 方法、HBAW 方法、ARIZONA 方法、乙基乙二醇二甲基醚体系、丙酮溶剂体系、Abbott 方法等。

2)根据经验或者文献确定溶剂体系。随着逆流色谱,尤其是 HSCCC 广泛的运用,有很多溶剂体系已经成功的运用到逆流色谱的分离。所以在现在分离很多物质时不必从头开始确定其溶剂体系,而是可以根据分离物质的极性在已有的溶剂体系中进行筛选。

现在应用的逆流色谱的溶剂体系可以粗分为强极性溶剂系统、中极性溶剂系统、弱极性溶剂系统、极弱极性溶剂系统。如果按照以组成溶剂系统的最小极性的溶剂分类,可以细分为正丁醇体系、乙酸乙酯体系、氯仿体系、正己烷体系、石油醚体系等。按照溶剂体系中是否加酸又可以分为加酸体系和不加酸体系。

• 强极性体系:该体系包括正丁醇体系(由正丁醇和水组成,且加入极性位于正丁醇和水之间的溶剂来调节该系统的极性)和乙酸乙酯体系(由乙酸乙酯和水组成,且加入极性位于乙酸乙酯和水之间的溶剂来调节该系统的极性)。正丁醇体系不是很常用。乙酸乙酯体系是 HSCCC 分离常用的体系之一,用该类溶剂系统分离的物质基本上都属于苷类,且大多数苷的苷元分子都比较简单,多数含有多个羟基,有的苷含有多个糖,常用于分离黄酮苷,苯丙素苷以及一些极性大的皂苷。

• 中极性体系:该体系包括甲基叔丁基醚体系(由甲基叔丁基醚和水组成,且加入极性位于甲基叔丁基醚和水之间的溶剂来调节该系统的极性)和氯仿体系(由氯仿和水组成,且加入极性位于氯仿和水之间的溶剂来调节该系统的极性)。甲基叔丁基醚体系可以用于分离含羟基不是很多的苷类和极性较大的萜苷,以及含有多个羟基和羧基的非苷类物质。氯仿体系即可以用于分离苷类;也可以分离含有一些羟基的苷元。常用于分离黄酮、苯丙素、蒽醌、多酚及其苷。

• 弱极性体系:该体系包括正己烷体系(由正己烷和水组成,且加入极性位于正己烷和水之间的溶剂来调节该系统的极性)和石油醚体系(由石油醚和水组成,且加入极性位于石油醚和水之间的溶剂来调节该系统的极性)。一般正己烷体系用于分离小极性非苷的物质,大多数被分离的物质中不带有极性基团。常用于分离黄酮、苯丙素、蒽醌和一些萜类化合物。其中正己烷-甲醇-水、正己烷-乙醇-水体系可用于分离极性很小的物质,此类物质基本不带羟基。而在正己烷体系中正己烷-乙酸乙酯-水体系分离的物质极性最大,该系统可以分离带有多个羟基的物质,甚至能分离苷类。而正己烷-乙酸乙酯-甲醇-水、正己烷-乙酸乙酯-乙醇-水这两个溶剂体系分离物质的极性分布很广。用石油醚体系分离的大多数物质都不带有羟基,很少用该体系分离苷类物质。只有当苷元分子较复杂且极性很低时可以用于分离由该苷元组成的苷。降低石油醚的比例大大增加水和极性调节剂的比例,也可以分离一小部分的苷。

• 极弱极性体系:该性体系基本就是无水体系。现在大多数用于 HSCCC 分离的无水体系都是用乙腈代替水与小极性溶剂组成基本两相,根据需要加入极性位于小极性溶剂和乙腈之间的溶剂来调节该系统的极性。该系统可以用来分离极性非常小的物质,这种物质一般含有较多碳,基本上不含有极性基团。适合用于分离小极性的甾体、萜类,以及多碳烷烃。

• 加酸体系:在极性相对小的溶剂体系中加入酸会增大溶剂体系的极性。常在溶剂体系中加入盐酸、乙酸、三氟乙酸、磷酸盐。这种加了酸碱的溶剂体系常用于分离带有酸碱性质的物质如:生物碱,有机酸和酸性较强黄酮类化合物。氯仿-甲醇-稀盐酸溶剂体系,就常常运用于分离生物碱类的物质,可以说氯仿-甲醇-稀酸体系是分离生物碱的专用体系。

4. 洗脱方式

(1)梯度洗脱

1)线性梯度和步进梯度:线性梯度洗脱时可以用两个泵实现流动相组成的线性变化。步进梯度洗脱时要先预先配制好不同的流动相,并用各自的固定相饱和。先用第一流动相洗脱预定体积,然后用第二流动相中洗脱。

例如：Renmin Liu 等[45]从白芷中提取戊烯氧呋豆素，白芷甲素和 oxypeucedanine 时就同时使用了线性梯度和步进梯度的方法。其洗脱方法是，先用正己烷-甲醇-水(5∶5∶5，V/V)的上相作为固定相，下相作为流动相洗脱，150 min 以后，逐渐泵入正己烷-甲醇-水(5∶7∶3，v/v)的下相，在 150 min 内把其比例由 0 升至 100%。

Renmin Liu 等[46]也用步进梯度的方法一次性从 Cnidium monnieri (L.) Cusson 分离了 5 种物质。先用石油醚(60～90 ℃)-乙酸乙酯-甲醇-水(5∶5∶5∶5，V/V)洗脱 150 min，再用(5∶5∶6∶4，V/V)洗脱 100 min 最后用(5∶5∶6.5∶3.5，V/V)洗脱。

2)改变流速的梯度洗脱：该洗脱方式主要是通过改变流动相的速度，使样品达到合适的分离。例如：Hua-Bin Li 等从 Scutellaria baicalensis 分离出了黄芩素、汉黄芩素、紫葳素甲就运用了该种洗脱方式。其洗脱方法是：先以 1 mL/min 的流速洗脱，4 h 后再以 2 mL/min洗脱。

(2)双相洗脱　双相洗脱是指洗脱到一定时间后，把固定相作为流动相，把流动相作为固定相进行第二次洗脱。黄健光等以正己烷-乙酸乙酯-甲醇-水(9∶1∶5∶5，V/V)为溶剂体系进行洗脱。上相加入三氟乙酸使得浓度为 5 mmol/L，下相加入浓度为 25% 的氨水使得浓度为 2 mmol/L，先 800 r/min 正转，90 min 后再 400 r/min 反转。从大黄中分离出 5 个化合物。

(3)三相洗脱　三相洗脱是指洗脱的溶剂系统是由三相组成，先让两相以一定体积比充满，作为固定相，再让另一相以一定速度作为流动相穿过固定相。例如：Yoichi Shibusawa 等以正己烷-甲酸乙酯-乙腈-水(4∶4∶3∶4，V/V)的一个三相体系作为 HSCCC 分离体系。先以下相和中相(3∶7，V/V)充满柱子，再以上相 2 mL/min 泵入，达到静态平衡后 UP∶MP∶LP 的比例为(31∶38∶31，V/V)。Yoichi Shibusawa 用该体系一次性的分离了 15 个化合物。

(4)pH-区带精制逆流色谱　pH-区带精制逆流色谱是 HSCCC 的一种特殊形式。其操作方法和 HSCCC 基本相似，也需要不相容的两相溶剂体系作为分离体系。不同点在于分离物质时，在固定相中加入保留酸或者保留碱。在流动相中加入碱或酸，使分析物在柱子中保留更长时间，且增加理论塔板数。

例如：Xiao Wang 等[47]用甲基叔丁基醚-乙腈-水(4∶1∶5，V/V)洗脱，以有机相作为固定相，加入 10 mol/L 三氟乙酸作为保留酸。以水相作为流动相，加入 10 mol/L 的氨水。从 Echinacea Purpurea 中分离了 536 mg 菊苣酸，其纯度达到 95.6%。其机制如下：当分离时如图 12-2 所示，在分离柱中有机相(固定相)在上半部分，水相(流动相)在下半部分。因为其非线性等温的缘故，保留酸在柱中形成一个陡峭缓行的边界，且速度比流动相的流速慢。当 cichoric acid(酸性)在①的位置出现时由于低的 pH 值，而进入有机固定相的位置②随着陡峭的保留边界移到 pH 值较高的位置③。这时 cichoric acid 进入水溶性下相位置④。在水中流动到位置①。如此循环。cichoric acid 被限制在尖锐保留边界周围并且伴随着保留酸被洗脱。

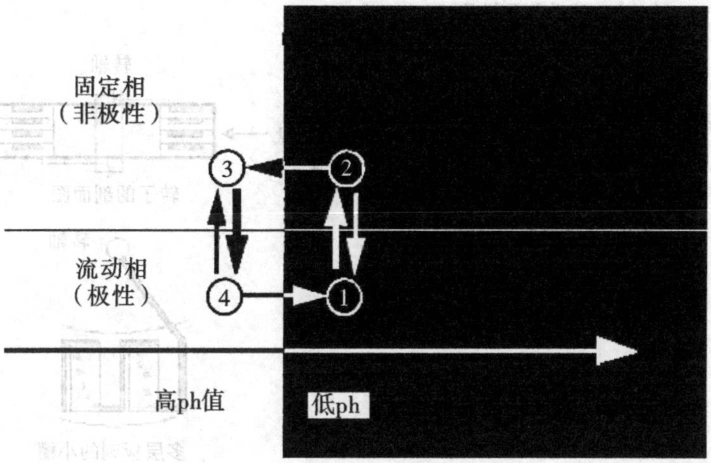

图 12-2　分离机制示意

第三节　高效离心分配色谱

(一)设备组成

HPCPC 设备和高效液相色谱设备的最大的不同是其分离部分不同,其他部分与高效液相相差不大。一套 HPCPC 的分离系统包括储液罐、输液泵、进样阀、多层板转子、检测器、工作站或记录仪以及馏分收集器。

(二)原理

以 HPCPC 为例[48],如图 12-3,HPCPC 的核心部分是由多层板组成的转子构成的。每层板都刻有许多的小槽,每个小槽之间都刻有通道使其依次连通。运行时整个转子绕轴做旋转运动。在离心力场的作用下固定相得以保留在每层板上的小槽中,而流动相在泵的作用下流经通道并以液滴或别的形态通过分配槽中的固定相,从而进行两相之间的传质分配。离心分配色谱具有逆流色谱的一切特征,例如:不使用固体支撑体或载体、能实现连续有效的液-液分配等。

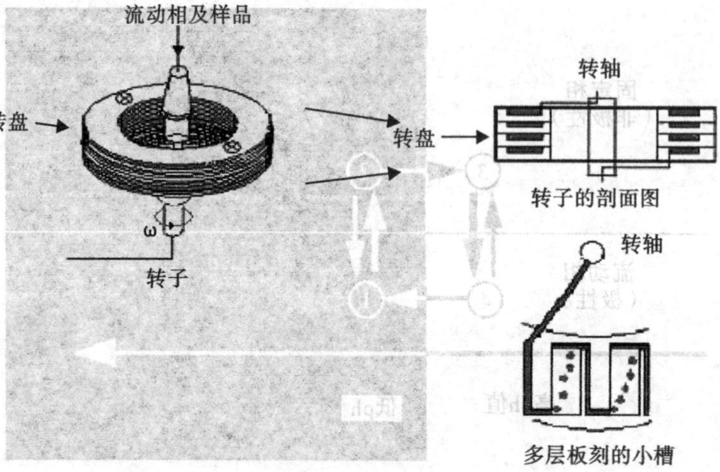

图 12-3 HPCPC 设备

(三)应用

关于 HPCPC 分离化合物的文章有不少。和 HSCCC 相比,HSCCC 的溶剂体系的选择面更广更大,且稳定性高,噪声低。所以分离物质的极性范围也更加广泛。从高极性的的肽类、单糖、低聚糖、蛋白质到极性相对低的生物碱类、萜类、醌类等,都能用 HPCPC 分离。

例如:Marjolaine Bourdat-Deschamps 等运用了 HPCPC 以二氯甲烷-甲醇-水(48 : 16 : 36,*V/V*)为流动相从 Enantia chlorantha 中分离出了季胺生物碱。Elena Gavioli 等用 HPCPC 成功的分离了 cinchona 衍生物的手性异构体。Chul Young Kim 等用 HPCPC 以乙酸乙酯-异丙醇-水(3 : 2 : 5,*V/V*)为溶剂体系从栀子果实的提取物中分离出了京尼平苷。

第四节 高速逆流色谱

虽然 HPCPC 有众多优点,但是在我国运用的最多,最普遍的是 HSCCC 的。HSCCC 分离化合物的文章大大超过 HPCPC 分离化合物的文章。所以下面专门对 HSCCC 进行介绍。

一、设备组成

HSCCC 的设备和高效液相色谱设备的最大的不同也是其分离部分不同。其他部分与高效液相相差不大。如图 12-4,一套逆流色谱分离系统包括储液罐、输液泵、进样阀、多层螺旋管式离心分离仪、检测器、工作站或记录仪以及馏分收集器。

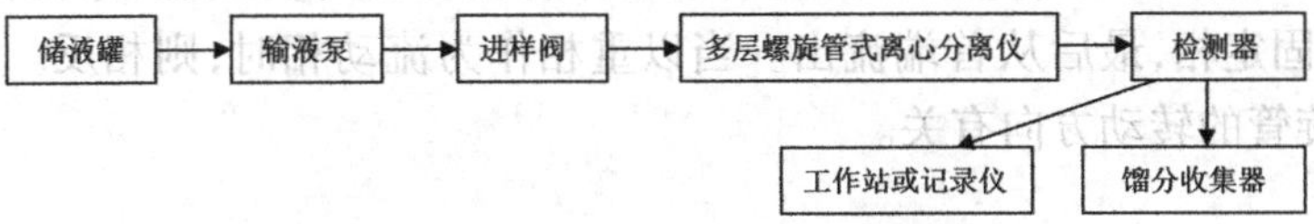

图 12-4　HSCCC 分离系统的构成

现在逆流色谱主要的生产厂家有:上海同田生物技术有限公司,该公司主要以 HSCCC 的生产为主,该公司生产的仪器在我国占主导地位;北京市新技术研究所,该所是由张天佑教授领导的我国最早研制和开发 HSCCC 的单位;英国 Brunel 大学生物工程研究所和 Quattro AECS Ltd.,该公司可以使用户根据自己的需要串联或并联出不同柱体积的 HSCCC,还可以同时进行两个不同的分离过程;美国 Pharma Tech Research,该公司的仪器在美国市场的使用量较大,国内也有个别科研单位进口了该公司的设备。

二、原理

以 HSCCC 的仪器的原理如图 12-5,轴线安装在水平位置,一个圆柱形螺旋管支持件在自身进行自转的同时绕着公转轴进行公转。根据自转方向和公转方向的不同这种行星式运动又可以分为 I 型、J 型、L 型、X 型和混合型等。图 12-5 的是应用的最多的行星运动模式——J 型,在 J 型中垂直支持件绕自身轴线自转和中心轴线公转的角速度相同,而且旋转方向也相同,故也称为同向同步行星运动。

之所以把该仪器做成多层螺旋管状,是以利用阿基米德螺旋力来加强固定相的保留。而这种自转加公转的行星运动不仅可以使仪器不需要旋转密封接头,还可以加强作用在螺旋管上的阿基米德螺旋力,从而进一步加强固定相的保留。

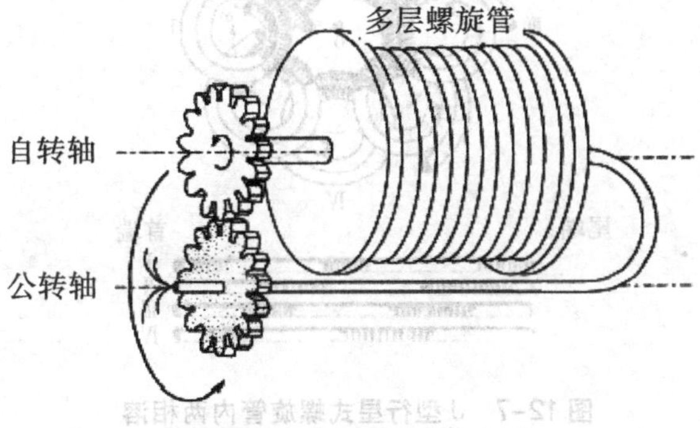

图 12-5　J 型螺旋管行星式离心分离仪设计原理

同时这种同步行星式运动使得其中的两相溶剂系统产生单向性流体动力学平衡,如图 12-6,该平衡是高速逆流色谱的基础。在基本的流体动力平衡中,螺旋管慢速转动使两相从首端到尾端均匀的分布,这样固定相在螺旋管的保留值只有 50%。而且随着流动相流速的增加保留值会减小,不利于物质的分离。而当螺旋管转速变快,达到临界转速时,分布均匀的两相就会完全分开,一相占据螺旋管首端,另一相占据螺旋管尾端。占据首端的是轻相，占据尾端的是重相。当以轻相作为流动相时，应该从螺旋管柱的尾端引入，通过重相固定相，最后从首端流出。当以重相作为流动相时，则相反。在这里，首端和尾端与螺旋管的转动方向有关。

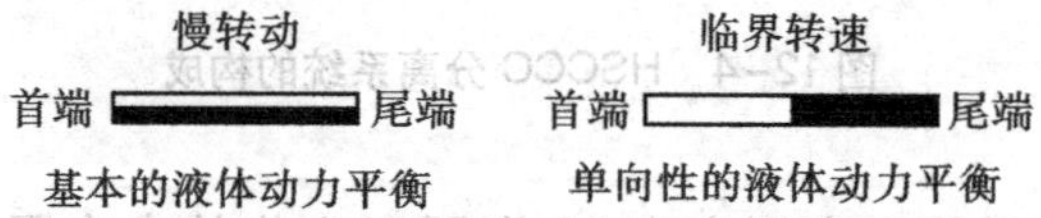

图 12-6 单向性流体动力平衡的机制

J 型行星式运动螺旋管内两相溶剂的流体动力学分布如图 12-7。Conway 等以氯仿-甲醇-水（2∶2∶1，V/V），体系为两相溶剂系统，采用频闪仪进行观察，每一相分别用不同的颜色标识。先用固定相上相注满螺旋管，然后仪器以 750 r/min 的转速转动，同时将流动相下相从首端泵入。达到流体动力学平衡后，用频闪仪观察到大概四分之一部分两相剧烈地混合，其余 3/4 区域两相分离成两层。且重相占据螺旋管的外部，轻相占据内部。图 12-7 所示为螺旋管在连续转动的不同位置Ⅰ、Ⅱ、Ⅲ、Ⅳ时两相分布的情况。拉直处于不同位置的螺旋管柱Ⅰ、Ⅱ、Ⅲ、Ⅳ，可以看到两相剧烈地混合的区带都向螺旋管的首端行进，其行进速率和管柱的公转速率相同。这表明，当流动相以恒定的流速通过固定相时，管柱内任何部位的两相都以极高的频率经历着混合和分层分配过程。在 800 r/min转速下，混合和分层的频率可以达到 13 次/s。

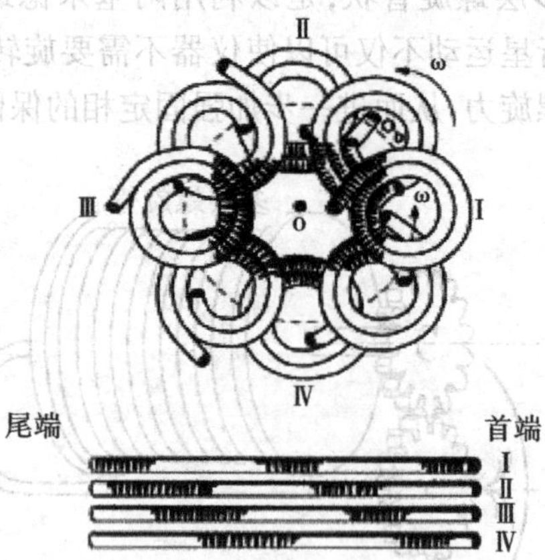

图 12-7 J 型行星式螺旋管内两相溶剂的流体动力学分布示意

三、应用

（一）分离黄酮类化合物

分离黄酮类的化合物常用的溶剂体系有氯仿-甲醇-水体系，该体系可以用于分离黄酮和黄酮苷类化合物。例如:Renmin Liu 等[49],以朝鲜淫羊藿为原料,1 kg 药材先粉碎至30 目,用10 L 70% 的乙醇回流提取2 次每次2 h。提取物挥干后用水溶解,上大孔吸附树脂(D-101,400 g,5cm×80 cm),用水和(5 L)70% 的乙醇洗脱,收集70% 的乙醇洗脱物作为 HSCCC 的分离样品。用氯仿-甲醇-水(4 : 3.5 : 2,*V/V*)体系进行 HSCCC 分离,转速900 r/min,流速2 mL/min,分离温度25 ℃,检测器为紫外检测器,检测波长为254 nm。分离出了 epimedokoreanoside Ⅰ(纯度为98.2%,*K*=1.47),淫羊藿苷(纯度为99.7%,*K*=2.22),淫羊藿次苷Ⅱ(纯度为98.5%,*K*=3.85)。

乙酸乙酯体系也常用于分离黄酮苷类化合物,常用的体系有乙酸乙酯-正丁醇-水体系,乙酸乙酯-乙醇-水体系,乙酸乙酯-甲醇-水体系。例如:Tingting Zhou 等[50]以 Hypericum perforatum (St. Jone's Wort)为原料,0.2 kg 药材用10 L 70% 的乙醇回流提取2 次每次2 h。取一半提取物挥干,然后用水溶解,上大孔吸附树脂(D-101,350 g,4.0 cm×60 cm),用水和(1.5 L)10% 的乙醇洗脱至无色,再用(2.5 L)40% 的乙醇洗脱目标化合物,以250 mL 为一瓶。取第10 瓶用 HSCCC 进行分离。用乙酸乙酯-乙醇-水(5 : 1 : 5,*V/V*)体系进行 HSCCC 分离,转速800 r/min,流速2 mL/min,检测器为紫外检测器,检测波长为254 nm。分离出了金丝桃苷(纯度超过99.0%,*K*=0.865)。

正已烷体系也常常用于一些极性相对较小的黄酮类化合物的分离,例如:Xiao Han 等[51]以黄花蒿 Artemisia annua L. 为原料,先把1 000 g 药材用95% 的乙醇渗漉7 d。提取物挥干,得139 g 浸膏,取20.7 g 水溶解(500 mL),分别用500 mL 正庚烷,500 mL 乙酸乙酯萃取。乙酸乙酯萃取部分上硅胶柱(600 mm×50 mm 柱床体积900 mL,100 ~200 目),分别用石油醚(60 ~90 ℃)-乙酸乙酯(55 : 45,*V/V*)、(45 : 55,*V/V*)、(35 : 65,*V/V*)各900 mL 洗脱得目标化合物。用正已烷-乙酸乙酯-甲醇-水(7 : 10 : 7 : 10,*V/V*)体系进行 HSCCC 分离,转速800 r/min,流速2 mL/min,检测器为紫外检测器,检测波长为254 nm。分离出了紫花牡荆素(纯度超过99%,回收率达到96.2%)。

很多含酸体系也常常用于黄酮苷或含有多个多羟基黄酮的分离,例如:Sujuan 等[52]以黄芩为原料,先把100 g 药材粉碎至30 目用800 mL 水提取2 次每次30 min。提取液用盐酸调 pH 值到2.0 在80 ℃水浴中放置30 min,使黄酮完全沉淀。干燥沉淀即得 HSCCC 分离样品。用乙酸乙酯-甲醇-1% 乙酸(5 : 0.5 : 5,*V/V*)体系进行 HSCCC 分离,转速900 r/min,流速1.5 mL/min,检测器为紫外检测器,检测波长为254 nm。分离出了黄芩苷(纯度99.2%),汉黄芩苷(纯度99.0%)。

(二)分离香豆素类化合物

香豆素及其衍生物广泛分布于植物界。一般用小极性溶剂体系分离香豆素类物质,例如:Yun Weir 等[53]以白芷为原料,先把100 g 药材粉用95% 乙醇提取。提取液浓缩干燥,干燥的提取物用乙酸乙酯超声提取20 min,浓缩干燥即得 HSCCC 分离样品。用正已烷-乙酸乙酯-甲醇-水(5 : 5 : 4.5 : 5.5,*V/V*)、(1 : 1 : 1 : 1,*V/V*)体系进行 HSCCC 分离,转速800 r/min,流速1.5 mL/min,检测器为紫外检测器,检测波长为254 nm。分离出了戊烯氧呋豆素、氧化前胡内酯、白芷甲素(纯度超过98%)。

Renmin Liu 等[54],以 Peucedanum decursivum (Miq) Maxim 为原料,先把100 g 药材(30 目)用石油醚(60 ~90 ℃)提取3 次,分别是2 h、2 h、1 h。提取液浓缩干燥,即得

HSCCC 分离样品。用石油醚(60～90 ℃)-乙酸乙酯-甲醇-水(5∶5∶7∶4,*V/V*)体系进行 HSCCC 分离,转速 900 rpm,流速 2 mL/min,检测器为紫外检测器,检测波长为 254 nm。分离出了紫花前胡内酯(纯度 99.4%),Ostruthin(纯度 97.1%),Pd-C-IV(纯度 98.0%),Pd-D-V(纯度 94.2%),紫花前胡次素(纯度 97.8%),Decursitin C(纯度 98.4%)。

(三)分离木脂素类化合物

和香豆素一样,在用 HSCCC 分离木脂素时一般选用小极性的溶剂体系。例如:Junhui Chen 等[55]以丹参为原料,100 g 药材用 800 mL 水超声提取 2 次,每次 2 h,水提物上大孔吸附树脂,收集用乙醇∶水(1∶1,*V/V*)洗脱的部分。用正己烷-乙酸乙酯-甲醇-水(1.5∶5∶1.5∶5,*V/V*)体系进行 HSCCC 分离,转速 850 r/min,流速 1.7 mL/min,检测器为紫外检测器,检测波长为 254 nm。分离出了迷迭香酸、紫草酸、丹参缩酚酸(纯度超过 98.0%)。

当然一些极性较大的木脂素苷可以用极性较大的溶剂体系分离。例如:Xiao Wang 等,以牛蒡子为原料,8 kg 药材用 20 L 70% 乙醇提取 3 次。干燥后得到 500 g 浸膏,取 300 g溶与 2 L 水,溶解后分别用 5 L 的石油醚(60～90 ℃)、乙酸乙酯、正丁醇,萃取 3 次。正丁醇提取物干燥后用 30% 乙醇溶解,上 AB-8 大孔吸附树脂。30% 乙醇(或者大于 30% 乙醇)的洗脱物用 HSCCC 分离。用乙酸乙酯-正丁醇-乙醇-水(5∶0.5∶1∶5,*V/V*)体系进行 HSCCC 分离,转速 800 r/min,流速 1 mL/min,检测器为紫外检测器,检测波长为 254 nm。分离出牛蒡子苷(纯度 98.0%,回收率 91%)。

(四)分离生物碱类化合物

分离生物碱的经典溶剂体系是:氯仿-甲醇-酸水体系,几乎是分离生物碱的专用体系。例如:Jian Y L 等[56]以苦参为原料,药材粉碎至 60～80 目,用超临界在 25 MPa,50 ℃下萃取,CO_2流速为 2 L/min)夹带剂为 75% 的乙醇,流速为 0.04 mL/min。先静态萃取 0.5 h,再动态萃取 2 h。萃取产物用 HSCCC 进行分离。用体系为氯仿-甲醇-2.3×10^{-2} M NaH_2PO_4(27.5∶20∶12.5,*V/V*),体系进行 HSCCC 分离,转速 850 r/min,流速 2 mL/min,检测器为紫外检测器,检测波长为 254 nm。分离出苦参碱(纯度为 95.6%),氧化槐果碱(纯度为 95.8%),氧化苦参碱(纯度为 99.6%)。

当然其他中、小极性的酸性溶剂体系也可以分离生物碱。例如:Qing F T 等以 Aconitum coreanum 为原料,药材粉碎至 30 目,用 95% 乙醇提取 3 次。干燥后得到 2.6 kg 浸膏,溶与 1.5 L 水,溶解后分别用 5 L 的石油醚(60～90 ℃)、乙酸乙酯、正丁醇、萃取 3 次。把乙酸乙酯的萃取物作为 HSCCC 的分离样品。用正己烷-乙酸乙酯-甲醇-0.2 mol/LHCl(1∶3.5∶2∶4.5,*V/V*)体系进行 HSCCC 分离,转速 950 r/min,流速 4 mL/min,检测器为 ELSD 检测器。分离出 Guanfu base P(纯度 96.9%),Guanfu base G(纯度 95.7%),Guanfu base F(纯度 91.5%),atisine(纯度 98.9%),Guanfu base A(纯度 95.8%),Guanfu base I(纯度 95.5%)。

还有一些生物碱可以用不加酸的中小溶剂体系进行 HSCCC 分离。例如:Zhilan Liu 等以延胡索为原料,1 g 药材粉碎至 60 目,用 40 mL 浓氨水和 60 mL 70% 乙醇回流提取

1.5 h。提取物作为 HSCCC 的分离样品。用石油醚(60 ~ 90 ℃)-乙酸乙酯-甲醇-水(15 : 30 : 21 : 20,V/V)体系进行 HSCCC 分离,转速 850 r/min,流速 1.2 mL/min,检测器为紫外检测器,检测波长为 280 nm。分离出 dl-四氢巴马亭(纯度 96.4%)。

(五)分离萜类化合物

因为萜类化合物极性较小,所以在分离萜类化合物时优先选用小极性的溶剂体系,例如:Rosa T. S. Frighetto 等[57]以苹果为原料,先把苹果浸在正己烷中 2 min,以除去果皮表面的蜡状物质。然后把苹果在 96% 的乙醇中放置 15 h,回收乙醇即得样品。把样品溶于氯仿-甲醇(9 : 1,V/V)的溶液中。上干硅胶柱(聚乙烯,40 cm×2.0 cm)用氯仿冲柱,当冲柱液到达柱子尾端时,把柱子切成 6 份,取含有熊果酸的部分作为 HSCCC 的分离样品。用正己烷-乙酸乙酯-甲醇-水(10 : 5 : 2.5 : 1,V/V)体系进行 HSCCC 分离,转速 960 r/min,流速 2 ~4 mL/min,用 TLC 跟踪检测。分离出熊果酸。

不含有水的极弱极性的溶剂体系也是分离萜类化合物不错的选择,例如:Shun Yao 等[58]以 Adenophora tetraphlla 的根为原料,用 90% 乙醇回流提取,回收溶剂,用水超声溶解。再用乙醚和正丁醇分别萃取。正丁醇萃取部分上大孔吸附树脂(D101,35 cm×3.4 cm,柱体积为 170 mL)用 1.7 L 蒸馏水和 1.5 L 75% 乙醇洗脱,收集 75% 乙醇洗脱部分,再用正己烷-乙酸乙酯-乙腈(5 : 2 : 5,V/V)体系进行 HSCCC 分离。转速 800 r/min,流速 2 mL/min,检测器为 ELSD。分离出羽扇豆烯酮(纯度超过 95%)。

(六)分离醌类化合物

大多数醌类物质是用小极性的溶剂体系进行分离的。例如:Shun Yao 等[59]以何首乌的根为原料,500 g 药材用 5 L 95% 的乙醇提取,挥干提物,把提取物超声溶解于水中,用等体积的乙醚和正丁醇萃取。取收集乙醚萃取部分,用正己烷-乙酸乙酯-甲醇-水(3 : 7 : 5 : 5,V/V)体系进行 HSCCC 分离,转速 800 r/min,流速 2.0 mL/min,检测器为紫外检测器,检测波长为 254 nm。分离出大黄酸、6-OH-大黄素、大黄素、大黄酚(纯度超过 97%)。

例如:Guilian Tian 等以丹参为原料,用石油醚(b. p. 30 ~60 ℃)在室温下萃取 3 次。再用石油醚(b. p. 60 ~90 ℃)-乙酸乙酯-甲醇-水(2 : 3 : 2.5 : 1.7,V/V)体系对萃取物进行 HSCCC 分离,转速 800 r/min,流速 2.0 mL/min,检测器为紫外检测器,检测波长为 254 nm。分离出丹参酮ⅡA、丹参酮Ⅰ、二氢丹参酮Ⅰ、二氢丹参酮(纯度超过 95%)。

(七)其他

除了上面介绍的以外,HSCCC 也可以用于分离植物中的其他成分。例如:用 HSCCC 分离肽。Chao Han 等[60]以 Pseudostellaria heterophylla (Miq.) Pax 为原料,400 g 药材用 2 L甲醇超声提取 3 次,每次 45 min,回收溶剂。干浸膏溶于 400 mL 水。用 300 mL 无水乙醚萃取三次。再用 300 mL 水饱和的丁醇萃取 3 次。丁醇萃取物上大孔吸附树脂 LSA-20。收集乙醇-水(3 : 2,V/V)的洗脱物,用乙酸乙酯-正丁醇-水(4.4 : 0.6 : 5,V/V)体系进行 HSCCC 分离,转速 800 r/min,流速 1.6 mL/min,检测器为紫外检测器,检测波长为 213 nm。分离出 Pseudostellarin B (cyclic peptide)(纯度超过 96%)。

四、特点及展望

1. 特点

(1)逆流色谱共有的特点　以 HSCCC 和 HSPCPC 为代表的逆流色谱,总的说起来有以下特点:①避免了样品在分离过程中的不可逆吸附、分解等可能的样品变性问题。②滞留在柱中的样品可以通过多种方式予以完全回收。③粗样可以直接上样而不会对柱子造成任何伤害。④柱子可以用合适的溶剂(如甲醇)清洗,能重复使用。⑤通过改变溶剂体系,实现对不同极性物质的分离。⑥被分离组分在柱中保留时间或保留体积,可以通过其分配系数进行预测。⑦且 HSCCC 和 HPCPC 的制备量可以比 HPLC 的大,且费用低。⑧几乎任何不相溶的两相溶剂体系都可以使用。⑨洗脱方式灵活多样。⑩进样方式也比较灵活。⑪还可以在液态固定相或者流动相中添加离子对试剂或者手性试剂等。

(2)两种主流逆流色谱仪的不同点　见表 12-1。

表 12-1　两种逆流色谱体系的特征比较

项 目	流体动力学平衡体系(HDES) 代表仪器为 HSCCC	流体静力学平衡体系(HSES) 代表仪器为 HPCPC
液体保留部位	聚四氟乙烯螺旋管	小室或腔体
旋转连接	无	两个旋转密封接头
离心力场	环形的,变化的	恒定的
旋转轴	两个或多个	一个
固定相保留值	在 0~96%	HPCPC 可以达到 85% 以上
流动相及洗脱方向	轻相应采取尾→头的洗脱方式;重相采用头→尾的洗脱方式	轻相应采取上行方式;重相应采取下行方式
稳定性	低	高
有效管柱空间	100%	有死体积存在
压力	较低,0.01~0.8 MPa	中等,0.2~7 MPa
维护	连接管需要定期维护更换	旋转密封接头需要经常润滑
对溶剂体系分层时间的要求	在 30 s 内	分层时间比 30 s 大一些也不影响分离效果
进行工程放大的可能性	很难	有较大余地
其他	齿轮传动装置产生噪声和热	转动无噪声,并且低热量变化

CCC 和 CPC 有很多相似之处,关于溶剂选择和固定相保留方面的研究都可以相互借鉴。但是他们之间仍然有不少区别(表 12-1)。从上面的比较我们可以看出 HPCPC 的稳定性更高噪声低,溶剂体系的选择面更为广泛,分离样品所需时间比 HSCCC 少,并且

有较大的放大余地。而 HSCCC 在固定相保留和分离效率方面都有优势,且其系统压力低,目前是逆流色谱中最常运用的一种仪器。

2. 展望　综上所述,逆流色谱(主要是 HSCCC 和 HPCPC)在天然产物中的分离制备是很成功的。从黄酮、生物碱、苯丙素类和萜类到苷类甚至多糖类物质的分离都有报道。而且逆流色谱既可定量又可分离,进样量可从毫克级到克级,进样体积可从几毫升到几十毫升;不但适用于非极性化合物,而且适用于极性化合物的分离;它既可用于天然产物粗提物的去除杂质,也可用于最后产物的精制,甚至直接从粗提物一步纯化到达纯品。特别是 HSCCC 尤为突出,其用于天然产物化学成分的分离始于 1985 年,到 1988 年、1989 年达到一个高潮,发表了大量的文章,目前关于 HSCCC 分离天然产物的文章仍然层出不穷。到现在为止 HSCCC 已经从天然产物中成功分离了数以千计的单一化合物。因此,我们可以说,逆流色谱尤其是 HSCCC 已为天然植物的分离制备开辟了一个十分广阔的新天地。

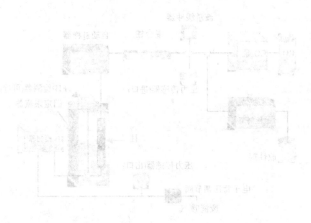

第十三章
超临界流体色谱法

第一节　概　述

超临界流体色谱(supercritical fluid chromatography,SFC)又称高密度气相色谱法,是采用在临界温度及临界压力以上的流体做流动相的色谱方法(图 13-1 为 SFC 仪器构造图)。SFC 方法是由 Klesper、Corwin 和 Turner 于 1962 年首次建立,他们用二氯二氟甲烷和一氯二氟甲烷作为流动相,成功分析了卟啉镍异构体。在后来很长一段时间,由于受到实验技术限制和商用 SFC 仪缺乏的影响,SFC 发展缓慢,直到 1981 年 Novotny 报道了用正戊烷作流动相,熔融石英毛细管柱分离不挥发溶质后,SFC 才重新引起人们的重视。此后,随着高效细内径柱、样品注入、限流技术、检测技术的发展及基础理论研究的深入和应用范围的拓展,SFC 的研究得以迅速发展。近年来,又报道了一种新发展的全面二维毛细管超临界流体色谱方法。

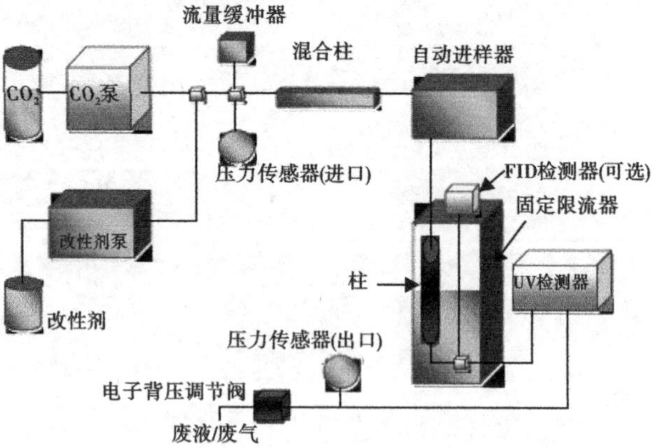

图 13-1　SFC 仪器结构

由于气相色谱(GC)主要适用于沸点不太高、热稳定性好、分子量小于 400 的物质,对热不稳定或难挥发的物质不能很好的检测与分析,通常需要采取衍生化等一系列前处理措施;高效液相色谱(HPLC)虽然能在常温下分离高沸点、热不稳定、大分子量的样品,但由于其通常应用紫外检测器，而很多有机化合物缺乏紫外吸收，这在一定程度上限制了 HPLC 对这类物质的分析。超临界流体却具有溶解能力强，传质速率快等特点，SFC 不仅拥有比 GC 和 HPLC 更宽的分离范围，同时保持了 GC 和 HPLC 的高效性，分析重现性好，柱子寿命长，而且所有 GC 和 HPLC 常用的检测器均可作为 SFC 的检测器。此外，SFC 还可与诸如质谱（MS）、傅立叶变换红外光谱（FTIR）和核磁共振仪（NMR）等分析仪器联用，使其成为复杂混合物分析、鉴定的有效手段。如采用以甲醇、2-丙醇为改性剂，CO_2为洗脱剂，以硅胶为固定相，可以将环孢菌素 A 很好地从环孢菌素混合物中分离出来。SFC 在药物稳定性试验和代谢产物测定（如紫杉醇及其杂质和降解产物分析等），手性药物分析（如巴比妥类药物和扁桃酸等手性药物的分析））以及激素类、磺胺类、二氢吡啶类和青蒿素等多种药物的分析中已得到广泛应用。随着 SFC 技术的不断完善，SFC 被应用于食品、染料、药物、天然产物、烟草、农药、环境分析、精细化工、兴奋剂检测和火炸药等方面。填充柱 SFC 和毛细管 SFC 仪已于 1981 年和 1985 年分别实现了商业化。制备型 SFC、带微机处理的 SFC 也相继问世，在研究中使用 HPLC、GC 改装的 SFC 系统仍占相当数量。

从 20 世纪 80 年代起，SFC 技术开始为我国学者重视，主要是在对 GC，HPLC 改装的基础上进行研究，对其基本理论以及性能等方面做了较多的工作，其中主要包括 20 世纪 90 年代初周良模等设计的包括毛细管/微填充柱 SFC，使用计算机控制温度、压力、密度及信号采集、处理的多功能 SFC 流程，而且配置了在线或脱线联用的超临界萃取池，成功地解决了 SFC 分流口堵塞的问题。周良模等还通过实验修正得到的保留值方程对较大密度下正烷烃在非极性柱上，超临界 CO_2中的保留值变化规律进行定量描述。马熙中等对填充石英毛细管的串连使用进行了研究，获得了很高的柱效和复杂组分的满意分离结果；并以 CO_2为流动相，系统考察了超临界流体色谱中热力学因素对操作参数的依赖关系。王福安等根据色谱热力学理论，推导出 SFC 中同系物的容量因子对数与碳数、沸点间的直线方程，并根据不同温度下同系物的诸直线存在共同交点，提出了交点方程。赵锁奇等开发了一种测定超临界 CO_2中大分子溶质的溶解度的方法。这一方法将微型超临界流体萃取（Micro-SFE）直接与 SFC 相耦合，SFC 采用 FID 作为检测器。实验中两者具有同一压力、温度及同样的 CO_2流速。使用了模型溶质萘、联苯和菲来验证此方法，并得到了温度在 35～57 ℃，压力 8.0～12.0 MPa 间溶质的等压溶解度曲线。实验定量显示了在溶剂近临界区域固体超临界流体二元系的相平衡特性。这一方法适用于重溶质在 CO_2中溶解度的测量。王晓东等对毛细管超临界流体色谱中的一些基本参数进行了研究。近年来，对 SFC 与红外、质谱、核磁以及其他色谱，如离子对色谱等联用方面的研究较多。

一、超临界流体色谱的分类

SFC 主要分为两大类，一个是以向 GC 技术接近并在早期是主流方向的毛细管超临界流体色谱技术（capillary supercritical fluid chromatography，cSFC），其特点是：①分离效能高，柱效高达 2 万/m 以上；②选择性好，可分离异构体、同位素、拆分对映体；③检测灵敏度高，当用不同的检测器时，其检测度一般都在 10^{12}～10^{15} g/s；④分析速度快，可用短毛细管柱进行快速分析；⑤应用范围广，适合多种样品的分析。但是由于它在技术上难以突破GC的局限性，因而其发展也受到了很大的限制，多适用于极性较小的化合物且载样量小；另一个是向HPLC技术靠近的填充柱超临界流体色谱技术（packed-column supercritical fluid chro- matography，pSFC），这种色谱采用与HPLC类似的柱子和填料，并在其固定相上特别是手性填料上取得了不少进展，更配置了全自动进样器与自动收集技术，使其在成分富集、分离纯化的应用上取得了突破。与cSFC相比，pSFC不仅可用于物质的分析，而且可以用于物质的制备，对制备色谱来说，其发展制约因素主要是资金问题，因为色谱填料是最大的易耗品之一。键合相填料是现代高效液相色谱中应用最为广泛的柱填料，但价格昂贵，将制备色谱放大至千克级的工业装置花费就更大。目前的超临界流体色谱制备多运用键合相填料，缺乏硅胶填料上的分离方法，而强极性物质在硅胶上的分离被认为是很困难的。赵锁奇等建立了空白硅胶填料用于超临界流体色谱分离强极性物质和生物碱的方法，采用三元流动相（CO_2-携带剂-酸碱改性剂）成功地分离了多羟基黄酮化合物的混合物和生物碱混合物。近年来，微柱（填充石英毛细管柱，内径小于1 mm）得到更多使用。微柱以弹性石英毛细管柱作为柱管，管内填充色谱填料，其细内径和固有的高渗透性兼有填充柱和毛细管柱的双重特点，弥补了常规填充柱的不足，最大程度的减小压力降，柱效也很高。

二、超临界流体色谱技术

1. 流动相　常见的流动相为超临界状态下的CO_2、氧化亚氮、乙烷、三氟甲烷等。CO_2最为常用，因为它的临界温度低（31 ℃），临界压力适中（7.2 MPa），无毒、便宜，但缺点是极性太低，对一些极性化合物的溶解能力较差，所以通常要用另一台输液泵往流动相中添加1%～5%的甲醇、2-丙醇、乙腈等极性有机改性剂。对于中等极性的物质，在超临界CO_2中加入一定量的极性有机溶剂便可达到理想的分离目的；而对于强极性的化合物仅加入极性改性剂是不够的，还需在改性剂中加入了微量的强极性有机物（称之为添加剂，或携带剂）。如以戊烷加甲醇或异丙醇作流动相，可使其较纯戊烷减少吸附，在同一时间内洗脱出更多的组分。在非极性流体内加入适量极性流体以降低保留值，改善分离效果。混合流动相的近似临界常数可用Kay法计算：

$$T_{CM}=Y_A \cdot T_{CA}+Y_B \cdot T_{CB} \tag{1}$$

$$P_{CM}=Y_A \cdot P_{CA}+Y_B \cdot P_{CB} \tag{2}$$

式中，T_{CM}，P_{CM}分别为混合流动相的近似临界温度和临界压力；T_{CA}、T_{CB}、P_{CA}、P_{CB}分别为纯组分的临界温度和压力；Y_A、Y_B为各组分相应的摩尔分数。

流动相中极性有机溶剂的加入给色谱操作带来的一个缺陷是不能采用氢焰离子化检测器。此外，在SFC分离中，CO_2作为流动相无法对离子型化合物进行洗脱，而加入手性反离子后，离子型化合物与手性反离子形成非离子型的离子对复合物，用CO_2可以进行洗脱。在流动相中加入手性添加剂，用非手性柱也可以拆分手性化合物，如以苯甲酰氧基-甘氨酰-L-脯氨酸作为手性反离子用非手性柱分离了β-阻滞剂。碱性胺类化合物可选用NH_3为流动相。

2. 固定相　超临界流体对于不挥发的大分子具有溶解能力，因而不适合用于气相色谱的涂渍固定相。当移动相具有较高临界温度时，通常可以用硅胶、氯化铝等吸附剂或分子筛作固定相。聚乙二醇类固定相由于不溶于 CO_2 和正戊烷,尤其在热敏性物质的分离中得到应用。另外,键合相填料与薄膜,或多孔玻璃微球均适用于 SFC。在填充柱式 SFC 中使用最广的固定相是硅胶基质的键合填料。不经过改性失活的硅胶适用于非极性化合物的分析,对于极性物质不太适用。在硅胶的表面键合上基团,像羟基、氰基、氨基、苯基、烷基及聚合物等,形成了一类固定相。这类固定相表面均匀,耐高温,不易被溶剂抽提。但由于硅胶表面的硅醇基团不能为键合基团完全覆盖,因此,残留的一部分硅醇基团仍能与碱性基团、电子供体(如稠环芳烃)等发生强烈作用,使这些物质的保留时间延长,造成色谱中的拖尾现象。为克服这一缺点,可在流动相中加入适量的极性改性剂,或采用碳、树脂基质的填料等。对于毛细管 SFC,在其内壁上键合或涂附上不同的基团以适应不同的色谱分离需要。如今,填充柱超临界流体色谱仪能分离的物质范围涵盖了从高极性的有机酸碱直到低极性的烃类,色谱柱的种类从 C_{18} 柱一直到极性的二醇基柱和磺酸基。随着 SFC 在手性化合物分离方面的广泛应用,除了蛋白质键合类手性固定相外,其他类型的手性固定相,如氨基酸和酰胺类手性固定相、Prikle 型手性固定相、环糊精型键合固定相、多糖类型的手性固定相、聚甲基异丁烯酯固定相和用多孔性石墨作载体,在其上涂渍手性配基蒽胺制成的固定相,都已在 SFC 中用于手性化合物的分析中得到应用。

3. 检测器　目前,SFC 中最常用的检测器为紫外(UV)检测器和氢焰离子化检测器(FID),它们具有灵敏和高选择性的特点。一般地,对于以纯 CO_2 为流动相的分离体系可采用 FID,尤其在 cSFC 中使用比较多;对于有谱学特征吸收峰的物质可采用紫外、红外等光谱型检测器。与质谱、核磁共振联用作为结构鉴定的手段在 SFC 中也占有重要位置。元素选择性光学检测器,如微波诱导等离子体检测器、无线电频率等离子体检测器、ICP 检测器,用于金属有机化合物的检测,在 SFC 中被广泛采用。此外,荧光检测器、电流检测器、电子捕获检测器、激光散射检测器、热能分析检测器及火焰光度检测器等都作为检测手段在 SFC 中得到良好应用。

4. 压力、温度和流速　压力不足,大分子在 SFC 柱上或是洗脱不完全,或是分离不完全。当然,压力过大也容易对仪器和柱子造成损坏。流体的密度是影响选择性、保留值和柱效率的关键参数,只有超临界流体的密度达到一定值时,溶质才能转入流动相。用 Hildebrand 公式可表达溶解度参数 δ 与密度和临界压力的关系:

$$\delta = 1.25 P_{c0.5} (\Psi_{rg} / \Psi_{rl}) \tag{3}$$

式中,Ψ_{rg}、Ψ_{rl} 分别为气体和移动相液体的对比密度。

流动相与溶质的溶解度参数 δ 值愈接近,溶剂性能愈好。流体的密度可通过压力的变化来调节各组分的保留值,达到有效分离,特别是调节压力使流体密度呈线性增加时效果更好。在 SFC 中,柱系统的操作温度一般高于流动相临界温度 5 ~40 ℃,因为在较高压力下,超临界流体的密度不再随压力而显著变化,温度对于溶解度的影响就逐渐增强,流动相黏度逐渐降低,扩散系数逐渐增大。此外,保证一定的流速才能达到良好的分离度,但过高的流速却会降低分离度。多采用 10 倍最佳线速。复杂样品为 2 ~4 cm/s(50 μm 内径),一般样品为 1 ~2 cm/s(100 μm 内径柱),快速分析为 5 ~10 cm/s。

5. SFC 与其他仪器的联用

(1)与超临界流体萃取仪(SFE)联用 SFE-SFC 直接联用在大分子分析中较具有优势,Zegers 等用 N_2 干燥的 C_{18} 前置柱从水中萃取有机磷杀虫剂,产品用 CO_2 在 15 MPa 时萃取并运送到填充柱;Nam 等用 SFE-pSFC 检测了农药成分;Daimon 等设计了一种 SFE 与 cSFC 的联用体系,对含有长链烃类、脂肪类和醇类的样品有较好的分离检测结果;Idanez 等将 SFE 与填充毛细管 SFC 联用,只需一个泵和一个六通阀联入 SFC,不需要外部浓缩,就可以得到很好的效果。

(2)与离子对色谱(IPC)联用 IPC 是目前应用广泛的一种色谱分离方法,它能同时分离离子型化合物和中性化合物,操作简便,柱效高。IP-SFC 则将离子对原理运用于超临界流体色谱,兼备 IPC 和 SFC 两种技术的优点,使其在化合物分析方面,成为一种具有独到优势的分离分析手段。

(3)与质谱(MS)联用 超临界流体色谱和质谱联用是近年来才发展起来的一种高效分离检测手段,由于其快速准确的分析能力,成为快速获得化合物纯度信息的方法。超临界流体色谱常和 EI/CI 质谱联用。随着接口技术的发展,出现了大气压化学电离(APCI)。APCI 是一种气相离子化的软电离过程,特别适合于非极性分子的离子化。APCI 技术提供了一个非常好的而且易与超临界流体色谱相连的质谱接口,可以避免与 EI 和 CI 离子源相连的技术问题。因为 CO_2 在大气压条件下易挥发,在到达质谱离子源前可以有效地去除,被冷却的出口可以利用 APCI 蒸发器的加热功能予以补偿,而且 CO_2 是超临界流体色谱常用的流动相,这也有利于离子化。

(4)与核磁共振(NMR)联用 与 HPLC 及核磁共振(NMR)联用技术相比,作为流动相的 CO_2,没有氢信号,因而不需要考虑水峰抑制问题。通过将具有特殊分离能力的 SFC 和 SFE 与能提供丰富的化学结构信息的 NMR 技术联用,可以一次性完成从样品的分离纯化到峰的检测、结构测定和定量分析,并提供混合物的组成和结构信息,从而提高了研究效率和灵活性。近年来随着商用 SFC-NMR 和 SFE-NMR 仪器的出现以及 NMR 探头和高灵敏度等多项技术提高之后,SFC-NMR 和 SFE-NMR 联用技术得以迅速发展,并在分析科学、环境科学和生命科学等诸多领域发挥越来越重要的作用。陈志伟等介绍了 SFC-NMR 联用装置的特点及其探头设计,并举例说明了它的几种典型应用。该方法已成为分析难挥发、不耐热的大分子化合物和生物样品的有效方法,在分析复杂混合物中(如中药复方体系化学成分和结构研究)有着广阔的应用前景。

(5)与傅立叶变换红外光谱(FTIR)联用 SFC 和 FTIR 的联用技术尚处于发展阶段,但是已经显示出优越性,是分离和鉴定难挥发、易热分解复杂有机物的有效手段,特点是灵敏度高,可以根据色谱要求选用各种流动相,所得谱图为凝聚相光谱图,有利于进行谱图解析和检索。现在 HPLC-FTIR 操作已经开始被 SFC-FTIR 所取代。当然,在很多方面这一技术还需进一步改进和完善。现在存在的主要问题是检测灵敏度低,因而限制了 SFC-FTIR 技术在痕量分析中的应用。影响灵敏度的关键因素是接口装置(红外样品池),FTIR 是通过接口与 SFC 联机。目前使用的接口主要有直接流通和溶剂去除两大类。前者快速简便,但流动相干扰大,灵敏度低;后者干扰少、灵敏度高,但耗时长且技术复杂。SFC-FTIR 根据接口的不同分为:流通池 SFC-FTIR、溶剂去除 SFC-FTIR、基体隔离接口 SFC-FTIR 和直接析出接口 SFC-FTIR。SFC-FTIR 对检测化石燃料中高分子量芳香化合物、甾类、含硫多环化合物，特别是其中尚不能用 GC 分离的许多含氮杂环化合物有不可替代的作用。Raynor 等[22]选用多种超临界流体萃取煤焦油、沥青等样品，用 SFC-FTIR 分析了其中的稠环芳烃，显示了对异构体的强大的分离鉴定能力。

第二节　超临界流体色谱在中草药分析中的应用

SFC 广泛应用于各个领域中，而在药物尤其是中草药方面的应用更是其中的一大特色。下面，我们将列举出 SFC 在中草药分析方面的一些应用实例。

一、超临界流体色谱在中草药分析方面的应用实例

1. 甾醇类的分离[61]　cSFC 条件为：石英柱（12.5 m×10mm）；固定相为 RSL-300；流动相为 CO_2；柱温 50 ℃；直管型阻力器；紫外 254 nm 下检测。

2. 小白菊内酯的分析[62]　小白菊内酯是菊科植物龙牙草（Tanacetum parthenium）的主要活性成分，可用于治疗周期性偏头痛和关节炎。但它不十分稳定，在放置过程中会分解。对其含量测定的方法有超临界流体萃取后气相色谱分析、逆流色谱分析（DCCC）、薄层色谱分析和高效液相色谱分析。这些方法在处理样品和分析测定时操作较复杂，耗时长。而采用溶剂提取样品后不需再处理，直接进样做 SFC 分析，具有操作简便、分析速度快等优点。郭亚东等用 SFC 法对龙牙草的甲醇提取物进行分析，获得了较好的重现性和线性关系。分析条件为：Gilson Model SF3 超临界流体色谱仪，流动相为 CO_2，Cyano 填充柱（250×4.6 mm，5 μm），分析用柱温 50 ℃，压力 20 MPa，检测器是 Jasco 875-CE 型紫外检测器，检测波长为 214 nm 间可调并带有高压样品池。

3. 油脂类的分析　对三酰甘油中脂肪酸组成的分析过去常用化学降解的方法，分析操作繁琐，而且不能检测到油脂中全部的三酰甘油的组成以及每种三酰甘油中脂肪酸的组成及其位置分布。虽然后来出现的高温气相色谱可以对一些相对饱和的三酰甘油进行分离，但对于鱼油这类含有大量长链多不饱和脂肪酸的三酰甘油，由于多不饱和脂肪酸在分离时容易发生氧化变质，容易引起分析误差，因此对这类三酰甘油的分离依然存在一定的困难。高效液相虽然可以实现对几乎所有的油脂进行高效分离，但对于不同脂肪酸组成的油脂，需要的流动相也会不同。利用 SFC 可以实现对几乎所有三酰甘油样品的高效分离，采用 APCI 质谱可以对三酰甘油的结构特征进行分析。SFC 与 APCI 的 MS 联用对分离检测三酰甘油是非常有效的，APCI 产生的质谱具有良好的规律性，分子离子峰提供了三酰甘油的分子量信息，产生的碎片离子峰则提供了三酰甘油的脂肪酸组成、位置分布和脂肪酸结构等非常重要的信息。SFC-APCI-MS 联用已被广泛用于洋莓种子油、海鼠李种子和果肉油、富含 α-和 γ-亚麻酸的种子油、乳脂和鱼油等油脂类成分的分析上。

在山苍子精油的分离[61]中，如果用 CGC 分离山苍子精油，低馏分部分的分离较好，而后面的馏分则出峰时间过长，且峰形扩张。改用 cSFC 分离，高沸点组分得到了较好的

分离。分离条件为：SB-Biphenyl-30 石英交联毛细管柱（10 cm×0.25 μm）；检测器为 FID；流动相为 CO_2；压力 8 kPa～23 MPa；柱温 700 ℃。

4. 麻黄碱和伪麻黄碱的提取分离和分析[63] 外消旋体混合物的拆分是用光学活性的拆分剂与对映体反应生成一对非对映异构体，再进行分离。近年，超临界 CO_2 分离方法被应用于外消旋体的拆分，Kordikow ski 等用 R-扁桃酸和外消旋麻黄碱生成非对映体，利用两者的溶解焓和熔点不同，以 CO_2 为沉淀剂，用超临界流体溶液增强分散（solution enhanced dis-persion by supercritical fluids，SEDS）技术得到结晶，产品在第一次重结晶后分离度即达 99%，纯度较差的样品也可达此分离度，高于传统分离法。在温度 35～75 ℃，压力 10～35 MPa 范围的测定结果表明，分离度是超临界流体温度和密度的函数。

离子对试剂和反相胶粒作为极性流动相，用于 CO_2 超临界流体色谱。Suto 等分别用以二辛基硫代丁二酸钠（DSS）作反相离子对试剂，填充硅胶柱为固定相的离子对超临界色谱（IP-SFC）、DSS/戊烷为反相胶粒，氟代烃基硅胶为固定相的反相胶粒超临界色谱（RM-SFC）分离分析了麻黄生物碱。

5. 黄酮类化合物的分离 刘志敏等[64]运用 SFC 对 8 个黄酮类化合物样品进行了分离。压力 15～30 MPa；温度 40～60 °C；考察分别以 CO_2、CO_2-乙醇、CO_2-乙醇-磷酸为流动相的最佳分离流动相条件，最终选择 CO_2-乙醇-磷酸为分离黄酮类化合物的 SFC 流动相。随后又对 C_{18} 柱、苯基柱和腈基柱 3 种色谱柱进行了考察，最终认为苯基柱对黄酮化合物的分离更为理想。最后，作者以银杏叶提取物为样品，在选定的条件下槲皮素、山奈酚和异鼠李素有很好的分离。

6. 单糖的分离 由于糖本身极性较大，难以直接用 SFC 进行分离，为降低其极性，常采用三甲基氯硅烷（TMCS）和六甲基二硅氮烷（HMDS）进行甲硅烷基化反应。三甲硅烷基化的糖经 SFC 分离后，用 FID 测定。向志敏用填充柱 SFC，CO_2 作为流动相，在温度为 65 ℃和压力为 10 MPa 对单糖进行了分离。作者对硅烷化的样品并没有采用文献中常用的吡啶作为溶剂，而是用了乙腈，因为吡啶会产生一个宽大的拖尾峰，从而掩盖了后面的被测组分。乙腈的溶剂峰虽然对分析的影响要小得多，但如果降低分析时间，柱效就会变差，且溶剂峰与被测物的保留值接近而影响分离。但在该实验条件下，分析时间较短，分离也较好。

7. 脂肪胺类的分析 脂肪胺是一类强碱性极性物质，在化工、生物等方面具有重要的应用。在 cSFC 分析中，由于流动相 CO_2 具有酸性，当与具有碱性的脂肪胺接触时，在升温和增压下易生成盐而不能流出色谱柱，故无法直接分析脂肪胺，需将脂肪胺与三氟乙酸酐作用，生成胺的乙酰化衍生物或将脂肪胺与乙酸酐进行胺类乙酰化反应后再进行分析。董福英等在 SFC 条件为：石英柱（4 m×100 μm），柱温 90 ℃，线性压力程序，CO_2 为流动，对脂肪胺类化合物进行了准确的分析，取得了满意的结果。

此外，对蜂蜡和氨基酸对映体的分离也有着应用。由于蜂蜡挥发性低，用 GC 分离时时间长、峰形差，采用 cSFC 法（22 m×90μm）聚硅氧烷交联柱，基线和分离情况均较好；在氨基酸对映体的分离中，cSFC 条件为：石英柱（20 m×0.1 mm）；固定相为 OV-225- L-Val- tertbutylamide；流动相为 CO_2；检测器为 FID。

二、超临界流体色谱在手性化合物分析中的应用

手性化合物具有极为相似的理化性质,但在药物动力学和药效学方面的性质却有明显的差异,有些物质仅单一对映体有药理活性,而另一对映体则表现出拮抗、副作用和毒性。SFC 在手性化合物的分析中具有重要的作用。

SFC 分离手性化合物时,柱平衡和色谱条件的优化所需时间比 HPLC 少。在 SFC 流动相中添加手性反离子,运用 IP-SFC 可以达到分离手性化合物的目的。Steur 等以苯甲酰氧基-甘氨酰-L-脯氨酸作为手性反离子,用氰基键合的非手性柱分离了 β-阻滞剂。CO_2作为流动相无法对离子型化合物进行洗脱,加入手性反离子,离子型化合物与手性反离子形成非离子型的离子对复合物,用加入改性剂乙腈的 CO_2进行洗脱。作者探讨了改性剂溶液、反离子浓度、压力和温度分别对分离 1,2-氨基醇对映体的影响。IP-SFC 拓展了 SFC 在离子型手性药物分析上的应用范围,使得用非手性柱也能完成某些手性分离工作,并且在较高流速下可获得比 HPLC 更好的分辨率和分离效能。

三、展望

中药是一个复杂的体系,具有多组分与多作用靶点的特点,目前对其临床疗效虽多,但作用机制却未能完全阐明,在这种情况下,仅仅依靠一两个指标化合物含量的测定来评价中药质量是不全面的。中药指纹图谱作为一种综合的、可量化的质量控制手段,具有整体性和模糊性的属性,这与中医理论讲究的整体性原则和中药作用机制的模糊性是相对应的。虽然目前中药指纹图谱有多种类型,可是作为一种新兴的色谱技术,SFC 在中药指纹图谱的研究中也具有不可替代的作用,它可以与超临界萃取仪非常容易地实现联用,而这使工业化提取分离和分析测定合为一体,从而使应用指纹图谱技术对中药生产进行全程监控变得更为方便。超临界流体溶解能力强,流动性好,传质速度快,融合了 HPLC 和 GC 所用流动相的优点而避免了其部分缺点,使其比 GC 应用范围更广,比 HPLC 定量效果更好,而分离的时间也大大缩短,样品的前处理也更加简便。随着技术的发展,SFC 已可与大型分析仪如质谱仪、傅立叶变换红外光谱仪和核磁共振仪等联用,扩大了 SFC 的应用范围。理论上,能够用 HPLC 分离和测定的化合物,都可以用 SFC 来分离和测定,某些用 HPLC 不能分离的物质,用 SFC 也可以得到较好的结果。

作为超临界流体技术的一个重要组成部分,SFC 在色谱领域得到迅速发展。虽然不能完全取代已有的 GC 和 HPLC,但作为色谱领域中的一种方法,由于其自身所具有分析速度高于 HPLC、溶剂成本是 HPLC 的 1/40～1/3 以及其优良的手性化合物分离能力等方面的优势,相信,随着 SFC 技术的进一步成熟和完善,它在食品、染料、药物、天然产物、烟草、农药、环境分析和精细化工等领域的应用将会更加广泛。

第十四章
亲和色谱技术

第一节 概 述

一、亲和色谱的基本情况

1. 亲和色谱 亲和色谱(affinity chromatography, AC)是利用或模拟生物分子之间的可逆的特异性相互作用,从复杂的样品基质中,选择性提取、分离和(或)分析特定物质的一种色谱方法。

2. 基本原理 在生物体内,许多大分子具有与某些相对应的专一分子可逆结合的特性。例如抗原和抗体、酶和底物及辅酶、激素和受体、RNA 和其互补的 DNA 等,都具有这种特性。生物分子之间这种特异的结合能力称为亲和力;根据生物分子间亲和吸附和解离的原理,建立起来的色谱方法称为亲和色谱法。亲和色谱中两个进行专一结合的分子互称对方为配基。如抗原和抗体,抗原可认为是抗体的配基,反之抗体也可认为是抗原的配基。

基于分子识别原理研制、开发而成的亲和色谱,可以从复杂的样品基质中,选择性提取、分离和(或)分析生物活性物质。其中,蛋白质的分离、纯化是亲和色谱的一个非常重要的研究应用领域,其分离原理是基于生物分子对于其互补结合体的生物识别能力。它的基本原理可以表示为:首先将具有特异性识别能力的分子配体,固定在适当的不溶性载体上,得到亲和吸附剂,然后在有利于吸附的条件下,通入含有目标蛋白的料液,目标蛋白和配体之间通过亲和作用而被吸附在吸附剂上,而杂蛋白不和吸附剂结合,最后通过调整 pH 值、离子强度、温度或者加入具有竞争性的配体等方式,将纯化后的目标蛋白洗脱下来,这一过程可用图 14-1 来表示。

对于这种亲和作用力,目前学者普遍认可的是“锁钥学说”即:蛋白质的立体结构中含有某些参与亲和结合的部位,这些结合部位呈凹陷或凸起的结构,能与该蛋白质发生亲和作用的分子恰好可以进入到此结构中,即具有亲和作用的分子之间具有“钥匙”和“锁孔”的关系。这是产生亲和结合作用的必要条件。此外,发生亲和作用还需要以下作用力中的一种或几种的辅助下才能实现,这些作用力包括:①静电作用;②氢键;③疏水性相互作用;④配位键;⑤弱共价键等。

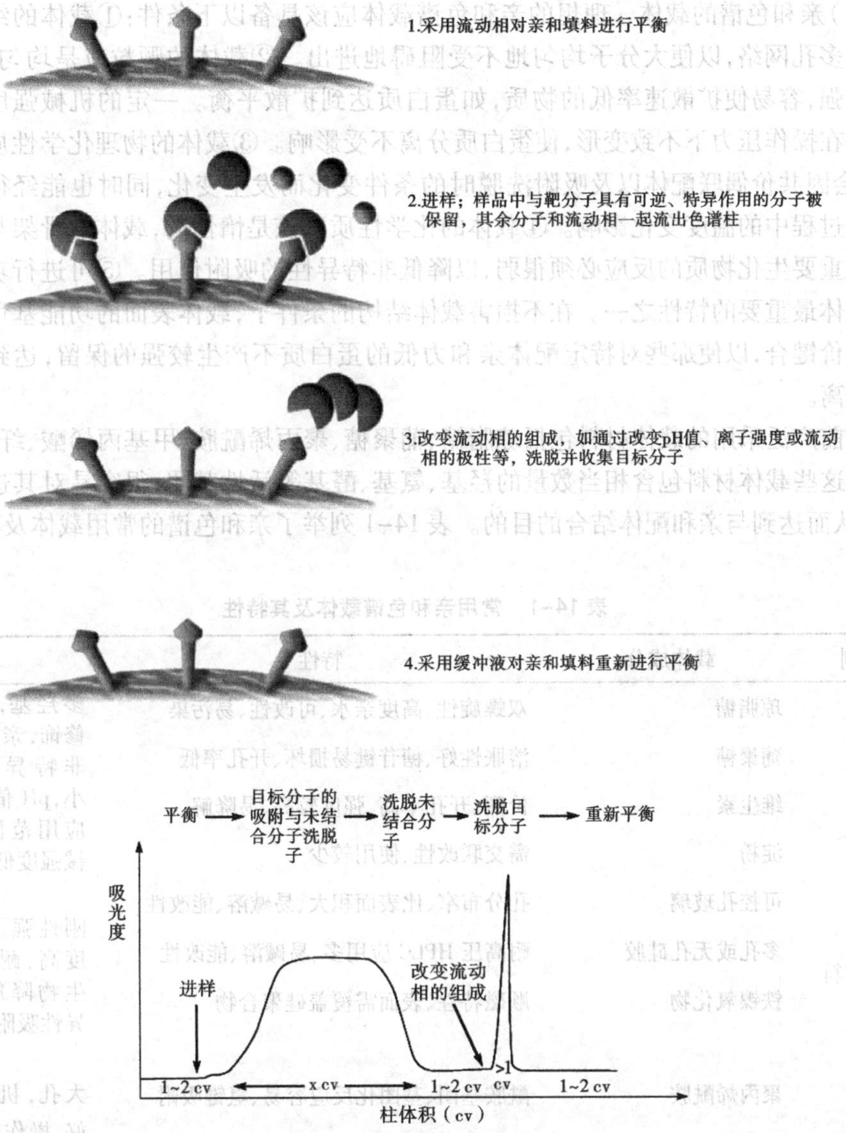
1.采用流动相对亲和填料进行平衡
2.进样；样品中与靶分子具有可逆、特异作用的分子被保留，其余分子和流动相一起流出色谱柱
3.改变流动相的组成，如通过改变pH值、离子强度或流动相的极性等，洗脱并收集目标分子
4.采用缓冲液对亲和填料重新进行平衡
平衡
目标分子的吸附与未结合分子洗脱子
洗脱未结合分子
洗脱目标分子
重新平衡
吸光度
进样
改变流动相的组成
>1
1~2 cv
x cv
1~2 cv
cv
1~2 cv
柱体积（cv）

图 14-1　亲和色谱流程

和以上的作用力相对应，凡是对这些作用力有影响的因素都有可能对亲和作用体系的结合产生影响。影响因素包括：①离子强度，主要影响静电作用和疏水性相互作用；②pH 值，通过改变配基和蛋白质上带电基团的离子化程度对亲和结合产生影响；③抑制氢键形成的物质，如脲和盐酸胍主要削弱亲和结合作用力中的氢键；④温度，温度的改变使分子和原子的运动剧烈程度发生改变，对亲和作用产生影响。此外在亲和体系中加入离子和螯合剂也将影响亲和作用力。

3. 亲和色谱的固定相与流动相　亲和色谱的固定相由载体、亲和配体以及连接两者的间隔臂组成。

(1)亲和色谱的载体　理想的亲和色谱载体应该具备以下条件:①载体的结构应是松散的多孔网络,以便大分子均匀地不受阻碍地进出。②载体的颗粒应是均匀的球形,刚性较强,容易使扩散速率低的物质,如蛋白质达到扩散平衡。一定的机械强度可以保证载体在操作压力下不致变形,使蛋白质分离不受影响。③载体的物理化学性质必须稳定,不会因共价偶联配体以及吸附洗脱时的条件变化而发生变化,同时也能经得起制备和处理过程中的温度变化影响。④载体的化学性质应该是惰性的,载体的骨架与蛋白质或其他重要生化物质的反应必须很弱,以降低非特异性的吸附作用。⑤可进行功能化衍生是载体最重要的特性之一。在不损害载体结构的条件下,载体表面的功能基可与各种配体共价键合,以使那些对特定配体亲和力低的蛋白质不产生较强的保留,达到较为理想的分离。

目前广泛采用的载体材料包括琼脂糖、葡聚糖、聚丙烯酰胺、甲基丙烯酸、纤维素、硅胶等。这些载体材料包含相当数量的羟基、氨基、醛基等活性基团,很容易对其进行化学改性,从而达到与亲和配体结合的目的。表 14-1 列举了亲和色谱的常用载体及其特性。

表 14-1　常用亲和色谱载体及其特性

类别	载体成分	特性	
天然大分子	琼脂糖	双螺旋性、高度亲水、可改性、易污染	多羟基,易化学修饰,亲水性强,非特异性吸附小,pH 值和温度应用范围窄,机械强度低
	葡聚糖	溶胀性好、糖苷键易损坏、开孔率低	
	维生素	价廉、开孔率高、强度较高、易降解	
	淀粉	需交联改性、使用较少	
无机材料	可控孔玻璃	孔分布窄、比表面积大、易碱溶、能改性	刚性强、机械强度高、耐高温及生物降解,非特异性吸附大
	多孔或无孔硅胶	耐高压 HPLC 应用多、易碱溶、能改性	
	铁镍氧化物	顺磁特性、表面需覆盖硅聚合物	
合成材料	聚丙烯酰胺	酰胺基团、基团化反应容易、氢键吸附	大孔,机械强度好,操作范围宽,价廉,能大规模化,存在一定的非特异性吸附
	聚丙烯酸	改性后来亲水性大大增加	
	聚甲基丙烯酯	载体特性在大范围内科调节、应用广	
	聚乙烯醇	半硬性珠状、物理性能稳定、亲水性强	
复合材料	合成/天然大分子	如聚丙烯酰胺/琼脂糖,可活化基团多	亲水性非特异性吸附、化学和机械稳定性均好
	合成/无机载体	如多聚物/硅,亲和特性有所改善	
	天然大分子/无机载体	葡聚糖或琼脂糖/硅胶载体	

(2)亲和配体　亲和配基的选择与筛选是发展新的亲和色谱填料或构建一个新的亲和色谱体系所必须解决的首要问题亲和配体的选择与筛选是发展新的亲和色谱填料或

构建一个新的亲和色谱体系所必须解决的首要问题。

作为亲和色谱固定相的重要组成部分的亲和配体必须满足一些基本的条件：首先，亲和配体与分离物质之间应存在可逆的，高度专一性的相互作用；其次，配体与载体表面或间隔臂末端的活性基团能够通过共价键键合。按照亲和配体与目标产物的关系可将其分为两大类：一类为生物特异性配体，主要包括抗体、酶抑制剂、激素、蛋白以及外源凝集素等；另一类为通用型配体，主要包括氨基酸、活性染料以及过渡金属离子等。Miller通过对生物特异件配体与通用配体的分析比较发现，前者除了在特异性和结合程度等个别指标上优于后者外，在涉及实际应用过程的很多方面，如最大吸附量、配体的稳定性、色谱的使用弹性范围以及费用等多个方面不如后者。Labrou 认为通过基于结构和（或）基于功能的合理的配基设计，有望解决配基稳定性与成本问题，进一步拓展亲和色谱技术的应用范围，为工业化生产奠定基础。

根据亲和配体的不同，可将亲和色谱分为如表 14-2 所示的不同体系。

表 14-2　常用的亲和作用体系

配体	目标产物
金属离子	蛋白质、酶
三嗪类染料	血清蛋白、脱氢酶、激酶
酶	酶底物类似物
抗体	抗原、病毒、细胞
A	蛋白
核酸	互补碱基段、组蛋白
荷尔蒙、维生素	受体、载体蛋白
细胞	细胞表面特种蛋白、凝聚素
肝素	脂蛋白、脂肪酶、凝血蛋白等
凝聚素	多糖、糖蛋白

（3）间隔臂　在亲和色谱中，在配体与载体之间插入间隔分子是很必要的，不仅使反应易于进行，而且可以提高配体的空间利用度，增加分离蛋白质的选择性。间隔臂的长度对被分离物质在色谱柱上的结合量有相当的影响。间隔臂分子可以分为以下 3 类。

疏水性间隔臂：一般是指通式为 $NH_2(CH_2)n$-R 的 ω-氨烷基化合物，式中的 R 为氨基或羧基，现在广泛使用的是 6-氨己基间隔分子，不提倡使用含 12 个左右原子的长碳氢臂，因为太长的间隔臂易于自身回折，还易引起蛋白质在疏水界面上的非特异性变性。

亲水性间隔臂：由于亲水色谱的要求，促进了亲水性间隔臂的发展。将 1，3-二氨基-2-丙酮与溴化氰活化的琼脂糖偶联，再加入 1，3-二氨基-2-丙酮，可制备典型的亲水间隔臂分子。

大分子间隔臂：多肽和蛋白质是有用的亲水间隔分子，聚（L-赖氨酸）可与溴化氰活化的琼脂糖偶联，牛血清白蛋白也能与溴化氰活化的琼脂糖偶联。

4.流动相及其洗脱方式　亲和色谱使用的流动相，主要是磷酸盐、硼酸盐、乙酸盐、柠檬酸盐、三羟甲基氨基甲烷-盐酸缓冲溶液（trihydroxymethylaminomethane，Tris-HCl）等，构成具有不同pH值的缓冲溶液体系。

在亲和色谱中，生物分子与各种亲和配体生成的稳定常数较小，皆为可逆络合物，在大多数情况下，可使用非特异性洗脱法，实现不同组分的分离。对形成锁匙结构后，亲和作用特别强的情况，必须采用特效性洗脱法或特殊洗脱方式进行洗脱。

采用非特异性洗脱法时，主要通过以下几种方法来消除非特异性吸附，同时不损害生物分子的生物活性和固定相的稳定性：①改变流动相的pH值。②改变流动相的离子强度。③改变流动相的极性：向具有一定pH值的流动相中加入极少量的有机改性剂，如甲醇、乙氰、对二氧六环、四氢呋喃、乙二醇等，改变亲和作用的环境，随着疏水作用的增强，破坏样品分子与配体之间的亲和作用，呈现出极有效的洗脱效应。④加入离子序列试剂（蛋白质的变性剂）：如将硫氢化钾、脲、盐酸胍等离子序列试剂加入到流动相中，使蛋白质等生物分子的结构发生变化，而破坏原已存在的亲和作用。

采用特异性洗脱方法时，在流动相中加入另一种游离的配体，这个配体可以取代固定相上的配位基，并与被分离的生物分子相结合而从柱子中洗脱出来。洗脱后可利用改变pH值或加入变性剂的方法，，重新获得生物分子的纯品。

当生物分子与配体之间存在特别强的特异性亲和作用时，需要使用特殊洗脱方法。在某些情况下使用硼酸盐缓冲溶液作流动相会产生特殊有效的洗脱效果。另一种特殊洗脱方法是通过选择性地断裂固定相基体与配体之间的化学键，而完整地将配体-蛋白质络合物释放出来。然后用适当的方法，如改变pH值，或加入疏水性有机溶剂改性剂等，将洗脱下来的络合物中的蛋白质离解出来，并重新将固定相再生。这种方法特别适用于与配体亲和能力特别强，又需纯化的生物大分子样品，它们若用强酸、强碱或离子序列试剂洗脱，会引起生物大分子的不可逆变性。

二、亲和色谱的特点及优缺点

亲和色谱法操作简便、效率高、条件温和是各种分离模式的色谱法中选择性最高的方法，其回收率和纯化效率都很高，是生物活性分子分离和分析的重要手段。然而，由于使用局限性大，限制其进一步的发展。限制其进一步的应用。

三、亲和技术的发展

亲和色谱多用于生物大分子的分离与纯化。随着现代科技的发展，出现了多种新型的亲和技术[65]，图14-2列举了其中的部分技术，其应用领域也在不断扩大。

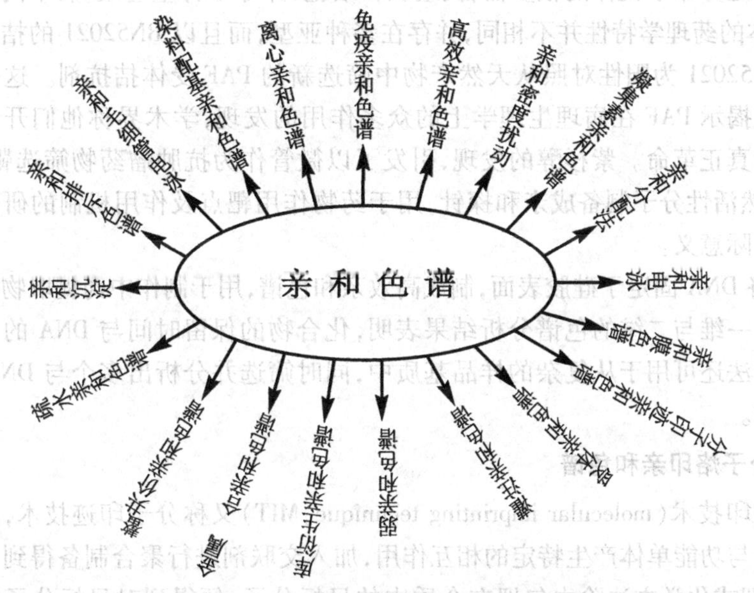

图 14-2　基于分子识别的各种亲和技术

第二节　亲和色谱在药物研发中的应用实例

(一)亲和色谱

药物作用靶点的筛选，是目前研究的热点，也是难点。由于药物产生效应(或毒性)一般是通过小分子药物与靶点即生物大分子包括受体、通道、酶等结合引起的。Guiffant等认为采用小分子化合物作为配基，制备成亲和色谱探针，可以用来研究药物作用靶点及药物与靶点的作用方式，并可起到预测药物不良反应的作用。由于天然药物单体具有新颖的结构类型(分子多样性)和独特的药理活性，因此，在药物新靶点的筛选中具有独特优势。

甲氨蝶呤为临床上常用药，被广泛认为是通过阻断核苷酸合成、抑制二氢叶酸还原酶，而发挥抗肿瘤及抗类风湿关节炎活性。Uga 等通过采用高分子乳胶微球的表面嵌合甲氨蝶呤小分子作为亲和基质，利用亲和色谱发现了脱氧胞苷激酶——作为核苷生物合成补救途径的酶是甲氨蝶呤的另外一个作用靶点。伯基特淋巴瘤细胞试验也证实了这个结果。近年来，人们还以辣椒碱(capsaicin)为探针，筛选出非成瘾性镇痛药物靶标，为新一代非成瘾性镇痛药物的发现开辟了新的方向。Hasegawa 等将 Naltrindole 分子与高分子乳胶微球制成衍生物作为亲和探针，从 CHO 细胞膜上分离得到 δ-阿片受体，该方法可作为研究 Naltrindole 分子作用机制的一种非常有效的手段。

20 世纪 80 年代初，血小板活化因子(PAF)与其受体介导的多种生理效应尚不清楚，Braquet 及其合作者，以特异性 PAF 受体拮抗剂 BN52021(银杏内酯)为工具，不仅揭示出

PAF 受体广泛分布于机体的很多器官、组织和细胞，介导多种生理效应，不同组织细胞上的 PAF 受体的药理学特性并不相同，并存在多种亚型，而且以 BN52021 的拮抗机制开发新药，以 BN52021 为阳性对照从天然产物中筛选新的 PAF 受体拮抗剂。这一研究结果大大推动了揭示 PAF 在病理生理学上的众多作用的发现，学术界称他们开始了世界上 PAF 研究的真正革命。紫杉醇的发现，引发了以微管作为抗肿瘤药物筛选靶点的革命。因此，将天然活性分子制备成亲和探针，用于药物作用靶点及作用机制的研究具有重要的理论与实际意义。

Su 等将 DNA 固定于硅胶表面，制成高效亲和色谱，用于制作中药提取物的生物活性指纹图谱。一维与二维的色谱分析结果表明，化合物的保留时间与 DNA 的亲和力大小有关。该方法还可用于从复杂的样品基质中，同时筛选并分析出多个与 DNA 具有作用力的化合物。

（二）分子烙印亲和色谱

分子烙印技术（molecular imprinting technique，MIT）又称分子印迹技术，是将要分离的目标分子与功能单体产生特定的相互作用，加入交联剂进行聚合制备得到固体颗粒介质，通过物理或化学方法除去包埋在介质中的目标分子，便得到对目标分子空间结构和结合点具有“记忆”或“烙印”作用的分子烙印聚合物（molecular imprinting polymer，MIP）。MIP 材料内含有与模板分子空间结构互补、官能团相互作用（氢键、离子作用或范得华力等）的孔穴，除了能高度特异亲和模板分子以外，对能与分子烙印聚合物孔穴形成匹配作用的模板分子结构类似物也具有很强的亲和性，但对结构上与模板分子不相关的其他化合物只能产生较弱的表面吸附。据此可将模板分子、模板分子类似物与不相关的物质分离。

目前，分子烙印聚合物作为亲和色谱固定相，即分子烙印色谱（MIC）主要被用在手性化合物分离上。另外在传感器、人工酶学等领域也有应用。最近研究表明，有机溶剂体系中分子烙印聚合物对目标化合物具有的良好识别能力，使其有可能成为一种新的亲和材料，快速有效地分离富集中草药中活性成分。

谢建春等用非共价法，在极性溶剂中，以丙烯酰胺作功能单体，以强极性化合物槲皮素为模板，制备了分子烙印聚合物。液相色谱实验表明，该聚合物对槲皮素具有特异的亲和性；将此聚合物直接分离银杏叶提取物水解液，得到主要含模板槲皮素及与槲皮素结构相似化合物山奈酚两种黄酮的组分。该聚合物用于从沙棘粗提取物中分离提取槲皮素和异鼠李素，也得到了良好的效果。以上作者又以骆驼蓬种籽中抗肿瘤活性化合物哈尔明及哈马灵的结构类似物哈尔满作为模板，用非共价键法制备了对哈尔明及哈马灵具有强亲和性的分子烙印聚合物。此分子烙印聚合物作为液相色谱固定相与大气压电离飞行时间质谱联用，直接分离鉴定了草药骆驼蓬种籽甲醇粗提取物中所含的哈尔明及哈马灵两种抗肿瘤活性成分。实验结果证明了通过分子烙印亲和色谱与质谱联用方法，快速有效地对中草药活性成分分离鉴定是可能的。

（三）免疫亲和色谱

免疫亲和色谱（immunoaffinity chromatography，IAC）是利用抗原和抗体间可逆的结合作用,高效选择性分离和纯化复杂体系中微量成分的方法。将抗体固定到固相载体上,可用于从复杂的生物、药物、食品或环境等样品中分离得到所需的目标化合物或研究抗体与小分子间作用力的大小。由于 IAC 是基于抗原-抗体间的特异性生物识别和结合作用,其中涉及静电相互作用、范德华力、疏水作用力、氢键作用以及空间大小和形状的匹配等多种因素,而非单一的物理化学作用,因此在识别的选择性和结合力的强弱方面明显优于一般的吸附色谱,是一种具有极高分析应用价值的吸附分离手段。

中药四逆散方源自东汉张仲景所著《伤寒论》,由柴胡、芍药、枳实、甘草各成分等份组成。此方在临床上被广泛应用于炎症性疾病的治疗,其作用机制及其主要活性成分已部分阐明,但各成分在此方中的作用尚不明了。陈婷等研究结果显示,四逆散及其药对柴胡-芍药、芍药-甘草于诱导相给药时,可显著减轻小鼠的耳肿胀,其中以柴胡-芍药药对的作用为最强。作为四逆散的主要成分,柴胡皂苷 a、芍药苷、柚皮苷(naringin)和甘草酸受到了关注,其含量(以质量分数计) 分别为四逆散提取物的 1.2%、1.4%、7.9% 和 2.1%。这些成分作为复方的主要有效成分,其作用通常通过直接探讨它的药理活性来实现,但其在复方整体中的作用还往往无法认定。为了探讨这些成分在四逆散中的作用,作者建立了成分特异性剔除的方法-免疫亲和色谱,成功地将甘草酸从复方中剔除,并通过实验证明了四逆散对淋巴细胞黏附能力和基质金属蛋白酶活性的抑制作用因剔除甘草酸而减弱,提示这种特异性剔除特定成分的新方法可用于研究该成分在复方中的作用,剔除前后的色谱图如图 14-3 所示,由 HPLC 谱图可见,用该免疫亲和色谱柱处理四逆散后,其中所含的甘草酸几乎被完全剔除[66]。

为了进一步探究四逆散中柚皮苷的作用,作者合成了柚皮苷与牛血清白蛋白的结合物,并以其作为完全抗原制备了抗柚皮苷的多克隆抗体,通过抗柚皮苷的免疫亲和色谱,以获得特异性地剔除柚皮苷而不影响其他成分的四逆散样品。具体操作如下:首先合成了柚皮苷的完全抗原柚皮苷与牛血清白蛋白的结合物 naringin-BSA,并用 naringin-BSA 对新西兰兔进行免疫获得抗血清,再将其纯化后与经 CNB r 活化的 Sepharose 4B 凝胶共价偶联制成免疫亲和色谱柱。将四逆散提取物样品溶液上样该色谱柱,洗脱,制得特异性剔除了柚皮苷的四逆散样品。由检测结果可知,naringin-BSA 被成功合成。将其用于免疫新西兰兔,获得的抗血清的效价经酶联免疫吸附法(ELISA)测定达到 1∶30000,抗体 IgG 的纯度达 94%,交叉反应率低。用该免疫亲和色谱柱处理四逆散后,其中所含的柚皮苷几乎完全被剔除。结果证明,利用抗柚皮苷免疫亲和色谱,能特异性地剔除四逆散或其他样品中的柚皮苷成分。

Luo 等将抗肝炎病毒 NS3-NS4A 蛋白酶的多克隆抗体固定在琼脂糖上制备成亲和色谱柱,用以筛选抗肝炎化合物。用该色谱柱筛选中药提取物中具有目标活性的化合物,得到与制备抗体时所用化合物在大小和结构上完全不同的具有抗 NS3-NS4A 蛋白酶活性的化合物。以质谱为检测器,可将筛选、分离、鉴定中药中的活性物质一次完成。

朱丽荔等用四羟反式芪(piceatannol,一种抗表皮生长因子受体抑制剂)作为半抗原与载体牛血清白蛋白(BSA)连接后免疫制备相应的多克隆抗体,(PcAb)利用该多克隆抗体来模拟酶制成亲和色谱柱,从一种藏药鬼箭锦鸡儿[Caragana jubata (Pall.) Poir.]粗提取物中将包括该半抗原在内的几种结构不同的抗表皮生长因子受体抑制剂识别出来。

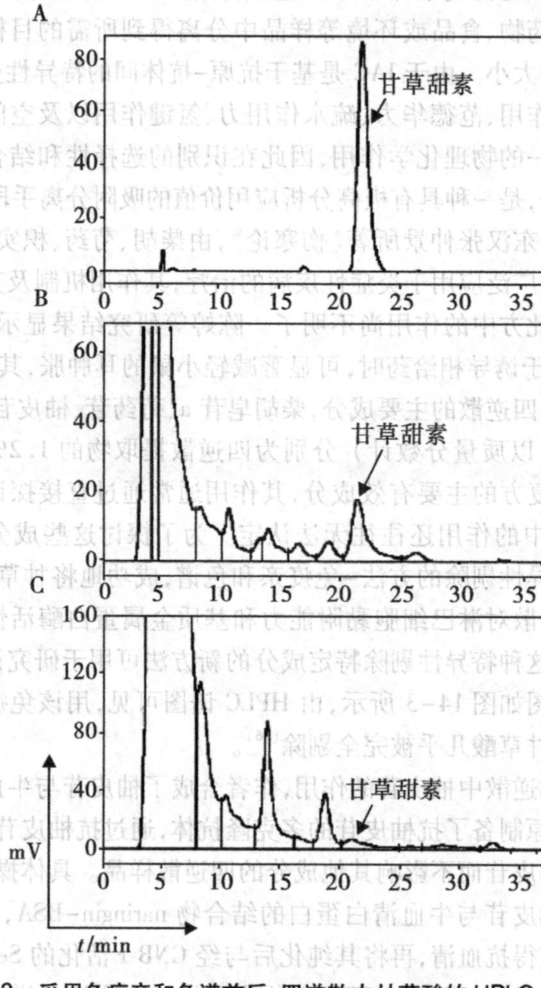

图 14-3 采用免疫亲和色谱前后，四逆散中甘草酸的 HPLC 色谱图比较

注：A 图为甘草酸标准品的色谱图；B 图为未经处理的四逆散色谱图；C 图为采用免疫亲和色谱柱特异剔除甘草酸后的色谱图

福田等通过将抗人参皂苷 Rb1 单克隆抗体固相化于亲和凝胶上，制备的亲和色谱柱，可将人参皂苷 Rb1 从皂苷混合物（包括人参皂苷 Rb1、Rg1、Re、Rd 和 Rc，以及竹节人参皂苷Ⅳ）中，一步分离而得到纯净的人参皂苷 Rb1；在用人参浸膏进行的实验中，也获得了成功，将人参皂苷 G-Rb1 从中一步分离纯化。操作简便，分离效率高。Putalun 等用抗 solamargine 单克隆抗体从 Solanum khasianum 果实中分离澳洲茄碱苷类，也获得了成功。

从上述两例可看出，单克隆抗体和多克隆抗体在免疫亲和色谱分离纯化中草药活性成分方面各有其优越性：单克隆抗体特异性强，因而具有比较强的选择性，可以得到比较纯净的目标物；如果柱上固定的是多克隆抗体，抗体的每一个克隆包含抗原的部分结构特征，筛选对象只要和其中一个克隆抗体有作用就可表现出生物活性，因而可以获得具有相似活性的数种物质。在实际应用中，可以根据不同的目的，选择不同性质的抗体。

徐筱杰等基于亲合色谱技术、多克隆抗体技术和分子烙印技术开发了多种从天然产物中快速筛选和直接分离活性化合物的方法，并在实际应用中得到了验证。采用多克隆抗体前沿色谱筛选叶下珠粗提物乙酸乙酯部分抗丙型肝炎药物，利用多克隆抗体柱筛选叶下珠时，各化合物在柱上能够按照它们的活性展开，从而实现了利用多克隆抗体柱对天然产物的混合物进行活性筛选的目的。尝试采用分子烙印技术直接提取抗丙型肝炎药物，通过对先导化合物 RD3-4078 的 3 种分子烙印聚合物筛选叶下珠体系的研究结果，第一次阐明了功能单体的选取对分子烙印聚合物活性筛选能力的影响，并比较了多克隆抗体技术和分子烙印技术用于活性筛选时的优缺点；在这一规律的指导下，合成了以老鹳草素为模版的分子烙印聚合物，研究了将其用于直接分离提取天然产物中活性化合物组分的可行性，并得到了肯定的结果。

第十五章
生物色谱技术

第一节　概　述

（一）生物色谱定义

生物色谱（biochromatography）是由生命科学与色谱分离技术交叉形成的一种极具发展潜力的新兴色谱技术。它利用药物产生效应（或产生毒性作用），一般是通过药物与靶点（受体、通道、酶等）结合的原理，采用生物靶点选择性地固定效应物质，从而分析、分离效应物质，是一种效应-化学分析-成分分离联动的技术，可应用于药物活性成分的筛选、药物作用机制的研究。

（二）生物色谱法的基本原理和特点

基于分子识别原理的生物色谱问世于 20 世纪 80 年代中后期，是一种化学成分-效应-作用机制联动的药物研究方法，尤其适合于成分复杂的天然药物效应物质基础的研究，其独特的优点为其展示了光明的发展前景。

现代生命科学已阐明了细胞、细胞膜的结构组成，并逐步了解了酶、受体、抗体、传输蛋白、DNA、肝微粒体等在生命活动中所起的重要生理作用。若将这些活性生物大分子、活性细胞膜甚至活细胞作为配体固着于色谱担体上，制成一种生物活性填料，用于现代色谱分析技术，形成一种能够模仿药物与生物大分子、靶体或细胞相互作用的色谱系统，这样药物与生物大分子、靶体间的相互作用就能用色谱中的各种技术参数进行定量表征，我们就可以方便地研究药物与生物大分子、靶体或细胞间的特异性、立体选择性等相互作用，筛选活性成分，揭示药物的吸收、分布、活性、毒副作用、构效关系、生物转化、代谢等机制，探讨药物间的竞争、协同、拮抗等相互作用。

因此，建立中药的生物色谱技术，可以模拟生理或病理状态下药物在体内进行生物活性表达的一些关键步骤，将中药或中药复方中的效应物质进行分离，能使效应成分的分离与筛选结合在一起，克服了以往先从中药中分离有效部位或单体，再分析其药效，从而解决了成分分离与效应筛选脱节的弊端；对已知结构的化合物进行中药效应成分及作用靶点分析，加强中药效应物质基础、作用机制的研究。由于该技术能较快的提供中药的效应物质基础，并通过制备型 HPLC 制备相当数量的纯品，就有可能针对性地设计提取工艺，以尽可能多地富集效应成分；了解了效应物质基础，就有可能针对效应物质制定质量标准,也就可能针对效应物质的理化特征,研究其制剂形式,以保证药品的安全、有效、可控、稳定、均匀,实现中药研究的现代化。

1. 优越性　①色谱系统测量精度高,数据的变异系数小。②快速简单,可将中药的提取液直接进样,毋需预处理、纯化等多个分离步骤,因此分析速度快。③直接与一些药理学参数如活性、结合强度等相关,具有一定的药理学意义。生物色谱技术是目前唯一集中药活性成分筛选、分离和结构鉴定于一体的新型分析技术。

2. 局限性　①多数生物色谱的固定相还没有实现商品化,需要有一定条件的实验室自己制备。②生物色谱柱寿命通常比较短,在 1 ~ 15 d 之间。③生物色谱柱对流动相缓冲溶液的组成、pH 值、柱温、柱压、流速等要求比较苛刻,对流动相难以进行灵活的调整。④对多数生物色谱法的色谱特征、规律了解还不够深入。这些缺点限制了生物色谱技术的推广和应用。

第二节　生物色谱技术在中草药研究中的应用

中药是中华民族的瑰宝,中药的药效物质基础与作用机制的阐明是中药现代化与国际化的前提。随着近代科学的不断发展,在单味中草药的化学分离、质量控制、真伪鉴别、个别化学成分定性定量分析等方面的研究已有一定的基础。但常规的中药色谱分离、分析模式,如 GC、HPLC 等都是基于中药化学成分的理化性质差别,只是作为分离工具,不可避免地存在以下缺陷:①液相色谱进行中药指纹谱分析耗时过长,一般需要 1 h 以上;②指纹图谱中仍可能有许多没有获得有效分离的中药组分;③被分离的化学成分无法给出药理功能的基本信息;④一些在药理上无功能的成分有可能严重地干扰有效成分的分离分析。目前存在的各种问题,均严重制约着中药的进一步发展。

现代生命科学研究发现:生命活动均以分子事件为其结构、能量或消息基础。生物分子间的相互作用在生命活动中发挥着重要作用。

中药作为生命科学的一个分支,其发展也应遵循生命科学的一些基本规律。邹汉法等提出将色谱分离与生命科学二者的最新成果紧密结合起来,可能会极大地推动我国中药研究的发展,其中基于生物活性分子间相互作用的生物色谱即是该种技术之一。

一、分子生物色谱法

分子生物色谱法(molecular biochromatography)以具有活性的酶、受体、抗体、传输蛋白等生物大分子为固定相,可以用来分析、测定活性成分及其生化参数。分子生物色谱法是生物色谱中发展较为成熟的技术,有关的研究报道也较多。

药物与蛋白尤其是载体蛋白的结合能力以及药物透过的细胞膜的的通透能力,对药物在体内的运送、活性或毒性的表达、代谢甚至排泄等过程起着至关重要的作用。因而考察化合物与载体蛋白及细胞膜的结合能力对鉴定它是否具有生物活性有着非常重要的意义。以血浆中两种主要的载体蛋白-血清白蛋白和-酸性糖蛋白为固定相的固定化载体蛋白色谱(ICPC),可以作为分子探针考察活性成分与载体蛋白作用的强度;而活性成分在以脂质体为固定相的固定化脂质体色谱(ILC)上的色谱保留则可以模拟活性成分与生物膜的相互作用,反映活性成分在细胞膜上的穿透能力。

毛希琴等将RP-HPLC,固定化脂质体色谱,固定化载体蛋白色谱3种色谱模式联用模拟生理状态下中药活性成分在体内的吸收与输运过程,并应用于中药川芎中活性成分的初步筛选,从川芎的甲醇提取液中筛选出几种既有细胞膜穿透能力又有与载体蛋白结合能力的成分,并对其中两种主要的组分进行了初步的结构鉴定。这一技术的应用,建立了药物体内生物活性表达过程的体外模拟模型,因而其实验结果与目前应用的色谱模型相比,有更好的生物相关性。

邹汉法等以血浆中两种主要的载体蛋白:人血清白蛋白(HSA)和α-酸性糖蛋白(AGP)为固定相,对常用中药当归、川芎、茵陈、黄芪、赤芍、银杏叶、丹参等进行了分析,结果表明:①不同中药的活性成分不同,其分子生物色谱指纹图谱完全不同,因此能够用于快速鉴别中药材及其提取物。②当归中的阿魏酸(ferulic acid)、藁本内酯(ligustilide),川芎中的川芎嗪(chuanxiongzine),茵陈中的茵陈色原酮(capillarisin)、滨蒿内酯(scoparone),丹参中的丹参酮ⅡA(tanshinone ⅡA)等已知有效成分均在分子生物色谱中有明确的保留,因此采用HSA、AGP作为快速筛选中药活性成分的探针是切实可行的。③4种产地的黄芪分子生物色谱有不同程度的差异。用分子生物色谱可同时测定当归中2个主要活性成分阿魏酸、藁本内酯,川芎中3个主要活性成分阿魏酸、藁本内酯、川芎嗪,茵陈中2个主要活性成分茵陈色原酮、滨蒿内酯的含量,以及黄芪中的主要化学成分,其中4种产地的黄芪分子生物色谱有不同程度的差异。因此分子生物色谱法可以作为中药活性成分定性、定量的新手段,所建立的指纹谱图库可用来判定药材的真伪、优劣。④经过特殊加工处理的银杏叶比未经处理的多2个明显的活性峰,药理实验也证明前者疗效更好,副作用小。因此利用分子生物色谱可以系统考察炮制方法对中药活性成分的影响。⑤中药活性成分在HSA、AGP柱上的保留行为直接与各成分的血浆结合率相关,而血浆结合率直接影响药物的吸收、分布、活性、毒副作用、排泄等,具有重要的药动学和药效学意义。⑥疏水作用是促使中药活性成分与HSA、AGP结合的最重要因素,与AGP相比,HSA更适用于中药中酸性活性成分的筛选,HSA通过疏水、静电作用能够选择性地与酸性成分如阿魏酸结合。其中以分子生物色谱为核心的中药活性成分筛选方法见图15-1,应用分子生物色谱对一些单味中药有效成分分析结果见表15-1。

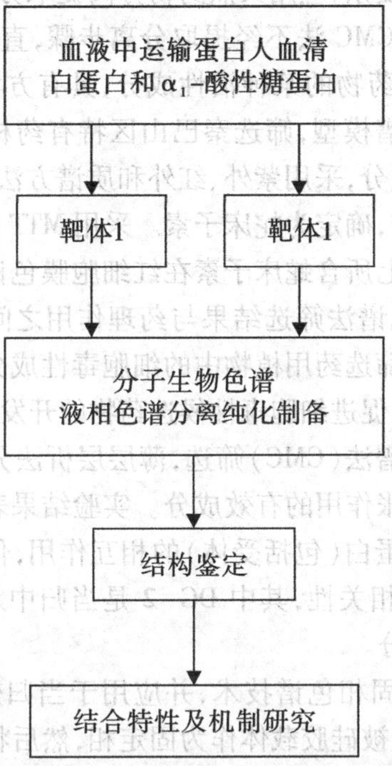

图 15-1　以分子生物色谱为核心的中药活性成分筛选方法示意

表 15-1　分子生物色谱应用于一些单味中药有效成分分析

中药名称	指纹峰数	可测定有效成分	与蛋白质作用强度	固定相配基
当归	10	阿魏酸、藁本内酯	阿魏酸<藁本内酯	人血清白蛋白
茵陈	25	茵陈色原酮、香豆素	茵陈色原酮<香豆素	人血清白蛋白
丹参	17	丹参酮ⅡA	强作用	1-酸性糖蛋白
川芎	22	阿魏酸、藁本内酯、川芎嗪	阿魏酸<藁本内酯<川芎嗪	1-酸性糖蛋白
川芎	18	阿魏酸、藁本内酯、川芎嗪	阿魏酸<藁本内酯<川芎嗪	人血清白蛋白

二、细胞膜色谱法

细胞膜色谱法(cell membrane chromatography,CMC)是研究药物与受体之间相互作用的一种新型亲和色谱技术,将药物在体内的作用过程在色谱柱内进行动态模拟。随着CMC 法研究的不断深入,为天然植物药中有效成分的提取、中药复方的定性定量分析等方面提供了实验依据,为研究药物与受体作用及创新药物的高通量筛选提供了细胞水平筛选平台。

天然植物药中化学成分复杂,应用天然药物分离提取方法筛选其中特定的有效成分周期长,命中率相对较低,而 CMC 法不经提取分离步骤,直接在模型上确定药物的某种活性成份直接在模型上确定药物的某种活性成分,具有方法快速、简捷、命中率高的特点。张宇洁等采用细胞膜色谱模型,筛选秦巴山区特有药材长春七,以阿霉素为对照进行筛选,对筛选得到的活性成分,采用紫外、红外和质谱方法测定结构红外和质谱方法鉴定其结构,并与文献数据比较,确定为蛇床子素。采用 MTT 法测定了其对 Hela 细胞增殖的抑制作用,结果表明,长春七所含蛇床子素在红细胞膜色谱模型系统中,具有类似于阿霉素的保留特性,红细胞膜色谱法筛选结果与药理作用之间存在较好的相关性。因此,可以采用红细胞膜色谱模型筛选药用植物中的细胞毒性成分,采用此模型对大量的天然药用植物进行快速筛选,可以促进细胞毒性候选药物的开发。

赵惠茹等采用细胞膜色谱法(CMC)筛选,薄层层析法分离,并结合离体药理实验筛选当归中对主动脉血管有舒张作用的有效成分。实验结果表明:血管细胞膜模型基本可以反映化合物与细胞膜及膜蛋白(包括受体)的相互作用,化合物在 CMC 体系中的保留特性和其药理作用有显著的相关性,其中 DG-2 是当归中对血管有舒张作用的有效部位,而 DG-21 则是其有效成分。

董自波等建立了红细胞固相色谱技术,并应用于当归效应成分分离。具体操作如下:首先采用红细胞膜材料包被硅胶载体作为固定相,然后将此固定相装柱,经过最适条件考核后经过最适条件考察后,在线检测当归水提液的乙酸乙酯部位、正丁醇萃取部位部位和剩余水提液在红细胞膜包被的硅胶载体固定相色谱柱上的色谱行为,发现当归水提液的乙酸乙酯萃取部位在此色谱柱上有多组分保留,采用 HPLC-MS 联用技术鉴定被保留成分是分子量为 190,192,194,206,224,226,242,278,380,382 的 10 个化合物。

研究药物与受体相互作用长期以来一直采用细胞膜放射性配体分析技术(RBA)和离体器官受体功能分析方法。但前者不能直接反映反应药物与受体作用的类型和立体选择性,而且对环境造成同位素污染,后者研究效率又较低。CMC 法作为受体药理学一种新实验研究方法,通过将细胞膜受体固定于硅胶载体表面,用高效液相色谱研究受体和配体的特异结合。该方法简便易行,细胞膜色谱柱可以反复应用,使受体研究和药物筛选效率得到提高,可用于药物高通量筛选。但 CMC 法结合参数是否能准确反映受体药物的亲和力还需要结合经典受体动力学方法进行检验。

侯进等将 CMC 法与 RBA 法进行比较,研究结果表明:7 种配体对心肌、小肠平滑肌和大脑细胞的 M 胆碱能受体的放射性亲和力与色谱保留参数排序完全相同,并具有明显相关性。CMC 法与功能受体动力学方法对比研究表明:5 种肾上腺素受体配体对血管平滑肌细胞 a1 受体、5 种肾上腺素受体配体对心肌细胞 1 受体的亲和力与色谱保留参数排序基本相同,并具有明显相关性。张延妮等通过 4 种川芎化学成分在心肌细胞膜固定相色谱柱上的保留性,研究其与心肌细胞受体的作用。已完成的大量实验显示:CMC 法可以反映药物与受体的特异性、竞争性和饱和性结合。细胞膜色谱参数容量因子可在一定程度上反映药物和受体的亲和力,两者之间存在正相关关系,CMC 保留参数的大小除了与药物亲和力大小有关外,可能还受其他因素如化合物极性大小的影响。

对中药复杂体系的质量控制是中药现代化研究的关键问题。有报道,采用 CMC 法,建立了对有效部位定性和有效成分定量的分析方法,对可全面有效地控制中药及其复方制剂的质量。

CMC 法可用于研究药物与受体的生物亲和作用,但受到非特异性影响因素较多,而不能用于受体亚型药物的筛选。随着分子生物学技术的发展,通过基因克隆和细胞转染技术可方便地获得细胞膜高表达单一受体的细胞株,在此基础上进行细胞膜受体的高表达细胞株的膜色谱柱制备,建立起各种单一受体高表达的 CMC 系统,可以进行大规模高通量的药物筛选。张典等在 CMC 法用于受体亚型药物的筛选做了有益的探索,并取得初步进展。

CMC 法利用药物与膜受体间存在的特异性亲和力,成功地将药物体内的作用过程在色谱柱内进行动态模拟。CMC 法的优势是最大限度地保持了细胞膜的整体性、和膜受体的立体结构和活性。药物与细胞膜及膜受体间的立体作用(疏水性、电荷、氢键)将会不同程度地通过色谱的各种表征参数定量反映。CMC 法无须放射性配体标记,膜受体处于自然活性状态,不用制备人工膜,简便易行,一个细胞膜色谱柱可反复应用,提高了工作效率。但 CMC 法使用的大多是自然生物膜(组织细胞),膜受体的密度较小,柱效较低,色谱柱寿命通常比较短,自然生物膜存在有多种活性蛋白,药物可能与多种受体或通道蛋白结合,容量因子反映药物与细胞膜上多种受体的协同结合效应,因此 CMC 法研究中常受非特异结合的因素的干扰,尚不能完全模拟体内复杂环境以及机体内其他系统对药物发挥药效作用的影响。同时,固定相的制备、色谱柱流动相、缓冲溶液的组成、pH 值、柱温、柱压、流速等要求较苛刻,对流动相难以进行灵活地调整,因此 CMC 技术还有待进一步系统化和规范化。

CMC 法属于细胞水平的筛选模型,可以进行大规模高通量的药物筛选,实验过程中加入阳性对照药或工具药并进行药效实验验证可以使结果更具可信性,更易于评价药物的作用。CMC 法研究的深入在药理学形成和发展进程中发挥了巨大推动作用,具有极大的发展潜力。为植物药的开发利用和定性定量分析提供了科学实验依据;为创新药物研究的高通量筛选提供了细胞膜水平筛选平台;全面有效地控制中药及其复方制剂的原料及其制剂的质量。随着现代技术的不断进步,相信 CMC 法在药物研究、分析领域取得突破性进展是可以预期的。

三、仿生物膜色谱法

仿生物膜色谱法(artificial biomembranechromatography)以脂质体、蛋黄卵磷脂、大豆卵磷脂等为固定相配基,模拟生物膜的脂质双层结构,可以用来分离酶、蛋白质,研究药物透过生物膜的过程,预测药物的活性参数,或在仿生物膜中嵌入各种配基以实现特定的色谱目的。

药物的肠吸收是一个非常复杂的生理过程。中草药主要以口服的形式给药,影响口服药物吸收到血液运输系统的因素很多,比如药物的水溶性差,在吸收部位的特定环境下容易形成沉淀,易被消化道内微生物降解,存在小肠及肝脏的首过代谢等因素都可降低药物的吸收。试图用单一的模型反映所有的影响因素几乎是不可能的。毛希琴等采用涂敷磷脂的硅胶为仿生物膜色谱固定相,用 3 种缓冲条件模拟小肠吸收的缓冲环境,色谱保留值叠迭加的结果能够与药物的肠吸收指数较好地拟合，且好于单一 pH 值条件下的拟合结果，与传统的根据 C_{18}反相色谱的保留值及辛醇-水系统下的分配系数预测药物的活性参数相比，用仿生物膜色谱法预测的准确度更高。其中涂敷磷脂形成的脂环境能够较好地模拟细胞膜所起的作用，使得用色谱模型预测药物的小肠吸收的准确程度有了很大提高。同时由于该模型制备简便且有良好的稳定性，因而可用做分析药物的小肠吸收的体外检测模型，在药物的初步筛选方面展示出良好的应用前景。

四、细胞生物色谱法

细胞生物色谱法(cell biochromatography)是以人或动物的活细胞为固定相，是研究药物与活细胞相互作用的理想技术。Zeng 等首次将人红细胞固着在凝胶颗粒中，研究了红细胞膜上葡萄糖传输蛋白 Glut 1 的活性，由于 Glut 1 选择性地与 D-葡萄糖结合，红细胞膜对 L-葡萄糖来说是非透过性膜，结果成功地实现了 D-葡萄糖与 L-葡萄糖的拆分，Glut 1 的这种立体异构体拆分能力被 D-葡萄糖的竞争抑制剂细胞松弛素 B 抑制。与 Brekkan 等的报道一致，当 Glut 1 周围的天然类脂环境被改变时，其活性明显减弱，但是 D-葡萄糖的另一竞争抑制剂 forskolin、与 Glut 1 的亲和力不受环境改变的影响。这种人红细胞色谱柱可以使用 10 ~ 15 d。

第十六章
分子蒸馏技术

第一节　概　述

分子蒸馏(也称短程蒸馏),是在高真空下(0.1～100 Pa)进行的连续蒸馏。它是一种特殊的液-液分离技术,其实质是分子的蒸发过程。分子蒸馏技术产生于20世纪20年代,是伴随着真空技术及真空蒸馏技术的发展而发展起来的。自20世纪30年代出现以来,得到了世界各国的重视。至20世纪60年代,为适应浓缩鱼肝油中维生素A的需要,分子蒸馏技术得到了工业化应用。在日、英、美、德及苏联相继设计制造了多套分子蒸馏装置,用于浓缩维生素A等的生产。但当时由于各种因素,应用面太窄,发展速度很慢。然而,在过去的几十年中,世界各国都在不断地扩大和完善该项技术在工业化中的应用,特别是20世纪80年代以来,随着人们对天然物质的青睐,回归自然的潮流兴起,随之,分子蒸馏技术得到了迅速的发展。目前,它已成为分离技术中的一个重要分支。分子蒸馏是一项很有前途,能广泛应用于工业化生产的分离技术,能解决大量常规蒸馏技术所不能解决的问题。分子蒸馏能在极高的真空度下操作,它依据分子运动平均自由程的差别,能使液体在远低于其沸点的温度下将其分离,特别适用于高沸点、热敏性及易氧化的化合物的分离。又因为该技术具有蒸馏温度低于物料的沸点、蒸馏压强低、受热时间短、分离程度高等特点,因而能大大降低高沸点物料的分离成本,极好地保护了热敏物料的品质。该项技术已广泛应用于天然保健品的提取,可摆脱化学处理方法的束缚,真正保持了纯天然的特性,使保健产品的质量迈上了一个新台阶,也越来越多地应用于中药的分离中。

目前,我国的分子蒸馏技术已进入世界先进行列。但总体来说,我国对其研究起步较晚(开始于20世纪80年代),特别是在工业化应用方面还不够广泛,许多理论性研究还要大力开展。今后的发展目标应围绕分子蒸馏技术的理论研究和工业化推广应用研究两个方面进行。

一、分子蒸馏技术的基本原理

分子蒸馏的分离作用是依据液体分子受热会从液面逸出,而不同种类分子逸出后,在气相中,其运动的平均自由程(即一个分子在相邻两次碰撞之间所经过的路程称为分子运动自由程,在某时间间隔内分子运动自由程的平均值称为平均自由程)不同这一性质来实现的。

1. 分子运动平均自由程　任意一个分子在运动过程中都在不断地变化其自由程,在某时间间隔内自由程的平均值为平均自由程。

则有等式:

$$\lambda m = Vm/f \tag{1}$$

$$f = Vm/\lambda m \tag{2}$$

式(1)(2)中,Vm 为某一分子的平均速度;f 为碰撞频率;λm 为平均自由程。

由热力学原理可知,

$$f = \sqrt{2}\,Vm \cdot \frac{\pi d^2 P}{KT} \tag{3}$$

式(3)中,d 为分子有效直径;P 为分子所处空间的压强;T 为分子所处环境的温度;K 为波尔兹曼常数。

则:

$$\lambda m = \frac{K}{\sqrt{2}\,\pi} \cdot \frac{T}{d^2 P} \tag{4}$$

从公式(4)可以看出:混合液中不同组成的分子,其有效直径不同,导致分子平均自由程不同,轻分子的平均自由程大,而重分子的平均自由程小。如果冷凝面与蒸发面的间距小于轻分子的平均自由程,而大于重分子的平均自由程,这样轻分子被冷却收集而重分子又返回到蒸发面,从而实现了分离,这就是分子蒸馏的基本原理。

2. 分子运动平均自由程的分布规律　分子运动自由程的分布规律可表示为:

$$F = 1 - e^{-\lambda/\lambda m} \tag{5}$$

式中,F 为自由程小于或等于 1 的概率;λm 为分子运动的平均自由程;λ 为分子运动自由程。

由公式可以得出,对于一群相同状态下的运动分子,其自由程等于或大于平均自由程 λm 的概率为:

$$1 - F = e^{-\lambda m/\lambda m} = e^{-1} = 36.8\% \tag{6}$$

3. 分子蒸馏的基本原理　由分子运动平均自由程的公式(6)可以看出,不同种类的分子,由于其分子有效直径不同,其平均自由程也不相同,即不同种类的分子逸出液面后不与其他分子碰撞的飞行距离是不相同的。

分子蒸馏技术正是利用不同种类分子逸出液面后平均自由程不同的性质予以实现的。因为轻分子的平均自由程大,重分子的平均自由程小,若在离液面小于轻分子的平均自由程而大于重分子平均自由程处设置一块冷凝板,使得轻分子落在冷凝面上被冷凝,而重分子因达不到冷凝板而返回原来液面,这样混合物就得到分离了。

如图 16-1 所示,液体混合物沿加热板自上而下流动,被加热后能量足够的分子逸出液面,质量较轻的分子其分子运动平均自由程($\lambda_{轻}$)大,质量较重的分子其分子运动平均自由程($\lambda_{重}$)小,在离液面距离小于轻分子的分子运动平均自由程而大于重分子的分子运动平均自由程处设置了一块冷凝板,此时,气体中的轻分子能够到达冷凝板,由于在冷凝板上不断被冷凝,破坏了体系中轻分子的动态平衡,从而使混合液中的轻分子不断逸出;相反,气体中重分子因不能到达冷凝板,很快与液相中重分子趋于动态平衡,表观上重分子不再从液相中逸出，这样，液体混合物便达到了重分子和轻分子分离的目的。

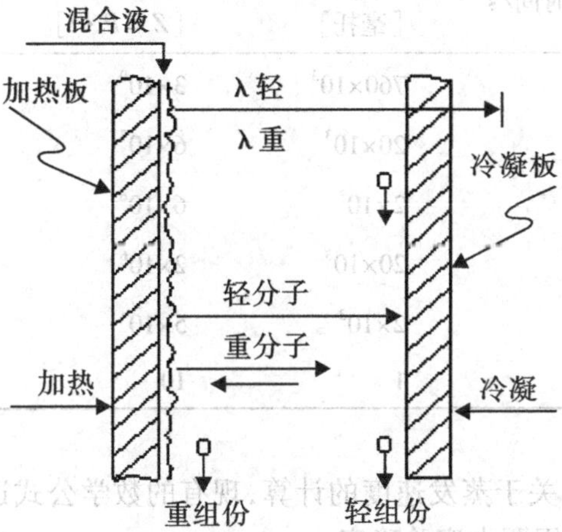

图 16-1　分子蒸馏原理

4. 分子蒸馏技术中的相关模型　对于许多物料而言，至今还没有可供实际应用的数学模型来准确地描述分子蒸馏中的变量参数，实际的应用仍需靠经验的总结。但是由经验从各种规格蒸发器中获得的蒸发条件，可以安全地推广到生产装置的设计中。相关的模型有：

(1)膜形成模型　对于降膜、无机械运动的垂直壁上的膜厚，Nasselt 公式为：

$$\sigma m=(3v^2Re/g)^{1/3} \tag{7}$$

式(7)中：σm 为名义膜厚[米]；v 为物料动力黏度[$m^2 \cdot s^{-1}$]；g 为重力加速度[$m \cdot s^{-2}$]；Re 为雷诺数，无因次；$Re>400$ 时，该方程成立。

$$Re=\upsilon/v \tag{8}$$

式(8)中：υ 为表面载荷[$m^3 \cdot s^{-1} \cdot m^{-1}$]

对于机械式刮膜来看，上述公式并不适用，一般由实验确定，其膜厚大致为 0.05 ~0.5 mm。

但从上述公式可以看出机械式刮膜中，膜厚的影响参数主要有表面载荷、物料黏度和刮片元件作用于膜上的力。

热分解模型 Hickman 和 Embree 对分解概率给出以下公式：

$$Z=P \cdot t \tag{9}$$

式(9)中：Z 为分解概率；P 为工作压力(与工作温度 T 成正比)；t 为停留时间[s]。

其中停留时间取决于加热面长度、物料黏度、表面载荷和物料的流量，通过分解概率可以看出物料的热损伤。

表 16-1 为相同物料在不同蒸馏过程中的热损伤比较一览表。从表 16-1 中可以看到物料在分子蒸馏中的分解概率和停留时间比其他类型的蒸馏器低了几个数量级。因此，用分子蒸馏可以保证物料少受破坏，从而保证了物料的品质。

表 16-1 不同蒸馏过程中的热损伤比较一览表

系统类型	停留时间/s	工作压力 [毫托]	分解概率 [$Z=P\cdot t$]	稳定性指数 [$Z_1=\lg Z$]
间歇蒸馏柱	4000	760×10^3	3×10^9	9.48
间歇蒸馏	3000	20×10^3	6×10^7	7.78
旋转蒸发器	3000	2×10^3	6×10^6	6.78
真空循环蒸发器	100	20×10^3	2×10^6	6.3
薄膜蒸发器	25	2×10^3	5×10^4	4.7
分子蒸发器	10	1	10	1

(2)蒸发速度模型　关于蒸发速度的计算，现有的数学公式适用于理论上分子蒸馏的模型研究，而实际的应用要由实验确定。

推广的 Lang Muir-Knudsen 方程为：

$$G = k\cdot p\cdot (M/T) \tag{10}$$

式(10)中：G 为蒸发速度[$kg/m^2\cdot h$]；M 为分子量；P 为蒸汽压[mbar]；T 为蒸馏温度[k]；k 为常数。

二、分子蒸馏技术的特点

从分子蒸馏的技术原理及设备设计的形式来看，分子蒸馏技术与常规蒸馏或减压蒸馏技术相比，是一种温和的分离技术，它具有如下一些特点。

1. 蒸馏压强低，真空度高　常规蒸馏装置由于存在填料或塔板的阻力，所以系统很难获得较高的真空度，一般仅能达到 5 kPa 左右。而分子蒸馏装置由于内部结构比较简单，压强极小，所以极易获得相对较高的真空度(0.1～100 Pa)，更有利于进行物料的分离。

2. 蒸馏温度低　常规蒸馏是在物料沸点温度下进行的操作，而分子蒸馏是利用不同种类的分子逸出液面后的平均自由程不同的性质来实现分离的，所以可在远低于沸点的温度下进行操作，物料并不需要沸腾，操作温度比常规真空蒸馏可低 50～100 ℃。由此可见，分子蒸馏技术更有利于节约能源，特别是一些高沸点、热敏性物料的分离，更适宜于采用此技术。

从以上两个特点可得出，分子蒸馏一般是在远低于常规蒸馏温度的情况下进行的操作。一般常规真空蒸馏或真空精馏由于是在沸腾状态下操作的，其蒸发温度比分子蒸馏高得多。加之其塔板或填料的阻力，比分子蒸馏大得多，所以其操作温度比分子蒸馏要高得多。如某混合物在真空蒸馏时的操作温度为 260 ℃，而同一混合物在分子蒸馏中仅需要 150 ℃。

3. 物料受热时间短　由分子蒸馏原理可知，受加热的液面与冷凝面间的距离要求小于轻分子的平均自由程，而由液面逸出的轻分子，几乎未经碰撞就到达冷凝面，所以受热时间很短。另外，混合液体呈薄膜状，使液面与加热面的面积几乎相等，这样物料在蒸馏过程中受热时间就变得更短。对真空蒸馏而言,受热时间为 1 h,而分子蒸馏仅需要十几秒。

对常规蒸馏而言,被分离组分从沸腾液面逸出到冷凝馏出,由于所走的路程较长,所以受热时间较长;而分子蒸馏由于气态分子从液面逸出到冷凝面,冷凝所走的路径要小于其平均自由程,距离较短,所以物料处于气态这一受热状态的时间就较短,一般仅为 0.05 ~15 s。

4. 分离程度更高　分子蒸馏常常用来分离常规蒸馏不易分开的物质(不包括同分异构体的分离)。而对用两种方法均能分离的物质而言,分子蒸馏的分离程度更高,而分离程度与相对挥发度有关。

分子蒸馏的相对挥发度：　$\alpha_\tau = P_1/P_2\sqrt{\dfrac{M_2}{M_1}}$　(11)

式(11)中,M_1为轻组分分子量;M_2为重组分分子量。

而常规蒸馏时的相对挥发度：　$\alpha = P_1/P_2$　(12)

在P_1/P_2相同的情况下,重组分的分子量M_2比轻组分的分子量M_1大;所以α_τ比α大。这就表明同种混合液分子蒸馏较常规蒸馏更易分离。

分子蒸馏的上述特点使得该技术对分离高相对分子质量、高沸点的物质及热稳定性极差的有机混合物上具有独特的优势。

三、分子蒸馏技术与传统蒸馏技术的比较

分子蒸馏的特点决定了它在实际应用中较传统蒸馏技术有以下明显的优势(表 16-2)。

1. 由于分子蒸馏真空度高,操作温度低且受热时间短,对于高沸点和热敏性及易氧化物料的分离,有常规方法不可比拟的优点,能极好地保证物料的天然品质。可被广泛应用于天然物质的提取。

2. 分子蒸馏不仅能有效地去除液体中的低分子物质(如有机溶剂、臭味等),而且能选择性地蒸出目的产物,去除其他杂质。

3. 分子蒸馏能实现传统分离方法无法实现的物理过程,因此,在一些高价值物料的分离上被广泛做为脱臭、脱色及提纯的手段。还可很好地保护被分离物质不受污染和破坏。随着工业化的发展,分子蒸馏技术已广泛应用到高附加值物质的分离中,特别是天然药物的分离,因而被称为天然品质的保护者和回归者。

表 16-2　分子蒸馏和常规蒸馏方法的比较

内容	分子蒸馏	常规蒸馏
原理	基于不同分子平均自由程的差别	基于不同分子沸点差别
分离效率	高	低
操作温度	远低于沸点	在沸点下
操作压强	在高真空条件下,一般在 0.1 Pa 数量级	常压或真空条件
受热时间	短,约 10 s	长,若为真空蒸馏需 1 h

第二节 分子蒸馏流程及装置

分子蒸馏技术的核心是分子蒸馏装置，分子蒸馏装置在结构设计中，必须充分考虑液面内的传质效率及加热面与冷凝板的间距。

对分子蒸馏的设备，各国研制的形式多种多样。迄今为止，已研制开发了多种结构的分子蒸馏体系，主要表现 3 种类型：一是降膜式，二是刮膜式，三是离心式。应用较广的为转子刮膜式及离心薄膜式。这些形式的分离装置，也一直在被不断地改进和完善，特别是针对不同的样品时，其装置结构与配套设备要有不同的特点，因此，就分子蒸馏装置本身来说，其开发研究的内容十分丰富。

降膜式分子蒸馏装置为早期形式，结构简单，但由于液膜厚，效率差，现在世界各国很少采用。

刮膜式分子蒸馏装置，形成的液膜薄，分离效率高，较降膜式结构复杂，应用稍多。

离心式分子蒸馏装置，依靠离心力成膜，液膜薄，蒸发效率高，但结构复杂，制造及操作难度大。

为了提高分离效率，往往需要采用多级串联使用。即离心薄膜式和转子刮膜式串联，前一种体系的处理量大，适用于工业；实验室用的多为刮膜式分子蒸馏器。不管何种形式的分子蒸馏装置，其原理都是相同的。

从公式$\lambda m=\frac{K}{\sqrt{2}\pi}\cdot\frac{T}{d^2P}$中可知，λm 与温度成正比，而与压强及分子直径的平方成反比，所以设计时要考虑真空度越高越利于蒸发，而温度又不能过高，以避免热分解。另一个重要的因素是分子蒸馏利用液膜受热使分子扩散而不同于沸腾蒸发，液膜厚度不能太厚，一般在几十到几百微米，所以设计研制分子蒸馏设备的技术关键是真空度和液膜厚度。

分子蒸馏主要分为 4 个步骤。

分子从液相主体向蒸发面扩散；分子从蒸发面（即加热面）上自由蒸发；分子从蒸发面向冷凝板飞射，在飞射过程中，可能与残存的空气分子碰撞，也可能相互碰撞。但只要有合适的真空度，使蒸发分子的平均自由程大于或等于两面（蒸发面与冷凝面）之间的距离即可，过分提高真空度毫无意义；分子在冷凝面上冷凝，冷凝面形状合理且光滑，从而完成对该物质分子的分离提取。分子蒸馏工艺流程简图及分子蒸馏装置图见图 16-2，图 16-3。

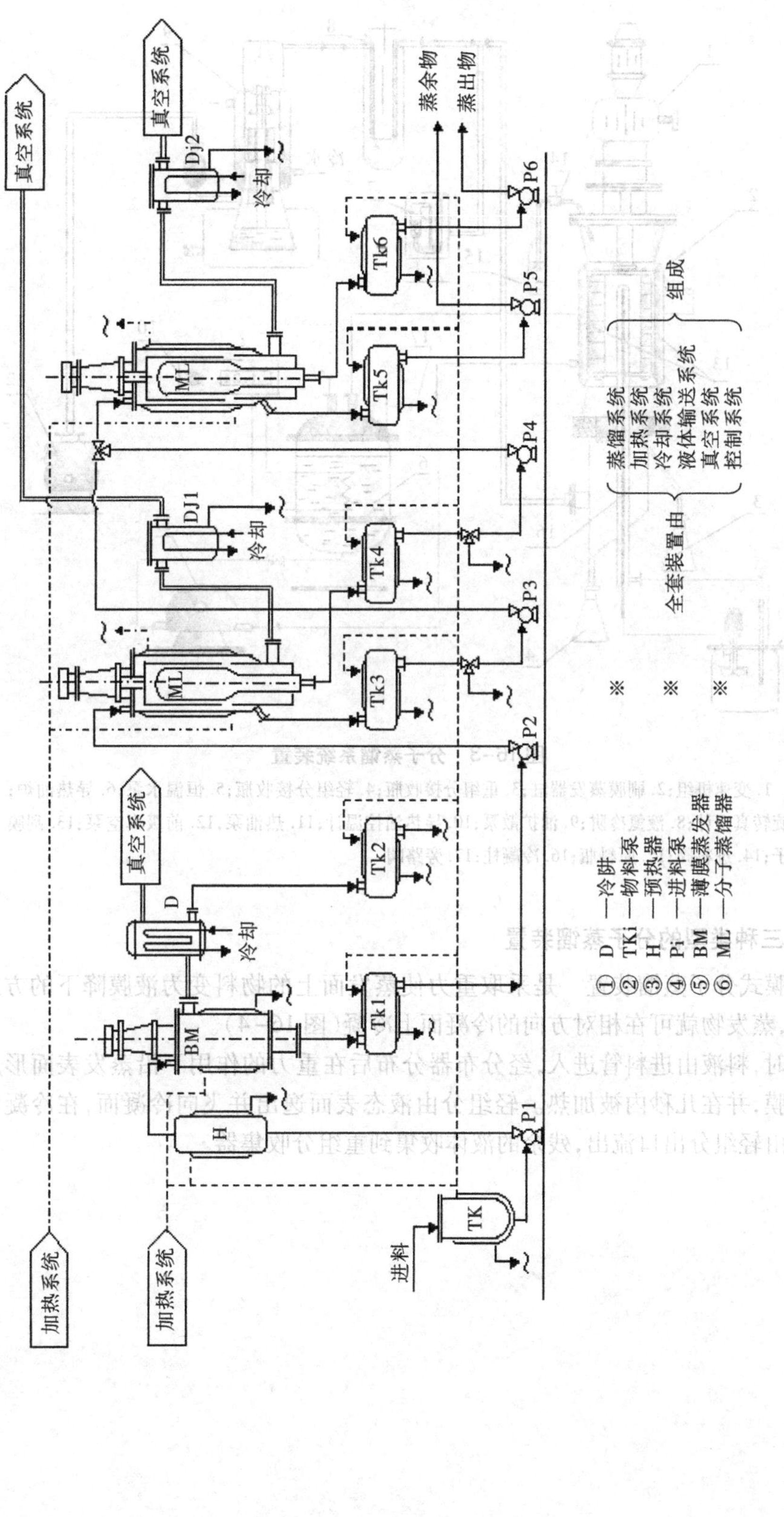

图16-2　分子蒸馏工艺流程

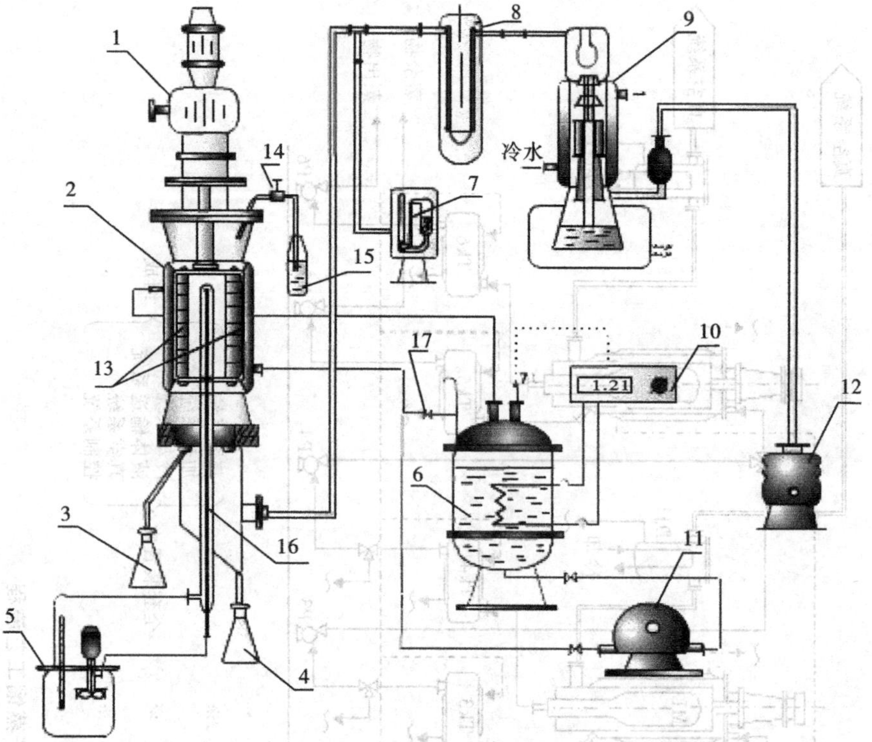

图 16-3 分子蒸馏系统装置

1. 变速机组;2. 刷膜蒸发器缸;3. 重组分接收瓶;4. 轻组分接收瓶;5. 恒温水泵;6. 导热油炉;7. 旋转真空计;8. 液氮冷阱;9. 油扩散泵;10. 导热油控温计;11. 热油泵;12. 前级真空泵;13. 刮膜转子;14. 进料阀;15. 原料瓶;16. 冷凝柱;17. 旁路阀

(一)三种类型的分子蒸馏装置

1. 降膜式分子蒸馏装置　是采取重力使蒸发面上的物料变为液膜降下的方式。将物料加热,蒸发物就可在相对方向的冷凝面上冷凝(图 16-4)。

工作时,料液由进料管进入,经分布器分布后在重力的作用下沿蒸发表面形成连续更新的液膜,并在几秒内被加热。轻组分由液态表面逸出并飞向冷凝面,在冷凝面冷凝成液体后由轻组分出口流出,残余的液体收集到重组分收集器。

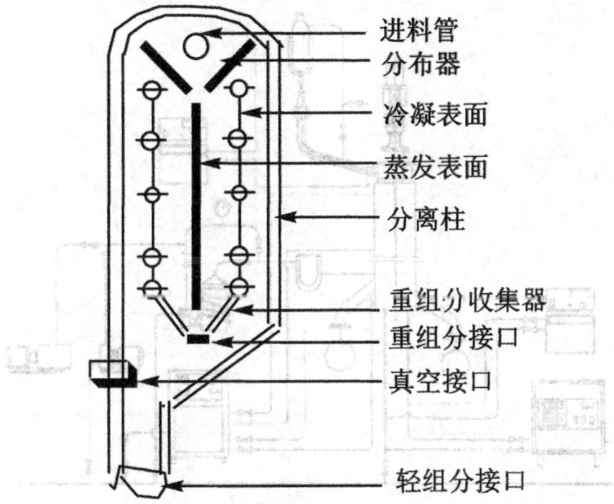

图 16-4　降膜式分子蒸馏器原理

2. 刮膜式分子蒸馏装置　采用重力使蒸发面上的物料变为液膜降下的方式，但为了使蒸发面上的液膜厚度小且分布均匀，在蒸馏器中设置了一块硬碳或聚四氟乙烯制成的转动刮板。该刮板不但可以使往下流的液层得到充分搅拌，还可以加快蒸发面液层的更新，从而强化了物料的传热和传质过程。其优点是：液膜厚度小，并且沿蒸发表面流动；被蒸馏物料在操作温度下停留时间短，热分解的危险性较小，蒸馏过程可以连续进行，生产能力大。缺点是：液体分配装置难以完善，很难保证所有的蒸发表面都被液膜均匀覆盖；液体流动时常发生翻滚现象，所产生的雾沫也常溅到冷凝面上。但由于该装置结构相对简单，价格相对低廉，现在的实验室及工业生产中，大部分都采用该装置（图 16-5，图 16-6）。

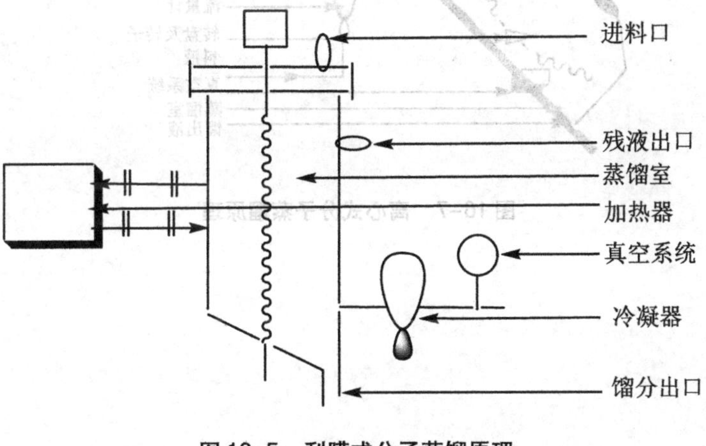

图 16-5　刮膜式分子蒸馏原理

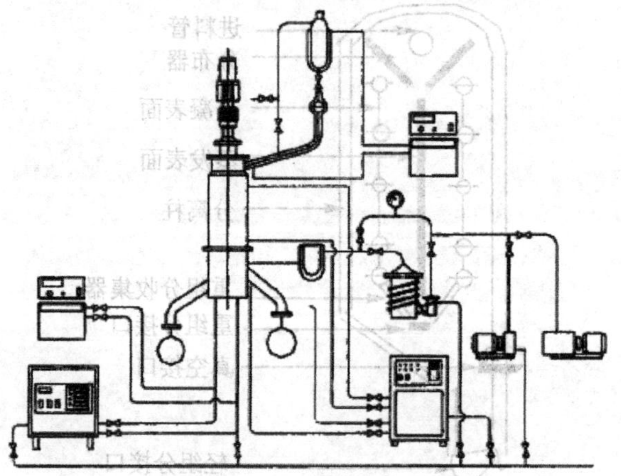

图 16-6 刮膜式分子蒸馏装置

3. 离心式分子蒸馏装置 将物料送到高速旋转的转盘中央，并在旋转面扩展形成薄膜，同时加热蒸发，使之在对面的冷凝面冷凝，该装置是目前较为理想的分子蒸馏装置。但与其他两种装置相比，要求有高速旋转的转盘，又需要较高的真空密封技术。离心式分子蒸馏器与刮膜式分子蒸馏器相比具有以下优点：由于转盘高速旋转，可得到极薄的液膜且液膜分布更均匀，蒸发速率更快、分离效率更高；物料在蒸发面上的受热时间更短，降低了热敏物质热分解的概率；物料的处理量更大，更适合工业上的连续生产（图 16-7）。

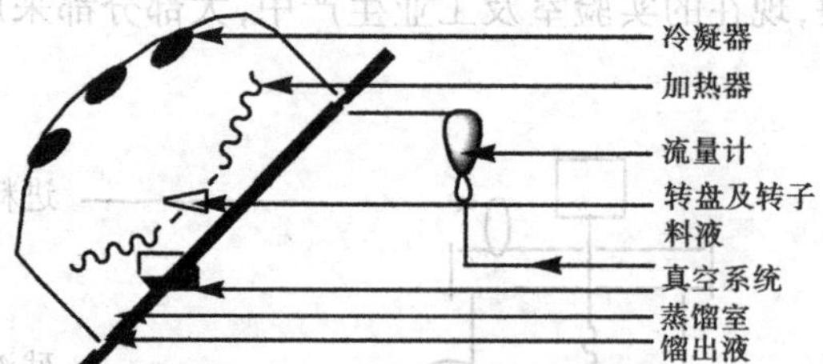

图 16-7 离心式分子蒸馏原理

在生产实践中，为提高分离效率，往往需要多级串联使用而实现不同物质的多级分离。可分为多级同式串联和多级混式串联。

（二）以刮膜式分子蒸馏装置为例介绍实际生产中的主要操作因素

蒸馏温度、系统压力、进料速率、进料温度、刮膜器转速等操作因素对实际生产影响较大。

郑弢等应用刮膜式分子蒸馏器对α-亚麻酸的提纯进行了研究。考察了蒸馏温度、系统压力、进料速率、进料温度、刮膜器转速等操作因素对α-亚麻酸产品纯度与收率的影响，获得了最佳工艺条件。试验采用多级操作方式，蒸馏温度 90～105 ℃；操作压力 0.3～1.8 Pa；进料温度 60 ℃；进料速率 90～100 mL/h；刮膜器转速 150 r/min。经过四级分子蒸馏，可以将原料中的α-亚麻酸由原来的 67.5% 提纯至 82.3%。

α-亚麻酸（linolenic acid）是十八碳三烯酸，为多不饱和脂肪酸，医学研究表明α-亚麻酸对人体具有多种生理调节功能。

试验所用分离装置为 VKL70 型刮膜式分子蒸馏设备，由德国 VTA 公司生产。装置见图 16-8。

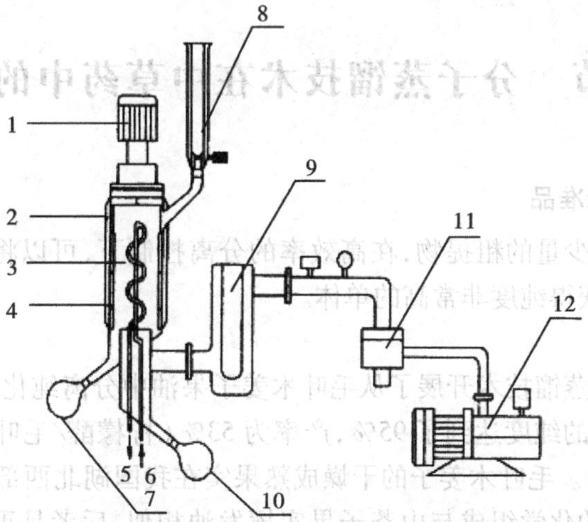

图 16-8　刮膜式分子蒸馏装置

1. 转子驱动马达；2. 加热夹套；3. 冷凝管；4. 刮膜转子；5. 冷凝水出口；6. 冷凝水入口；7. 重组分收集瓶；8. 进料器；9. 冷阱；10. 轻组分收集瓶；11. 油扩散泵；12. 真空泵

粗α-亚麻酸原料从进料器经计量后进入分子蒸馏装置，在刮膜器的高速转动作用下，均匀分布于加热蒸发面上，蒸发面由导热油精确控温。原料在蒸发面上被加热，在高真空条件下，易挥发组分经中间冷凝器并冷凝成液体，沿着冷凝器流入轻组分收集瓶；α-亚麻酸为相对挥发度较低的重组分，沿着蒸馏筒体的内壁流入重组分收集瓶。为了防止挥发物进入真空系统，须在管路上设置冷阱，冷阱中加入液氮作为冷却剂。由于真空系统有中间冷凝管和冷阱的双重冷凝作用，保证了整个系统操作压力的均衡。

分析采用 PERKINELMER Auto System XL 型气相色谱仪。色谱柱直径 0.53 mm×30 m毛细管柱;载气为氮气(流速2.0 mL/min),柱前压(1.12×105 Pa);检测器FID(氢离子火焰检测器);氢气流量30 mL/min。程序升温,起始140 ℃,保留1 min,以10 ℃/min的速率升温至180 ℃,保留5 min,再以5 ℃/min升温至210 ℃,保留3 min,再以30 ℃/min升温至250 ℃,保留20 min。进样口温度230 ℃;进样量0.2 μL。

在相同压力下,随着蒸馏温度的升高,α-亚麻酸酸的收率逐渐降低。这是因为产品α-亚麻酸是原料中的较重组分,所以随着蒸馏温度的升高,与轻组分一同蒸馏出去的α-亚麻酸的比例增加,导致重组分中剩余α-亚麻酸的绝对量减少,收率降低。在相同的蒸馏温度下,随着操作压力的升高,产品中α-亚麻酸的收率逐渐增加。

随着蒸馏温度的升高,被蒸馏出去的轻组分的比例逐渐增中,剩余在重组分中的较轻组分的比例减少,α-亚麻酸在产品中的纯度逐渐增加;当温度高于120 ℃时,α-亚麻酸随着轻组分一同馏出的比例增加很快,导致重组分中α-亚麻酸的含量减少。在确定的操作压力下,蒸馏温度过高对产品纯度的影响是不利的。

在进行刮膜式分子蒸馏时,进料速率将决定物料在蒸发壁面上的停留时间,直接影响分子蒸馏的效率和产品的纯度。

第三节 分子蒸馏技术在中草药中的应用

(一)制备药物标准品

分子蒸馏技术用少量的粗提物,在高效率的分离控制下,可以将标准品与其他组分进行清晰切割,从而获得纯度非常高的单体。

实例一:

王发松等用分子蒸馏技术开展了从毛叶木姜子果油中分离纯化柠檬醛的工艺研究,结果所得到的柠檬醛的纯度达到了95%,产率为53%(柠檬醛/毛叶木姜子果油),柠檬醛的损失率仅为15%。毛叶木姜子的干燥成熟果实在我国湖北西部等地作"毕澄茄"入药,其挥发油中所含的化学组成与山苍子果实挥发油相似,后者是重要的香精和工业原料柠檬醛的天然资源。

采用了分段蒸馏,经检测分析,馏出物A中主要为柠檬烯等低沸点组分,柠檬醛含量较低。馏出物B、C、D、E中主要为柠檬醛(顺式柠檬醛和反式柠檬醛)。经面积归一化法计算,馏出物B、C、D、E中柠檬醛的总相对含量分别为84.55%、96.23%、88.56%、5.73%。

因此,分子蒸馏这一现代分离技术在从毛叶木姜子果油中分离天然柠檬醛方面具有一定的可行性和工业化前景(图16-9)。

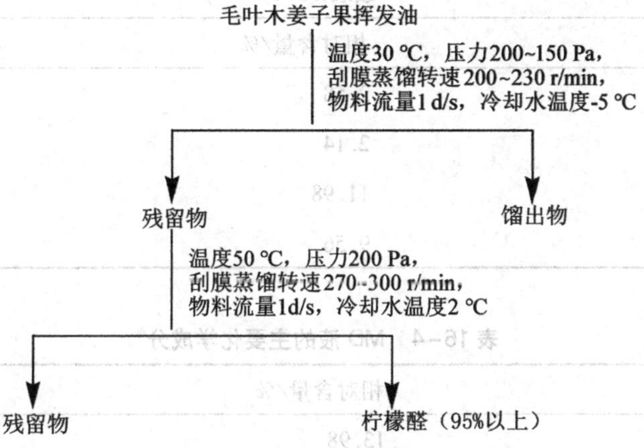

图 16-9 毛叶木姜子果油中柠檬醛分离

其中柠檬醛含量达到95%以上,可作为药物标准品使用。

(二)提高原有中草药产品质量

采用分子蒸馏技术进一步提纯(包括脱色、脱臭、纯化等),使得中草药的疗效、价位将可以得到大幅度提高。

实例二:

张忠义等[67]采用超临界 CO_2流体萃取($SFE-CO_2$)与分子蒸馏(MD)两项技术对干姜有效成分进行萃取与分离,并用气相色谱-质谱联用技术对干姜超临界 CO_2萃取物及其分子蒸馏液进行分析比较,发现 MD 液中有效成分含量高,而且杂质含量少。

取 250 mL 超临界 CO_2萃取物进行分子蒸馏:进料速度 1.2 ~ 1.5 mL/min,真空度 10 ~ 15 Pa,加热温度 120 ℃,冷却温度 3 ~ 6 ℃,转速 280 ~ 300 r/min。收集蒸馏液 110 mL,进行 GC-MS 分析。结果从萃取物中共分离出 49 种化学成分,其中相对含量在 2% 有 10 种,主要成分为 α-traps-β-bergamotene 和 α-bergamobeneo。蒸馏液中共分离出 32 种化学成分,其中相对含量在 2% 以上的有 5 种,见表 16-3 和表 16-4,主要成分为 α-zingiberene 和β-sesquiphllandrene。

表 16-3 $SFE-CO_2$萃取物主要化学成分

组分名称	相对含量/%
香桧烯	7.03
α-姜黄烯	7.73
α-顺-β-香柑油烯	27.22
α-香柑油醇	30.98
β-倍半水芹烯	15.80
姜黄烯	6.41

续表 16-3

组分名称	相对含量/%
油酸	2.58
亚油酸	2.14
姜醇	11.98
姜烯酚	9.56

表 16-4 MD 液的主要化学成分

组分名称	相对含量/%
α-姜黄烯	13.98
姜醇	31.22
E,E,α-金合欢烯	12.32
β-甜没药烯	7.30
β-倍半水芹烯	16.44

结果显示(表 16-4)MD 液中有效成分含量高,而且杂质种类及含量较少,起到提高原有中草药产品质量的作用。

(三)开发中草药新品种

分子蒸馏技术所具有的对天然活性物质进行高效分离和纯化的特点,为单体成分的分离纯化从而开发新药提供了有效途径。

实例三:

许松林[68]等将分子蒸馏技术用于创制一类新药中,银杏叶中含有 5 种银杏内酯,A、B、C、J 和 M,其中银杏内酯 B 在银杏叶中的含量仅为 0.2%,由于 5 种内酯的结构很相似,传统方法很难将其分离,如采用分子蒸馏技术,分离难度将大大降低,能较好地得到 5 种银杏内酯 A、B、C、J 和 M。所以分子蒸馏技术就可以解决普通方法不易将其分离的难题,得到新的化合物,开发中草药新品种。

实例四:

王发松等[69]利用分子蒸馏技术对经超临界 CO_2 萃取所得的干姜油进行了分离纯化,并经化学组成分析,结果干姜油中的萜类和姜辣素类组分被成功分离开。姜辣素类组分中姜烯酚类化合物的含量达到了 86% 以上,6-姜酚的含量达到了 60% 左右,分离出萜类成分中的 6-姜烯和丁香烯的含量分别达到了 55% 和 20% 以上。可见,利用分子蒸馏新技术能够较好地将姜油中的萜类和姜烯酚类化合物分离开来,达到制备有效部位,开发中药新品种的目的。

实例五:

高英等[70]用分子蒸馏技术对超临界 CO_2 萃取得到的苍术油进行有效部位的分离,以 HPLC 法和 GC-MS 技术对各水平精制的苍术油进行苍术素含量及分离后的剩余物测定。

结果在温度为 105 ℃、真空度为 100 Pa 的条件下，苍术油中的苍术素含量为 52.17%，达到有效部位用药的要求，为开发中药新产品提供依据。

（四）提高中草药生产效率

由于分子蒸馏可在高真空及低温下连续操作，并且对中草药有效成分热损伤小、无污染、提取率高，因此可避免传统的间歇式、高温蒸馏的缺点，从而大大提高生产效率。

实例六：

土鹏等[71]采用 SFE-CO_2技术对连翘挥发油进行提取，然后用 MD 对所得到的挥发油进行分离，并用气相色谱-质谱联用仪进行检测。结果表明蒸出物 1 含萜品醇-4 和 α-萜品醇，含量分别为 87.61% 和 12.39%，馏出物 2 主要含β-蒎烯和萜品醇-4，含量分别为 54.46% 和 26.40%，由实验结果可见，分子蒸馏可使挥发油中的某些化学成分相对含量大大提高。

将分子蒸馏装置进行加热，当温度达到 100 ℃时，打开真空泵抽真空，当真空度达到 100 Pa 时，将超临界萃取物加热至 60 ℃融化后从进料口加入，调节转子刮膜的转速为 260～280 r/min，流速 2 mL/min，从两个出料口分别得蒸出物 1 和馏出物 1。蒸出物 1 为红色水状液体，收得率 19.6%；将分子蒸馏装置进行加热，当温度达到 200 ℃时，打开真空泵和增压泵抽真空，当真空度达到 5 Pa 时，将馏出物 1（110 mL）加热至 60 ℃融化后从进料口加入，调节转子刮膜的转速为 260～280 r/min，流速 2 mL/min，从两个出料口分别得蒸出物 2 和馏出物 2，蒸出物 2 为红色油状液体，约 40 mL，收得率 26.1%。用气-质联用进行分析鉴定，分析条件同上，峰面积归一化法定量。

由实验结果可见，分子蒸馏可使挥发油中的某些化学成分相对含量大大提高。提示通过对蒸馏条件的探索，可将分子蒸馏应用于某些化学成分的提纯分离，极大地提高了生产效率。

实例七：

古维新等[72]采用分子蒸馏法对独活超临界 CO_2萃取物进行分离，并对其提取物和蒸出物进行 GC-MS 分析，结果从超临界 CO_2萃取物和蒸出物中分别得到 37 种和 29 种成分。对比发现用水蒸气蒸馏提取率为 0.2%，采用 SFE-CO_2和 MD 联用技术对独活化学成分进行萃取与分离，得率明显提高（0.44%）。

实例八：

胡海燕等[73]采用分子蒸馏技术对广藿香油进行分离纯化，结果得到 4 个馏分，经 GC-MS 检测，馏分 2 和馏分 3 中广藿香醇和广藿香酮两种有效成分的含量与广藿香原油相比，分别提高了 27% 和 47%，认为分子蒸馏技术能有效地提高广藿香油中广藿香醇和广藿香酮的含量，为广藿香的产业化和新药开发奠定基础。

（五）分离热敏性、不稳定成分

由于分子蒸馏真空度高，操作温度低且受热时间短，对于高沸点和热敏性及易氧化物料的分离具有很大的优势。

实例九：

以前大蒜的提取分离方法多为水蒸气蒸馏，而大蒜的有效成分热稳定性差，当提取温度高，受热时间长时，不稳定的挥发性成分会发生变化，其抑菌作用明显下降。改用 SFE-CO_2与 MD 对大蒜化学成分进行萃取与分离，并对提取和分离得到的化学成分应用气相色谱-质谱联用仪进行检测，结果显示 MD 技术对热敏性有效成分的分离具有很好的效果。

采用超临界 CO_2流体萃取技术和分子蒸馏对大蒜化学成分进行萃取与分离（表 16-5），按进料速度 1.8 ~2 mL/min、真空度 100 ~ 150 Pa、加热温度 50 ~55 ℃、冷却温度 1 ~4 ℃、转速 250 ~280 r/min 进行分子蒸馏，用气相色谱-质谱联用技术测定其化学成分；从超临界 CO_2萃取物中鉴定出 16 种成分，经分子蒸馏后，得到 4 种主要成分：二烯丙基二硫、3-乙烯基-1,2-二硫代环己-5-稀、2-乙烯基-1,3-二硫代环己-5-稀及二烯丙基三硫。

表 16-5 SFE-CO_2萃取物主要化学成分

组分名称	相对含量/%
乙烯基乙酸	1.57
己醛	0.95
二烯丙基硫化物	0.99
甲基二烯丙基二硫化物	1.18
N,N’-二甲基硫脲	1.96
二烯丙基二硫化物	9.29
甲基烯丙基三硫化物	2.07
3-乙烯基-1,2-二硫代环己-5-烯	4.61
2-乙烯基-1,3-二硫代环己-5-烯	15.49
5,6-二氢-2-羟甲基-3-甲基 1,4-二硫化物	3.58
二烯丙基三硫醚	34.91
2-异丙基-1,3-二氧戊环	0.90
3-苯基-1,2,3-氧代二噻唑-5-硫醇	6.68
1,2,4,6-四噻庚英	2.35
氨基乙醛二甲基乙缩醛	2.35
二烯丙基三硫化物	9.53

结果显示 MD（表 16-6）的组分中有效成分含量高，而且杂质含量少，表现出 MD 技术对热敏性有效成分的分离的良好效果和应用前景。

表 16-6　MD 液的主要化学成分

组分名称	相对含量/%
二烯丙基二硫化物	11.9
3-乙烯基-1,2-二硫代环己-5-烯	15.0
2-乙烯基-1,3-二硫代环己-5-烯	59.6
二烯丙基三硫化物	13.5

此外,分子蒸馏技术还可有效地清除中草药中的不良物质,中草药植物在生长过程中,由于其生长环境的原因,或者由于在人工种植过程中使用了杀虫剂等物质,造成了对中草药的污染(如残留农药或重金属),分子蒸馏技术可有效地清除这些污染物质。

经很多实验的研究和总结表明,经蒸馏后,化学成分的种类相对减少,而含量也有所变化。且超临界 CO_2萃取得到的提取物与传统提取方法所提的挥发油成分有显著不同。因此,分子蒸馏技术对于超临界萃取物的分离纯化或精制是很有效的辅助方法,在中药新药和中药有效部位的研究中有着重要作用,且以上通过分子蒸馏技术得到的中药有效部位均已用于新药研究中,并取得大量中试数据。如对超临界 CO_2提取的广藿香、香附、川芎、高良姜、干姜、花椒等挥发油,用分子蒸馏技术富集其有效部位,结果:广藿香的有效部位达到 56.1%,香附、川芎、高良姜的有效部位都可达到 50% 以上,干姜油中总姜酚可达 60% 以上,均为进一步开发成中药新品种奠定基础。

第十七章 双水相萃取技术

第一节 概　述

随着人类进入21世纪，以生物医药为主体的医药工业发展新时代即将到来，与之相匹配的传统分离技术在处理生物医药产品时，可能会因其处理量小、流程长、易失活、收率低和成本高，不能与医药工业后处理工程要求相适应。阻碍了这些医药产品的工业化进程。这就要求分离技术有突破和创新。因此，新型分离技术应运而生，其中双水相萃取技术以其作用条件温和、产品活性损失小、无有机溶剂残留、处理量大、分离步骤少、设备投资小、操作简单、可连续操作、易于放大等显著技术优点而广泛应用于医药产品的提取和纯化中，展现了该技术巨大的工业化应用前景。

双水相萃取(aqueous two-phase extraction，ATPE)是1956年Albertsson第一次用来提取生物物质的一种技术。1979年Kula等发展了双水相萃取技术在生物分离中的应用，为蛋白质特别是胞内蛋白质的分离与纯化开辟了新的途径，并且在中药及天然药物的研究开发领域也表现出巨大的运用前景。

一、双水相的形成

双水相体系的形成是两种天然或合成的亲水性聚合物水溶液相互混合，由于较强的斥力或空间位阻，相互之间无法渗透，在一定条件下，即可形成双水相体系。

亲水性聚合物水溶液和一些无机盐溶液相混时，也因盐析作用，会形成双水相体系。除聚合物、无机盐外，能形成双水相体系的物质还有高分子电解质、低分子化合物。医药工业中常用的双水相体系是聚乙二醇(PEG) /葡聚糖(Dextran)和PEG/磷酸盐，重要原因之一是这些体系经药理检验是无毒的，并有良好的可调性，部分双水相体系见表17-1。

表 17-1　各种类型的双水相体系

类型	形成上相的聚合物	形成下相的聚合物
非离子型聚合物/新离子型聚合物	聚乙二醇	葡聚糖、聚乙烯醇、聚蔗糖、聚乙烯吡咯烷酮
	聚丙二醇	聚乙二醇、聚乙烯醇、葡聚糖、聚乙烯吡咯烷酮、甲基聚丙二醇、羟丙基葡聚糖
	羟丙基葡聚糖	葡聚糖
	聚蔗糖	葡聚糖
	乙基羟基纤维素	葡聚糖
	甲基纤维素	羟丙基葡聚糖、葡聚糖
高分子电解质/非离子型聚合物	羧甲基纤维素钠	聚乙二醇
高分子电解质/高分子电解质	葡聚糖硫酸钠	羧甲基纤维素钠
	羧甲基葡聚糖钠盐	羧甲基纤维素钠
非离子型聚合物/低分子量化合物	葡聚糖	丙醇
非离子型聚合物/无机盐	聚乙二醇	磷酸钾、硫酸铵、硫酸镁、硫酸钠、甲酸钠、酒石酸钾钠

二、双水相萃取的原理

(一)理论模型及机制的探讨

双水相体系是指某些有机物之间或有机物与无机盐之间,在水中以适当的浓度溶解后形成互不相溶的两相或多相水相体系。例如,等量的 1.1% 右旋糖酐溶液和 0.36% 甲基纤维素溶液混合,静止后产生两相,上相含右旋糖酐 0.39%,含甲基纤维素 0.65%;而下相含右旋糖酐 1.58%,含甲基纤维素 0.15%。从溶液理论上说来,当两种或多种有机物和水溶液相互混合时,是分层还是混合成一相,取决于混合时熵变问题和分子间的相互作用力两个因素。只是双水相体系熵的计算很难准确,分子间的相互作用力也不清楚,因而对于双水相的形成,至今还没有一套完整的理论模型来解释。

按传统的双水相理论来说,只有大分子才能由于界面张力等因素形成两相间的不对称,在空间上产生了空间阻隔效应,使两相之间无法相互渗透,在一定条件下就有双水相现象出现。这种解释是基于对于过去所研究的只是高聚物—高聚物双水相体系而言的,存在着一定的合理性,但也存在着明显的片面性。例如,对近几年开发研究的高聚物与盐、低分子量的某些表面活性剂之间,以及很多普通有机物和无机盐之间的双水相体系的现象进行解释时，就显得无能为力了，对于这些新型体系形成机制的解释可以说各种各样，不过大多数学者认为，高聚物-盐-水体系的形成机制是盐析作用的结果；普通有机物乙醇、异丙醇类形成的双水相机制，是一个盐溶液与有机溶剂争夺水分子形成缔合水合物的结果，对于表面活性剂混合溶液形成双水相体系的机制，以 Blankstein 等为代表的学者认为是由于表面活性剂混合溶液中不同结构和组成的胶束平衡共存的结果。以上的这些机制解释，显然不能趋于统一，对于具体形成机制和溶液理论，有待于进一步探索。

（二）双水相萃取的基本原理

双水相体系萃取分离原理是基于物质在双水相体系中的选择性分配。当物质进入双水相体系后，在上相和下相间进行选择性分配，这种分配关系与常规的萃取分配关系相比，表现出更大或更小的分配系数。其分配规律服从 Nernst 分配定律，即 $K=C_a/C_b$，式中 C_a、C_b 分别代表上相、下相中的溶质（分子或粒子）的浓度。研究表明，在相体系固定时，预分离物质在相当大的浓度范围内，分配系数 K 为常数，与溶质的浓度无关，只取决于被分离物质本身的性质和特定的双水相体系的性质。根据两相平衡时化学势相等的原则，从 Brownstedt 方程式求得分配系数 K，即：

$$\ln K = \frac{\triangle E}{\kappa T} = \frac{M \cdot \lambda}{\kappa T} \tag{1}$$

式(1)中：M 为物质分子量；λ 为系统的表面特性系数；κ 为波尔兹曼常数；T 为温度。

在实际单元操作中，由于无法固定整个双水相体系，也很难确切地知道被分离的原液含有多少其他物质，由于这些因素共同作用和影响，使整个体系变得相当复杂，因而目前尚没有定量的关联模型能预测整个体系的分配关系。最佳的操作条件仍须依靠实验得到。

双水相形成条件和定量关系可用三角形相图或直角坐标相图表示。图 17-1 是典型的“高聚物-高聚物-水”双水相体系的直角坐标相图。

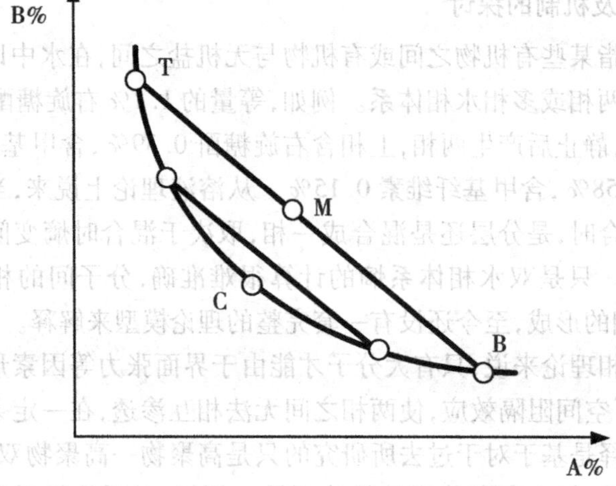

图 17-1 “高聚物 A-高聚物 B-水”双水相体系

两种聚合物 A、B 以适当比例溶于水就会分别形成有不同组成、不同密度的两相，轻相(上相)组成用 T 点表示，重相(下相)组成用 B 点表示，由图 17-1 可知上下两相所含高聚物有所偏重，上相主要含 B，下相主要含 A。C 点为临界点或褶点。曲线 TCB 称为结线，直线 TMB 称为系线。结线上方是两相区，下方为单相区。所以组成在系线上的点，分为两相后，其上下相组成分别为 T 和 B，T、B 量的多少服从相图的杠杆定律。即 T 和 B 相质量之比等于系线上 MB 与 MT 的线段长度之比。又由于两相密度相差很小(双水相体系上下相密度常为 1.0～1.1 kg/dm^3)，故上下相体积之比也近似等于系线上 MB 与 MT 线段长度之比。

双水相系统的形成与分配系数密切相关，而各种操作条件又很大程度上影响着分配系数。主要有如下因素。

1. 成相聚合物的相对分子质量和浓度是影响分配系数的重要因素。若降低聚合物的相对分子质量，则蛋白质易分配于富含该聚合物的相中。成相聚合物的浓度越高，蛋白质越容易分配于其中的某一相。

2. 盐的种类和浓度对分配系数的影响主要反映在对相间电位和蛋白质疏水性的影响。当双水相系统中含有这些电解质时，两相均应各自保持电中性，从而产生不同的相间电位。当盐的浓度很大时，由于强烈的盐析作用，蛋白质的溶解度达到极限，表现为分配系数增大。

3. 调节 pH 值可改变蛋白质的表面电荷数，进而改变分配系数；另外，pH 值还影响磷酸盐的解离度，即影响 PEG/KP(高聚物/盐)体系的相间电位和蛋白质的分配系数。

4. 温度的变化不仅影响生物催化剂的活性，而且影响溶质的溶解度和两相体系的组成。在两种高聚物水溶液组成的双水相体系中，温度升高时，双结点曲线会向上漂移，但在高聚物/盐体系中却相反。

三、双水相萃取的技术特征和工艺流程

(一)双水相萃取的技术特征

双水相萃取技术所用的设备并不复杂，在温和条件下进行简单操作，就可以获得较高纯度的医药产品，其收率较高。其技术特征显著地体现和满足了医药工业发展的必然要求和趋势。

1. 体系具有生物亲和性。双水相体系水分含量高，操作简便，条件温和，分相时间短，经济省时。对蛋白质等生物活性物质无毒害，并有稳定保护作用。相界面张力小，有助于相际间的质量传递，为亲水性很强的生物活性物质的溶解和萃取提供了适宜的环境，且均不涉及有机溶剂，解决了生物活性物质的失活和变性问题，也无须考虑劳动保护和三废的处理。若体系选择合适，可使菌体、细胞碎片、多糖、酯、核酸等杂质与酶及中药有效成分迅速分开，与常用的亲和层析相比，双水相萃取能够在较少的溶液量和较短的操作时间内获得较高产量的产品。

2. 体系能进行萃取性的生物转化。体系可将发酵生产过程中的生物转化与下游处理相结合，即生物反应在其中一相中进行，同时生成的反应产物被连续萃取到另一相中，既解决了产物反馈抑制作用造成的产量低的问题，而且酶在高聚物溶液中比缓冲液中更

稳定,活性更大,因此尤其适用于连续生产。在双水相体系中进行酶催化的生物转化过程有苄青霉素的脱酰化、青霉素 G 转化为 6-氨基青霉烷酸等实例。在双水相体系中进行萃取发酵的有:枯草杆菌、淀粉液化芽孢杆菌制 α-淀粉酶,地衣形芽孢杆菌制碱性蛋白酶等实例。这些制备生产能力与分离效率均优于单一水相中的间歇操作方法。

3. 体系能与细胞相结合,操作既节省萃取设备和时间,又避免了胞内酶的损失。同时,体系所需设备简单,仅需要可使粗提取液与两相体系充分混合及放置的储罐和离心力不高的普通离心机或使两相迅速分离的分离器。这些设备包括水-有机溶剂体系所通用的设备,如混合器-沉淀器系统以及离心机。离心机一般为管式离心机、蝶片式离心机(澄清型离心机和分离型离心机)。其操作能够容易、精确地运用化学工程中的萃取原理,各种试验参数按比例高倍数放大(通常 105 倍),这种易于放大的优点在工程中是罕见的,因此,非常适合连续化生产,它可将过滤、离心、盐析等合为一步,省去 1~2 个分离步骤,使整个分离过程变得更经济。有的还实现了计算机控制,这对提高生产能力,实现全过程连续操作和自动控制,保证得到高活性和质量均一的产品具有重要意义,而且也标志着双水相萃取技术在工业生产中的应用正日趋成熟和完善。

4. 亲和萃取可大大提高分配系数和萃取专一性。由于目标蛋白质和其他杂蛋白的理化性质相近,造成其萃取专一性不高。亲和萃取就将一种和目标蛋白质有很强亲和力的小分子配基与一种成相聚合物共价结合,该成相聚合物与另一种成相聚合物形成双水相体系进行萃取时,目标蛋白质专一性地进入结合有配基的那种成相聚合物所在相中,其他杂蛋白则进入另一相。配基主要有:基团亲和配基、染料亲和配基、生物亲和配基、金属螯合亲和配基、免疫性亲和配基以及单克隆抗体等。用磷酸酯 PGE/磷酸盐萃取 β-干扰素,就是这一技术的应用。

5. 任何两相体系,都不要求特殊的处理就可与后续纯化工艺相衔接。因此,应加大过程技术集成化的力度,如将亲和配体与可逆地可溶-不可溶的聚合相偶联,萃取中与目标蛋白质进行专一结合,改变 pH 值、温度和盐的浓度等参数,可产生沉淀,导致配体、亲和络合物等与其他不络合的组分分离。此法将双水相萃取和亲和沉淀两个单元操作集合为一个过程,既能去除细胞碎片,也能使目标蛋白质分配在上相,经沉淀后,又可使目标物质与原来的双水相成相组成分离,这一过程显示出高效和节能的优势。双水相萃取还能与凝聚过滤、离子交换层析、膜分离等技术集成结合。

6. 开发廉价新型的双水相体系。成相聚合物价格昂贵是阻碍该技术应用于工业生产的主要因素,磷酸盐会带来环境问题,体系盐浓度高,无法实现亲和分配,并会破坏某些生物物质的活性,使其应用范围受到限制。因此,开发廉价的聚合物是该技术应用急需解决的问题。葡聚糖可被改进淀粉 PPT、Reppa/ PES 的淀粉衍生物、Pulluan 的微生物多糖、糊精、麦芽糖糊精、乙基羟乙基纤维素等代替。聚乙烯醇、聚乙烯吡咯烷酮已作为 PEG 的替代品。磷酸盐已被硫酸钠、硫酸镁、碳酸钾等盐取代。同时,不断有新的体系被开发研究出来,如双水相胶束体系,更适合分离纯化生物分子,易于放大和便于生产,其组成更简单、操作更灵活,提取更便捷。还有去污剂形成的双水相体系和一种新的体系,只有一种成相聚合物的双水相体系:如 EOPO,即环氧乙烷(EO)和环氧丙烷(PO)构成的水溶性热分离高聚物,上相几乎 100% 是水,聚合物位于下相。这些体系不仅操作成本低、萃取效果好，还为活性物质提供了更温和良好的环境。

与传统的药物提取分离工艺相比，双水相萃取技术有以下特点：

(1)含水量高(70% ~90%)，是在接近生理环境的温度和体系中进行的萃取，不会引起生物活性物质失活或变性。

(2)分相时间短，自然分相时间一般为 5 ~ 15 min，萃取效率高；相对于某些分离过程来说，能耗较小，速度快。

(3)界面张力小，仅为 $10^{-6} \sim 10^{-4}$ N/m(一般体系 $10^{-3} \sim 2\times10^{-2}$ N/m)，有助于强化相际间的质量传递。

(4)不存在有机溶剂残留问题，用药安全性得到提高。

(5)大量杂质能与所有固体物质一同除去，使分离过程更经济。

(6)易于工程放大，各种参数可以按比例放大而产物收率并不降低；连续化操作设备简单，且可直接与后续提纯工序相连接，无须进行特殊处理。

(二)双水相萃取的工艺流程

双水相在医药工业上应用的工艺流程主要由 3 部分构成：①目的产物的萃取；②PEG 的循环；③无机盐的循环。

其原则流程如图 17-2。

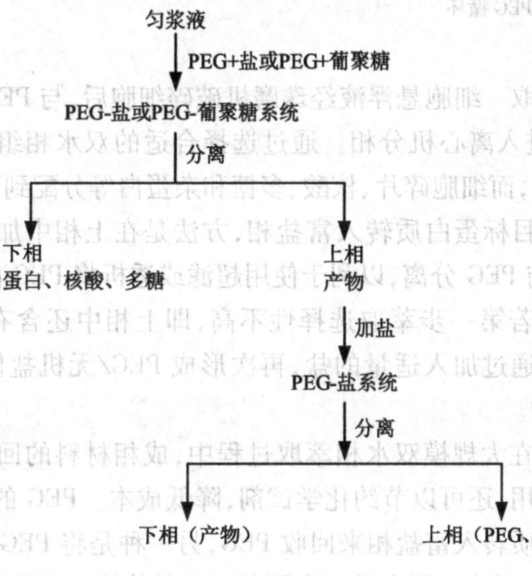

图 17-2　双水相萃取原则流程

操作步骤见图 17-3。

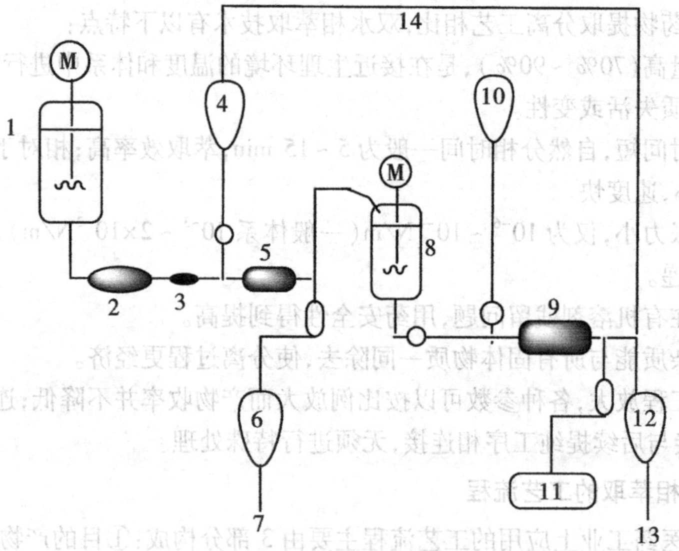

图 17-3 连续双水相萃取流程

1. 药物悬浮液;2. 球磨机;3. 换热器;4. PEG+盐体系;5. 静态混合器;6. 下相;7. 废料;8. 储罐;9. 静态混合器;10. 盐;11. 产品;12. 上相;13. 废料;14. PEG 循环

1. 目标产物的萃取　细胞悬浮液经珠磨机破碎细胞后,与 PEG 和无机盐或葡聚糖在萃取器中混合,然后进入离心机分相。通过选择合适的双水相组成,一般使目标蛋白质分配到上相(PEG 相),而细胞碎片、核酸、多糖和杂蛋白等分配到下相(富盐相)。

第二步萃取是将目标蛋白质转入富盐相,方法是在上相中加入盐,形成新的双水相体系,从而将蛋白质与 PEG 分离,以利于使用超滤或透析将 PEG 的回收利用和目标产物的进一步加工处理。若第一步萃取选择性不高,即上相中还含有较多杂蛋白及一些核酸、多糖和色素等,可通过加入适量的盐,再次形成 PEG/无机盐体系进行纯化。目标蛋白质仍留在 PEG 相中。

2. PEG 的循环　在大规模双水相萃取过程中,成相材料的回收和循环使用,不仅可以减少废水处理的费用,还可以节约化学试剂,降低成本。PEG 的回收有两种方法:一种是加入盐使目标蛋白质转入富盐相来回收 PEG,另一种是将 PEG 相通过离子交换树脂,用洗脱剂先洗去 PEG,再洗出蛋白质。常用的方法是将第一步萃取的 PEG 相或除去部分蛋白质的 PEG 相循环利用。

3. 无机盐的循环　将含磷酸钠的盐相冷却,结晶,然后用离心机分离收集。其他方法有电渗析法、膜分离法回收盐类或除去 PEG 相的盐。

工业上一般先用超滤等方法浓缩发酵液,再用双水相萃取酶和蛋白质,这样能提高对生物活性物质的萃取效率。最后,用层析等技术进一步纯化以得到产品。

4. 双水相体系的热力学模型　随着双水相萃取技术的应用和发展,双水相体系的液-液平衡和生物物质在双水相体系中的相平衡的关联和预测对于双水相过程的工程设计、单元操作都是迫切需要的。但是,双水相体系具有复杂性,表现如下。

(1)溶液中高聚物的分子存在形式随条件不同有不同的位形或构型。

(2)溶液中的高聚物可能存在局部有规则而整体无规则的分布。

(3)高分子在聚合制备过程中难以控制完全单一的条件,所得的物质往往是多分散性的。

(4)溶液的高黏度性。

所以,尚未有一个比较普遍的热力学模型适合于各种双水相体系。目前为止,最常见的有两类模型:Edmond 等提出的渗透维里模型,即 Edmond-Ogston 方程;Flory 和 Huggins 根据热力学的基本原理提出晶格模型,前者在预测聚合物的成相行为和蛋白质的分配上有较高的准确度,后者在粒子的能量概念上可以很好地拟合实验数据。

依据以上两个模型提出很多改进模型和修正模型,Cabezas 模型是渗透维里模型修正型中比较突出的,该修正模型适用于聚合物/聚合物体系,其特点是:①模型简单,在一定温度和压力下计算严格;②考虑了聚合物的分子量与相图关系;③考虑了聚合物的多分散性,模型引入聚合物之间的相互作用参数。

5. 影响双水相体系形成的因素　王志华等[7]研究了基于与水互溶的普通有机溶剂的双水相萃取体系,并考察了不同种类盐分相能力的差异及不同种类有机溶剂的分相情况。双水相分相受许多因素影响,包括溶剂、盐的类型及浓度。根据分相后有机溶剂相的体积变化,双水相体系存在 3 种分相类型:Ⅰ型(V 始<V 终)、Ⅱ型(V 始>V 终)和Ⅲ型(兼具Ⅰ、Ⅱ型)。基于与水互溶的有机溶剂和盐水相的双水相萃取体系具有价廉、低毒、较易挥发而无须反萃取和避免使用黏稠水溶性高聚物等特点,因此作者对双水相体系中不同种类盐分相能力及不同种类有机溶剂的分相情况开展了研究,并归纳双水相的分相类型及探讨其机制。结果表明:双水相体系中不同种类的盐,不同种类的有机溶剂对分相能力均有较大影响。

为考察双水相体系中不同种类盐分相能力的差异,分别对异丙醇、乙醇、丙酮体系进行了研究。以异丙醇为例,恒定体积(4 mL),分别加入不同量的$(NH_4)_2SO_4$、Na_2CO_3、$NaNO_3$、$Na_3PO_4 \cdot 12H_2O$、Na_2SO_4、$K_2HPO_4 \cdot 3H_2O$、NaAc 或 NaCl,在体系中盐的加入量最终达其饱和点。结果发现,这些盐均能使异丙醇-水不同程度地分相,其中 $NaNO_3$、NaCl 及 NaAc 的分相能力较差。$K_2HPO_4 \cdot 3H_2O$ 的分相能力较强,但最终效果比$(NH_4)_2SO_4$差,盐析能力的强弱顺序为:$(NH_4)_2SO_4 > K_2HPO_4 \cdot 3H_2O > NaNO_3$。

与丙酮和异丙醇相比,乙醇有较大的水化能,能与乙醇生成双水相的盐较少,因为乙醇的 $V_{始}/V_{终}$ 更难趋近于 1。所有能与乙醇生成双水相的盐都含有二价或更高价的阴离子,目前还没有发现能使乙醇分相的一价阴离子。对丙酮-盐-水体系的研究发现,三种碱金属碳酸盐的盐析能力强弱顺序为:$Na_2CO_3 > K_2CO_3 > Cs_2CO_3$。这与碱金属离子的水化能的顺序是一致的(水化能越大,分相所需盐越少),与离子半径成反比。一般说来,离子半径越小,电荷数越多,其水化作用与盐析作用越强。另外,盐析效应一般随离子强度的增加而增加,所以高价金属离子的盐析效应较大。盐析效应按下列次序递减:$Al^{3+} > Fe^{3+} > Mg^{2+} > Ca^{2+} > Li^{+} > Na^{+} > NH_{4+} > K^{+}$[5]。

对盐析能力强的盐,异丙醇、乙醇、丙酮、聚乙二醇、1,4-二氧六环均可在其存在下生成双水相。双水相的分相是一个有机溶剂与无机盐争夺水分子的过程。当加入有机溶剂量小时，分相所需无机盐的量较大，在这种富盐氛围中，少量有机溶剂的水合分子滞留其中。当盐的浓度进一步增加，盐夺取了水分子，有机溶剂分子才被释放出来。

恰好分相时异丙醇体积与盐用量存在量化关系，加入异丙醇量越大，恰好分相时，所需$(NH_4)_2SO_4$的量就越小。另外，在较高酸度条件下，恰好分相所需盐的浓度增大，这是由于SO_4^{2-}的质子化作用使盐的实际盐析作用减弱的缘故。

$(NH_4)_2SO_4$用量对析出乙醇相体积变化的影响类似于其对异丙醇的影响。$V_{始}/V_{终}$在异丙醇-$(NH_4)_2SO_4$体系中比在乙醇-$(NH_4)_2SO_4$体系中更趋近于1，表明乙醇的水化作用较强，有更多的水分子留在乙醇相中，$(NH_4)_2SO_4$的水化作用还不足以夺取这些水分子。因为两相的不相容性与萃取率成正比，所以对同一物质，在异丙醇-$(NH_4)_2SO_4$中能得到更高的萃取率。

6. 双水相体系的分相类型　根据分相后有机溶剂相体积的变化，双水相体系可有3种分相类型：

Ⅰ型，$V_{始}<V_{终}$

Ⅱ型，$V_{始}>V_{终}$

Ⅲ型，兼具Ⅰ型和Ⅱ型，即可由$V_{始}>V_{终}$转变成$V_{始}<V_{终}$。

在实验中发现，一价阴离子的盐常常生成Ⅱ型双水相，如NaCl、NaAc、$NaNO_3$；而二价或更高价阴离子的盐常常生成Ⅰ型双水相，如$(NH_4)_2SO_4$、$K_2HPO_4 \cdot 3H_2O$。对于同一种盐如$(NH_4)_2SO_4$，不同的有机溶剂分相效果不同。相同体积的有机溶剂恰好分相时所需$(NH_4)_2SO_4$的量也不同，分相能力差异顺序为异丙醇>丙酮>乙醇，与有机溶剂水合作用的强顺序相反。对NaCl，顺序为异丙醇>1,4-二氧六环>丙酮；乙醇、聚乙二醇400与NaCl难分相。说明有机溶剂与水作用大小影响其分相难易。

第二节　双水相萃取技术在天然植物药用有效成分分离中的应用实例

目前，双水相萃取技术在中药中的应用主要是从天然植物中提取药用有效成分。采用具有较高选择性和专一性的双水相萃取技术对中草药有效成分的提取是一项很有意义的工作。

利用双水相萃取中草药有效成分具有代表性的工作是对黄芩苷和黄芩素的分离。黄芩苷是中草药中具有代表性的一类药物，黄芩苷和黄芩素是黄芩中具有药用价值的主要有效成分，有抗血小板凝集、抗肿瘤、降血脂、降压利尿和清除自由基等作用，在医学界引起了很大的关注。Mishima等报道了用PEG6000-K_2HPO_4-水的双水相系统对黄芩苷和黄芩素进行分配实验，由于黄芩苷和黄芩素都有一定的憎水性，被主要分配在富含PEG的上相，且分配系数K随结线长度增加近似表示为1nK-TLL的线性关系。两种物质的K最大可达到30和35，分配系数随温度升高而降低，且黄芩苷的降幅比黄芩素大。他们采用适当的理论模型对实验数据进行关联，得到比较满意的结果。通过一定的手段去掉溶液中的 PEG,则经浓缩结晶后可得到黄芩苷和黄芩素产品。

李梦青等研究了双水相萃取体系在提纯白藜芦醇工艺中的应用,用乙醇-硫酸胺-水双水相体系使虎杖提取液中的各物质按极性不同在油水两相中得到分离。双水相萃取所得的白藜芦醇的含量远高于有机溶剂萃取法,达 34.29%。可见双水相技术可以完全代替有机溶剂萃取技术提纯白藜芦醇,产品纯度高,具有工艺简单、毒性小、成本低等优点。采用乙醇-水-$(NH_4)_2SO_4$双水相体系,加入定量虎杖提取液,由于乙醇和水的极性相差不大,故能使极性相近的物质得到更好的分离。

甾体化合物的提取则是简便、快捷、便宜的温度诱导双水相萃取技术应用的成功例子。蜕皮激素和 20-羟基蜕皮激素在商业上通常作为杀虫剂或用于某些疾病的诊断指示剂。Modlin 等利用新型的 UCON50-HB-5100/羟丙基淀粉(PES)温度诱导双水相系统从菠菜中提取上述两种蜕皮甾族化合物。UCON50-HB-5100 是一种 50% 环氧乙烷(EO)和 50% 环氧丙烷(PO)的无规共聚物,含 UCON 的水溶液,当温度升至云点(cloud point)时,可形成含水的上相和含 UCON 的下相,即所谓的温度诱导双水相系统。提取中蜕皮激素和 20-羟基蜕皮激素进入富含 UCON 的上相,而细胞碎片、蛋白质和其他杂质则分配在下相。移出上相并升温诱导则形成水和浓缩的 UCON 两相,此时,蜕皮激素和 20-羟基蜕皮激素大部分分配在几乎不含 UCON 的水中,而 UCON 可回收利用(图 17-4)。

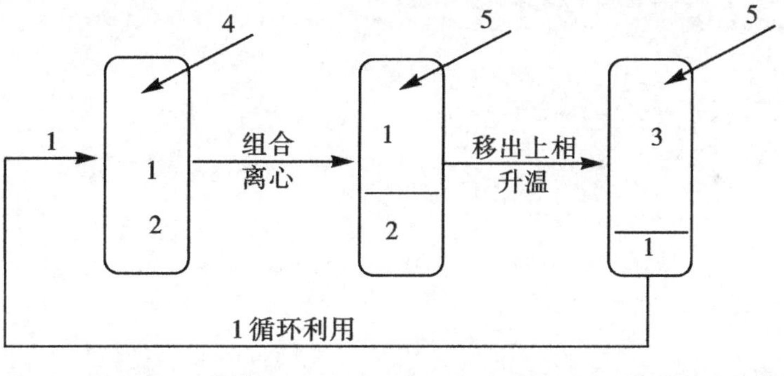

图 17-4　用温度诱导双水相技术从菠菜中提取蜕皮甾族化合物的工艺流程

1. UCON;2. PES;3. 水;4. 菠菜匀浆液;5. 蜕皮激素和 20-羟基蜕皮激素

目前双水相萃取在中草药有效成分提取方面使用较多的为聚乙二醇/无机盐溶液体系。中草药有效成分分子中多具有疏水性结构,萃取时一般进入聚乙二醇相;无机盐主要有硫酸铵、磷酸氢二钾、磷酸钾等,使用硫酸铵和磷酸钾时分相相对较快,分离效率一般在 80% 以上。

霍清等研究葛根素在 PEG/$(NH_4)_2SO_4$双水相体系与丙酮/K_2HPO_4双水相体系中的分配特性,确定了 PEG/$(NH_4)_2SO_4$ 双水相最佳体系:PEG1500 质量分数 20%,$(NH_4)_2SO_4$质量分数 16%,最大的分配系数可达 148.2,最大收率 99.09%;丙酮/K_2HPO_4双水相最佳体系为丙酮∶水=8∶2,K_2HPO_4质量为 1.5 g。最大的分配系数可达 36.7,最大收率 99.55%。

谢涛等研究了以 PEG 和$(NH_4)_2SO_4$构成的双水相体系用于甘草浸提液中有效成分

甘草酸的提取分离。将选择的成相高聚物和盐组分配成一定浓度的浓溶液。在常温下取一定体积的甘草浓缩液,加入一定体积的成相物质浓溶液,振荡摇匀,在高速离心机中以一定转速离心 3 min,使其分相,分别读取上下相体积,分析上下相中甘草酸单铵盐的含量。得到:萃取剂体积比(滤液/萃取液)为 1∶2,双水相组分质量比[PEG/$(NH_4)_2SO_4$]为 1∶1,PEG 分子量为 2 000 为最优组合。在最优水平组合条件进行的实验提取率平均为 92.2%,分配系数平均为 11.8,重复性好。

薛珺采用 PEG 800 与吐温 80 组合表面活性剂、$(NH_4)_2SO_4$、H_2O 形成双水相体系,研究芦丁在该双水相体系中的分配行为。用紫外分光光度法测定银杏叶中芦丁的含量。

张春秀等取一定量的银杏叶浸取液,加入到双水相系统中,在一定温度、pH 值条件下萃取,则黄酮类化合物进入上相,从而将黄酮化合物富集分离。黄酮化合物的含量测定采用 Al^{3+} 络合显色分光光度法。从试验结果可知,银杏叶浸出液在双水相体系中具有萃取温度低,萃取时间短,且分相速度快,萃取效率可达 98.2%,高于溶剂萃取的萃取率,为黄酮类化合物的提取分离提供了一种有效的方法。

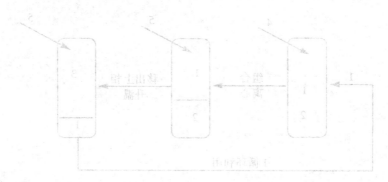

参考文献

[1] MEI L, YONGGUO L, GUIXIN CHOUB. Extraction and ultra-performance liquid chromatography of hydrophilic and lipophilic bioactive components in a Chinese herb Radix Salviae Miltiorrhizae[J]. J Chromatogr A,2007,1157:51-55.

[2] RENMIN L, AIFENG L, AILING S. Preparative isolation and purification of coumarins from Angelica dahurica (fisch. Ex Hoffm) Benth, et Hook. f(Chinese traditional medicinal herb)[J]. J Chromatogr A,2004,1052: 223-227.

[3] 陈青,刘志敏. 超临界流体色谱的研究进展[J]. 分析化学,2004,32(8):1104-1109.

[4] 潘峰云,张亮,杭太俊,等. 离子对-超临界流体色谱在药物分析中的应用[J]. 药学进展,2000,24(6):326-329.

[5] JENS DALLUGE, JAN BEENS, UDO A. Comprehensive two-dimensional gas chromatography: a powerful and versatile analytical tool[J]. J Chromatogr A, 2003,(1000): 69-108.

[6] 谢崇义,吴杨,李国忠. 白及胶提取工艺的优选[J]. 安徽医药,2006,(6): 275-277.

[7] 韩英梅,赵娜夏,刘鹏,等. 一种黄芪甲苷原料药的制备方法及其原料药和药剂. CN 1669566 2015-09-21.

[8] 赵灵芝,朱丹妮,严永清. HPLC-ELSD 法测定黄芪中黄芪甲甙含量[J]. 药物分析杂志,1999,19(6):402-405.

[9] 王文丰,陈冲,孙来九. 银杏叶提取黄酮的精制工艺[J]. 现代化工,1997,(8),30-31.

[10] 沈生荣,于海宁,金超芳,等. 石杉碱甲提取工业研究[J]. 浙江大学学报(农业与生命科学版),2002,28(6):275-277.

[11] 黄东亮,周芳,谢斯东. 颠茄提取技术优化研究[J]. 中国药业,2002,11(10): 58-59.

[12] 翁幼武,刘艺,张琦. 高速离心法在中药口服制剂工艺中的应用[J]. 中国药业,2005,14(11): 79-80.

[13] 吕太勇,王述声,孟安华,等. 知母水溶性多糖的分离、纯化及初步研究[J]. 中国药学杂志,2006,41(22):1751-1753.

[14] 张雅俊,梁忠炎,赵伟,等. 党参水溶性多糖的分离、纯化及组成分析[J]. 中国药学杂志,2005,40(14): 1107-1109.

[15] 王国栋,李 玲. 高速离心法替代醇沉法制备流浸膏研究[J]. 新疆中医药,2001,19(4): 10-11.

[16] 孟大利,李铣,熊印华,等. 中药牛膝中化学成分的研究[J]. 沈阳药科大学学报,2002,19(1): 27-30.

[17] 许传莲,郑毅男,杨秀伟,等. 大黄柳叶中新黄酮苷的结构鉴定[J]. 分析化学,2005,

33(9):1311-1314.

[18]杨春华,张汉杰,刘静涵,黄花乌头中生物碱类化学成分的研究[J].中草药,2004,35(12):1328-1330.

[19]王奇志,梁敬钰.梓实化学成分研究[J].中草药,2004,36(1):15-17.

[20]张应玖,邹晓义,刘兰英,等.天花粉蛋白有效组分的制备及纯度鉴定[J].中国医药工业杂志,1994,25(7):292-293.

[21]林乐明,张乐沣.加压薄层色谱技术[J].分析仪器,1988,(3):41-44.

[22]何轶,鲁静,林瑞超.加压薄层色谱法的原理及其应用[J].色谱,2006,24(1):99-102.

[23]汪瑗,朱若华,陈惠.薄层色谱分析法及其进展[J].大学化学,2006,21(3):34-40.

[24]余炜,伍时华,廖兰.纸色谱法分离发酵液中L-亮氨酸的研究[J].广西工学院学报,2003,14(4):59-61.

[25]HANG X,KIRK L. Isolation and identification of potential cancer chemopreventive agents from methanolic extracts of green onion (Allium cepa)[J]. Phytochemistry,2007,(68):1059-1067.

[26]蒋伟哲,莫长林,黄兴振.制备色谱系统从岩黄连中分离岩黄连碱[J].中草药,2006,37(7):1017-1019.

[27]MICHAEL T D,JILL B,EDWARD T B. Automated LC-LC-MS-MS platform using binary ion-exchange and gradient reversed-phase chromatography for improved proteomic analyses[J]. Journal of Chromatography B,2001,(752):281-291.

[28]刘春海,杨华生,李超. HPLC法测定复方连芎片中盐酸小檗碱的含量[J].中华中医药学刊,2007(9):1959-1960.

[29]俞建平,方翠芳,唐登峰.高效液相色谱-蒸发光散射检测法测定肾康宁片中黄芪甲苷的含量[J].中国现代应用药学杂志,2007,24(5):408-410.

[30]阎萍,谷雨龙,倪健,等. HPLC测定止衄胶囊中三七皂苷R_1与人参皂苷Rg_1、Rb_1含量[J].中国现代中药,2007,9(9):21-23.

[31]吴永江,陈建军,程翼宇. RP-HPLC同时测定苦黄注射液中4种大黄蒽醌类成分含量[J].中国中药杂志,2004,29(11):1041-1044.

[32]李小燕,潘洪平. HPLC测定复方银杏叶片中银杏总黄酮的含量[J].时珍国医国药,2007,18(7):1599-1600.

[33]王彦涵,高建平,郁韵秋,等. HPLC法测定红花五味子木脂素的含量[J].中草药,2003,34(10):950-952.

[34]陈战国,金燕子. RP-HPLC同时测定保和丸中5种有机酸[J].陕西师范大学学报(自然科学版),2006,34(4):57-60.

[35]李仙义,袁海龙,梁爱君,等. HPLC法测定复方茵陈薄膜衣片中6,7-二甲氧基香豆素含量[J].解放军药学学报,2003,19(3):167-177.

[36]陈晓辉,谭晓杰,田中克佳,等.制备型高效液相色谱在中药野菊花化学成分分离中的应用[J].药学评价,2004,1(5):359-361.

[37]郝红艳,郭济贤,顺庆生. HPLC 和 HPCE 法测定罂粟壳中 3 种生物活性生物碱[J]. 药学学报,2000,35(4):289-293.

[38]于燕莉,潘菡清,井莉. 高效毛细管电泳法测定痹痛宁贴剂中东莨菪碱及乌头碱的含量[J]. 解放军药学学报,2005,21(1):65-67.

[39]纪秀红,李奕,刘虎威. 十大功劳属部分植物茎中生物碱的高效毛细管电泳法测定[J]. 药学学报,2000,35(3):220-223.

[40]高苏亚,党高潮,李华. 槐角丸中 4 种有效成分的高效毛细管电泳法测定[J]. 中国医药工业杂志,2007,38(4):290-292.

[41]戴开金,罗奇志,罗佳波. 葛根芩连汤的 HPCE 指纹图谱研究[J]. 中草药,2004,35(7):749-751.

[42]邱涵,陈素俭,叶飞云. 高效毛细管电泳法测定克炎肿片中维脑路通和香豆素的含量[J]. 中成药,2002,24(11):844-846.

[43]李利军,冯军,黄文艺. 高效毛细管电泳同时分离测定栀子苷、芍药苷及丹皮酚的研究[J]. 分析试验室,2007,26(5):38-41.

[44]吕元琦,邬春华,袁倬斌. 毛细管电泳测定三精双黄连口服液中的黄芩甙元、黄芩甙、绿原酸和咖啡酸[J]. 分析测试学报,2004,23(4):98-100.

[45]RENMIN L, AIFENG L, AILING S. Preparative isolation and purification of coumarins from Angelica dahurica (fisch. Ex Hoffm) Benth, et Hook. f (Chinese traditional medicinal herb)[J]. J Chromatogr A,2004,1052: 223-227.

[46]RENMIN L, LEI F, AILING S, et al. Preparative isolation and purification of coumarins from Cnidium monnieri(L.) Cusson by high-speed counter-current chromatography[J]. J Chromatogr A ,2004,1055: 71-76.

[47]XIAO W, YANLING G, FUWEI L, et al. Preparative separation of cichoric acid from Echinacea Purpurea by pH - zone - refining counter - current chromatography [J]. J Chromatogr A,2006,1103: 166-169.

[48]刘江,周荣琪. 离心分配色谱技术及其在天然产物分离中的应用[J]. 化工进展,2003,22(11):1176-1181.

[49]RENMIN L, AIFENG L, AILING S, et al. Preparative isolation and purification of three flavonoids from the Chinese medical plant Epimedium koreamum Nakai by high-speed counter-current chromatography[J]. J Chromatogr A,2005,1064: 53-57.

[50]TINGTING Z, BIN C, GUORONG F, et al. Application of high-speed counter-current chromatography coupled with high - performance liquid chromatography - diode array detection for the preparative isolation and purification of hyperoside from Hypericum perforatum with online purity monitoring[J]. J Chromatogr A,2006,1116: 97-101.

[51]XIAO H, XIAOFENG M, TIANYOU Z, et al. Isolation of high - purity casticin from Artemisia annua L. by high-speed counter-current chromatography[J]. J Chromatogr A, 2007,1151: 180-182.

[52] SUJUAN W, AILING S, RENMIN L. Separation and purification of baicalin and

wogonoside from the Chinese medicinal plant Scutellaria baicalensis Georgi by high-speed counter-current chromoatography[J]. J Chromatogr A,2005,1066:243-247.
[53] YUN W, ITO Y. Preparative isolation of imperatorin, oxypeucedanin and isoimperatorin from traditional Chinese herb "bai zhi" Angelica dahurica (Fisch. ex Hoffm) Benth. et Hook using multidimensional high - speed counter - current chromatography [J]. J Chromatogr A,2006,1115: 112-117.
[54] RENMIN L, QINGHUA S, YUNRONG S, et al. Isolation and purification of coumarin compounds from the root of Peucedanum decursivum (Miq.) Maxim by high-speed counter-current chromatography[J]. J Chromatogr A,2005,1076: 127-132.
[55] JUNHUI C, FENGMEI W, LEE F S. Separation and identification of water-soluble salvianolic acids from Salvia miltiorrhiza Bunge by high - speed counter - current chromatography and ESI-MS analysis[J]. Talanta ,2006,69:172-179.
[56] JIANYA L, GUOYING Z, ZHAOJIE C. Supercritical fluid extraction of quinolizidine alkaloids from Sophora flavescens Ait and purification by high-speed counter-current chromatography[J]. J Chromatogr A,2007,1145: 123-127.
[57] FRIGHETTO R T S, WELENDORF R M, NIGRO E N. Isolation of ursolic acid from apple peels by high speed counter-current chromatography[J]. Food Chem, 2008, 106: 767-771.
[58] SHUN Y, RENMING L, XUEFENG H, et al. Preparative isolation and purification of chemical constituents fromthe root of Adenophora tetraphlla by high-speed counter-current chromatography with evaporative light scattering detection[J]. J Chromatogr A, 2007,1139: 254-262.
[59] SHUN Y, YI L, LINGYI K. Preparative isolation and purification of chemical constituents from the root of Polygonum multiflorum by high-speed counter-current chromatography [J]. J Chromatogr A,2006,1115: 64-71.
[60] CHAO H, JUNHUI C, JIE L, et al. Isolation and purification of Pseudostellarin B (cyclic peptide) from Pseudostellaria heterophylla (Miq.) Pax by high-speed counter-current chromatography[J]. Talanta,2007,71:801-805.
[61] 刘斌. 毛细管超临界流体色谱技术在药物分析中的应用[J]. 西北药学杂志,1997,12(1):38-39.
[62] 郭亚东,吴双凤,李璠. 野甘菊中小白菊内酯的超临界流体色谱测定[J]. 天然产物研究与开发,2002,14(2):47-48.
[63] 李俐,陈坚. 麻黄碱和伪麻黄碱的提取工艺及分析[J]. 中国医药工业杂志,2003,34(4):202-205.
[64] 刘志敏,赵锁奇,王仁安,等. 黄酮类化合物的超临界流体色谱分离[J]. 分析化学,1997,25(3):272-275.
[65] WILCHEK M, MIRON T. Thirty years of affinity chromatography [J]. Reactive and Functional Polymers,1999,(41) :263-268.

[66]LI Z, YANG S, TING C, et al. Selective depletion of glycyrrhizin from Si-Ni-San, a traditional Chinese prescription, blocks its effect on contact sensitivity in mice and recovers adhesion and metalloproteinases production of T lymphocytes[J]. International Immunopharmacology,2005,5 (7-8) :1193-1204.

[67]张忠义,雷正杰,王鹏,等. 超临界 CO_2萃取-分子蒸馏对干姜有效成分的萃取与分离[J]. 中药材,2001,24(8):576.

[68]许松林,徐世民,于爱华. 天然产物分离的新技术-分子蒸馏[J]. 中草药,2001,32(6):562-563.

[69]王发松,黄世亮,胡海燕,等. 柠檬醛分子蒸馏纯化新工艺与毛叶木姜子果油成分分析[J]. 天然产物研究与开发,2002,(2):55-57.

[70]高英,李卫民,倪晨,等. 分子蒸馏技术在分离苍术油有效部位中的应用[J]. 广州中医药大学学报,2004(6):476-478.

[71]王鹏,张忠义,吴惠勤. 超临界 CO_2萃取-分子蒸馏对连翘挥发油的提取分离[J]. 中国医院药学杂志,2002,22(4):253.

[72]古维新,张忠义,周本杰,等. 超临界 CO_2萃取-分子蒸馏对独活化学成分的萃取与分离[J]. 广东药学院学报,2002,18(2):85.

[73]胡海燕,彭劲甫,黄世亮. 分子蒸馏技术用于广霍香油纯化工艺的研究[J]. 中国中药杂志,2004(4):320-322.